はじめに

　「公衆栄養学」は集団をおもな対象とし，健康について，「一次予防（病気にならない事）」に重点を置いた講義内容である．具体的には①衛生行政関連の法律，制度の理解や運用，②食に関する調査方法とその結果の解釈および，それに伴う食改善への具体的な対策，③栄養などの情報の的確な検索方法などである．

　「公衆栄養学実習」は「公衆栄養学」で学んだ知識などにつき，実際に自分たちで実施し，知識だけで終わることなく，その知識をより深めるために，実習形式で行う学内授業である。

　学内実習で習得した知識，技術などを，学外実習（保健所実習，保健センター実習など）で円滑に行えるようにするものである．

　本実習書は，2006 年 1 月に初版を出版し，以後第 2 版を 2010 年 3 月，第 3 版を 2016 年 3 月と改訂を重ねてきた．そして今回（2022 年 2 月），第 4 版の改訂を行った．

　先に述べたように，「公衆栄養学」の内容は，新しい事実，改正された法律や制度など，up-to-date なものが常に求められる．第 3 版では，新たな執筆者にも参加いただき，充実度を増してきた．今回の第 4 版は，第 3 版の執筆者に引き続きお願いをし，内容の精査に努めたものとした．より多くの学生が，興味を示すことを願っている．

　また，2020 年以降，新型コロナウイルスの感染が世界中に広がり，感染症に対する見直しがなされているが，感染後，不幸にして死亡する人の多くは，基礎疾患を持った人である．基礎疾患とは，高血圧，糖尿病，肥満などである．これらは基本的に，「生活習慣病」と言われるものである．すなわち，生活習慣の良し悪しが，感染症にも大きく影響している．それゆえ，健康について「一次予防（病気にならない事）」がより求められる昨今である．

　最後になりましたが，本書が出版にまで漕ぎ着けることが出来たのは，化学同人編集部の上原　寧音さんのご尽力の賜である．ここに，深甚なる感謝の意を表します．

2023 年 2 月

編者しるす

エキスパート管理栄養士養成シリーズ　シリーズ刊行にあたって

　社会環境とライフスタイルの著しい変化により飽食化が進み，生活習慣病が大きな社会問題となるにつれて，栄養指導概念を見直す必要に迫られてきた．科学の世界では，ヒトゲノムの全容が解明され，生命現象や多くの疾患が遺伝子レベルで解明されようとしている．これらを背景として，年々進行する少子・高齢社会にも対応した栄養指導を行える管理栄養士の養成が望まれるようになった．

　平成14年4月に「栄養士法の一部を改正する法律」が施行されるとともに，制度と教育についての検討が行われ，管理栄養士の位置づけが明確にされた．新しいカリキュラムの修了者には，新制度による管理栄養士国家試験が課せられ，出題基準（ガイドライン）も提示された．

　【エキスパート管理栄養士養成シリーズ】は，こうした状況に応えるべく企画された教科書シリーズである．ガイドラインに含まれる項目をすべて網羅し，各養成施設校では新カリキュラムの講義がどのように行われているか，その実情を先生方にうかがいながら構成を勘案し，まとめ上げた．かなりの冊数のシリーズとなったが，管理栄養士養成校における教科書の範ともいえるかたちを示せたのではないかと考えている．

　このシリーズでは，各分野で活躍しておられるエキスパートの先生方に執筆をお願いした．また，さまざまな現場で実務に従事しておられる方がた，学生の教育に携わっておられる方がたからアドバイスを多々いただき，学生にもまた教師にも役立つ情報を随所に挿入した．さらに，学ぶ側の負担を必要以上に重くしないよう，また理解を少しでも助けるために，全体にわたって平易な記述を心がけた．こうしてできあがったシリーズの各冊は，高度な知識と技術を兼ね備えた管理栄養士の養成に必須の内容を盛り込んだ教科書だと考えている．

　加えて，各分野で研究に携わっている専門の先生方に細部にわたって検討していただき，それぞれが独立した専門書として利用できる，充実した内容となるようにも努めた．学生諸君が卒業後も使うことができるシリーズであると信じている．

　栄養指導の業務がますます複雑多様化していくと考えられるいま，この教科書シリーズが，これらの業務に対応しうる栄養士・管理栄養士のエキスパート育成に役立つことを期待している．

エキスパート管理栄養士養成シリーズ
編集委員

公衆栄養学実習

目次

4章　食事調査の種類と具体的な方法

5章　国民健康・栄養調査

6章　公衆栄養施策と食品表示制度

7章　地域診断のすすめ方

11章 公衆栄養プログラム

12章 諸外国の栄養・健康問題と施策

13章 プレゼンテーション

x

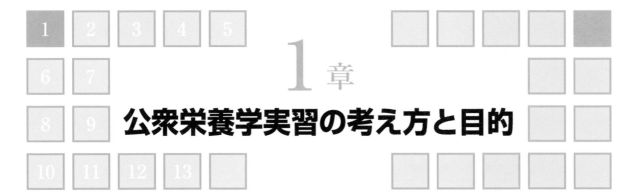

1章 公衆栄養学実習の考え方と目的

1.1 健康とは

　健康（health）の定義として有名なのは，WHO（World Health Organization, 世界保健機関）が昭和22年（1947）にWHO憲章に盛り込んだ「健康とは身体的，精神的および社会的に完全に良好な状態（well-being）にあることであり，たんに疾病または病弱の存在しないことではない」（Health is a state of complete physical, mental and social well-being, not merely the absence of disease or infirmity. ）がある．これは健康を幅広くとらえ，人類が追求する健康の理想像を示したものである．

　しかしこの定義は，① 理想ゆえに具体性に乏しい，② 身体障がい（physical handicap）などの障がいをもつ人を最初から健康でないとしている，③ 高齢社会を迎えた今日の日本では「完全に良好な老人」は非常に少ないなど，多くの問題点が指摘されている．そのため，この定義はあくまでも理想像であり，理念としては認められているが，実際的ではないとの評価を受けている．

　予防医学（preventive medicine, 公衆栄養学を含む）が果たす役割とは，この「健康」を維持・増進し，この状態をできるだけ多くの人々が獲得する方法を探求することである．

1.2 人々が考える「健康」

　実際に人々は健康をどのようにとらえているのだろうか．表1-1は性，職業，年齢などが異なる多くの人々に行った「健康」についての質問である．

　その結果，「2. 心身ともに健やかなこと」，「9. 心も身体も人間関係もうまくいっていること」を多くあげた集団は男女とも大学生であった．彼らは一生のうちでも現在が一番健康度が高く，なおかつ日々の生活で健康を意識する機会がほとんどない．その一方，高校や大学の授業などでWHOの定義に類した内容を聞き，学習した経験がある．そのため，「自分自身で健康について真剣に考えた」のではなく，半ば無意識にWHOの定義に近い回答を選んだと思われる．「8. 身体が丈夫で元気がよく，調子がよいこと」という回答もこの集団には多く見られた．

表 1-1 「健康とは」と聞かれたとき，あなたはどのように答えますか

1. 幸福なこと	8. 身体が丈夫で元気がよく，調子がよいこと
2. 心身ともに健やかなこと	9. 心も身体も人間関係もうまくいっていること
3. 仕事ができること	10. 家庭円満であること
4. 生きがいの条件	11. 規則正しい生活ができること
5. 健康を意識しないこと	12. 長生きできること
6. 病気でないこと	13. 人を愛することができること
7. 快食，快眠，快便	

　中学・高校生にも2，9を選ぶ人が多くいた．教育の影響かもしれない．このことは従来の「知識の植えつけ」教育ではなく，健康を「自分のこととして考える」教育が大切と思われる．そうしなければ，知識としての理解だけに留まり，行動変容などの実践活動に結びつくことは非常に難しい．

　「3. 仕事ができること」を選んだのは40〜50代の男性会社員が多かった．この年代では仕事が重要であり，多少の無理をしても仕事ができることが大切とされる．「過労死」という言葉に，サラリーマン社会で働く日本人の姿が垣間見られる．さらに昨今では，自分の健康状態のマイナス面を職場に知られるのを避けるため，職場が行う健康診断には参加せず，自費で健康診断を受ける人もいる．

　「6. 病気でないこと」，「7. 快食，快眠，快便」を多く選んだのは小学生と老人であった．「健康」の対義語は「病気」であり，具体的な出来事としては「日々快調かつ快適に食べ，眠り，排泄できることが健康である」というわかりやすい回答を選んだと思われる．老人では「4. 生きがいの条件」もあがっていた．

　専業主婦は「10. 家庭円満であること」を一番にあげた人が多く，自分の健康以上に家族の健康を願っていることが推測される．

　このように集団によって健康のとらえ方が異なっている．今後は「健康とは」と問われた場合，その解釈は一様でないと理解しておくことが必要である．そのため公衆栄養活動を実施する場合も，自分自身の価値観を無理やり押しつけない姿勢が求められる．「先方が望む健康」に耳を傾けることも必要である．

1.3　健康における個人と国家の役割

　先述したWHOの健康の定義には続きがあり，「到達しうる最高の健康水準を享受することは万人の基本的な権利であり，人種，宗教，政治的信条，社会・経済条件の如何を問わない事項である．それぞれの人間集団が健康であることは平和と安寧を得るうえで不可欠な事柄であり，このためには個人も国家も互いに協力しなければならない」（下線は筆者）と記されている．この精神は日本国憲法第25条「（健康の権利）すべての国民は，健康で文化的な最低限度の生活を営む権利を有する．国は，すべての生活場面について，社会福祉，

社会保障および公衆衛生の向上及び増進に努めなければならない」にも共通している．しかし現実には，人が病気になると，「自業自得」とか「自分の健康は自分で守りましょう」という言葉が聞かれる．WHO憲章では，「健康は個人と国家が協力することで得られる」と述べられている．たとえば，体育施設や休養施設を個人でつくることは困難であり，食品中の栄養成分などの情報も国が分析し，情報を提供することで，初めて個人がそれら（表示など）を有効に利用できる．また，行政が健康づくりを計画し，個人がそれに積極的に参加することも欠かせない．

　以上のように，「国家が行うべきこと」と「個人が行うべきこと」を周知し，各自が十分に理解し，実践する姿勢が重要である．日本人のおもな死因が感染症のような急性疾患から，生活習慣病といわれる非感染性疾患（NCP：non communicable disease）に変わってきており，生活の見直しが必要とされている．また，昨今新型コロナウイルスに感染し，不幸にも死亡した人の例を見ると，肥満，高血圧，糖尿病などの基礎疾患を有した人が多い．基礎疾患の多くは生活習慣病であり，予防が可能である．そして近年は，時間的に少しでも長く生きること（平均寿命の延長）よりも，生きる中身（健康寿命の延伸）が問われており，QOL（quality of life，生活の質）の高い生活を営むことが大切となっている．

1.4　公衆衛生学と公衆栄養学

　公衆衛生学（public health）の定義には，「環境衛生の改善，伝染病の予防，個人衛生の原則についての個人への教育，疾病の早期診断と治療のための医療と看護サービスの組織化，および地域社会のすべての人々に健康保持のための適切な生活水準を保証する社会制度の発展のために，共同社会の組織的な努力を通じて疾病を予防し寿命を延長し，肉体的・精神的健康と能率の増進をはかる科学であり，技術である」とするC. E. A. ウィンスローの考え方がよく用いられる．そして「公衆（public）」とは，「国や自治体など，特定の地理的なまとまりに属する集団で共同社会を営み，健康な生き方を望み，自主的な意見と理性的な判断を可能にする集団」と定義される．公衆衛生学は，この集団をおもな対象とする学問，科学および実践活動といえる．

　公衆栄養学（public health nutrition）も公衆衛生学と同じ基盤で行われる学問，科学および実践活動である．食を取り巻く環境（生産，流通，購入，調理加工，摂食，消費およびリサイクルなど）により疾病構造が異なり，健康度に差異がでることがある．それも個人単位ではなく，集団（最小集団としては家族，大きな集団としては国や民族など）により差異が見られることがある．差異を示す要因には民族，人種，性別などの先天的なものと，地域，文化，宗教，風土などの後天的なものがある．そして，これを科学的に証明しようとする分野に栄養疫学がある．具体的には地域や集団を対象とした比較研究であるケース・コントロール研究，数的把握を行うために統計学的手法を用いる方法などがある．

　一方で食は生活の一部であり，質的な把握も大切である．そこで地域や集団を社会学的

あるいは人類学的手法によって調査することもある．このようにして得られた事実や根拠に基づき，集団，地域，職場などの健康づくりの実践計画を立てる．これには，集団内での人間関係や実践に向けての具体的な行動計画も大切になる．

1.5 public health nutrition と community nutrition

先述のように public とは「大衆や人々」を示す言葉であり，「国や自治体など，特定の地理的なまとまりに属する集団」を意味する．一方，community は public のように地理的に規定された概念ではなく，「ある目的をもった人々の集まり」を示す言葉である．会社や学校などは community であり，最小単位は家族かもしれない．すなわち community は「人間集団」と理解すべきである．従来，公衆栄養学（public health nutrition）は国や地方自治体などの行政サイドが中心になって，その実践が行われてきた．つまり，厚生労働省などによる公衆栄養行政と保健所や保健センターによる公衆栄養活動が中心であった．しかし，最近はそれだけでなく，先に述べた community への働きかけが重要になっている．本実習では，従来からの栄養行政のあり方やその実践内容を学ぶだけでなく，community 単位の活動についても理解を深めてほしい．また，公衆栄養学の講義と学外での公衆栄養学実習をつなぐものと位置づけ，各自でいろいろと考えながら，積極的に実習に取り組んでほしい．

1.6 ヘルスプロモーション

1986 年にだされたオタワ宣言のなかにヘルスプロモーション（health promotion）がある．これは「健康な行動や生活状態をとれるように教育的かつ環境的なサポートを組み合わせること」である．そして「人々や組織，コミュニティが自分たちの生活への統御を獲得する過程」と定義される．活動の方法として取り上げられたおもな項目は，① 健康政策の立案，② 健康を支援する環境づくり，③ 地域活動の強化，④ 個人の健康維持・増進への技術開発，および ⑤ ヘルスサービスの方向転換である．ヘルスプロモーションの具体的な行動としては，① 特定の病気をもつ人々にのみ焦点を当てるのではなく，日常生活を営んでいるすべての人々に目を向ける，② 健康を規定している条件や要因について行う，③ 相互に補完的な多種類のアプローチあるいは方法を必要とする，④ 個人あるいはグループによる効果的かつ具体的な住民参加を求める，などとしている．さらに，このようにして得られた事実に基づき，集団，地域，職場などの健康づくりの実践計画を立てる．これには集団内の人間関係や実践に向けての具体的な行動計画も必要になる．すなわち，① 地域を知ること，② 病気を知ること，③ 行動変容を起こさせることの三つが重要である．

1.7　公衆栄養学実習の目的

　「公衆栄養学実習」は新しい科目であり，いくつかの学内実習を行うことで理解を深めることが大切である．そして，公衆栄養学の講義と臨地実習（保健所など）とをつなぐものと位置づけ，講義の復習と臨地実習に参加したときに戸惑わないように準備することが重要である．そのため本実習では，① 既存の資料を探す力，② 資料を読む力，③ 実施したことをまとめる力の三つを重視した．たとえば「過去において国内で発表された公的資料と方策は，どこで，どのような方法で検索すると手にいれられるか」を知ること，またその資料を実際に読むことで「国や地方自治体が公衆衛生と公衆栄養に取り組んできた歴史」を知ることが求められる．国の例を見てから，自分の住む都道府県や区市町村の取組みを調べることも実習の一つであり，身近なものとして学習できる．

　また，「表示」や「健康日本 21」などの現在実施されている行政制度について事例を探し，課題として「自分の身の回りにある表示を集めて，その内容を評価・吟味する」実習も考えられる．

実習課題

1　栄養，食品，食行動などに関する新聞記事を探しなさい（二つ以上の新聞に掲載された記事をできるだけ選ぶこと）．
　・記事中のキーワードおよび専門用語と思われる言葉について，さらに調べなさい．
　・それぞれの新聞社で違いが見られる記事内容について自分の意見をまとめなさい．

予想問題

1　公衆栄養活動の評価に関する記述である．正しいのはどれか．2 つ選べ．
　(1)　評価は実施途中の区切りのよい時点においても必要である．
　(2)　目的の達成度だけが評価の対象となる．
　(3)　評価項目は計画策定段階と活動終了時点で変わってもよい．
　(4)　評価のためのデータ収集には質問紙法や面接法も有効な手法である．
　(5)　評価は活動終了時点に 1 回だけ行う．

2　集団の栄養教育に関する記述である．正しいのはどれか．2 つ選べ．
　(1)　対象集団の食習慣を把握しなくても計画立案はできる．
　(2)　キャンペーン活動も有効な手法である．
　(3)　討議を行う場合には多数意見を中心に進めるとよい．
　(4)　講演会を行う場合には質疑応答の機会を設けるとよい．
　(5)　集団の利益を最優先することが大切であり，少数意見は無視してもよい．

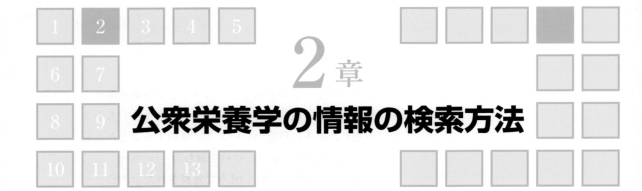

2.1 公衆栄養学と情報収集

2.1.1 わが国の公衆栄養問題

　世界保健機構（WHO）による The World Health Report（2021 年）の健康指標によると，世界の平均寿命が約 73 歳（男女平均）に対し，わが国は約 84 歳とトップクラスである．さらに，同レポートにおいて世界の健康寿命（healthy life expectancy）[†1]が約64歳（男女平均）であるのに対し，日本人の健康寿命は約 75 歳である．このように，日本の保健医療対策は世界的に見ても高い成果を上げている．しかし，近年の急速な高齢化の進展で，医療費の増大，要介護者の増加，生活習慣病の増加や食生活習慣の乱れなど，公衆栄養分野に求められる課題が山積している状況でもある．国民の関心は，単に寿命の延伸だけではなく，健康寿命に向けられており，多様化する社会のニーズに応えるために，保健・医療・介護・福祉を統合した包括的なサービスが必要とされる．そのために社会のニーズを的確に把握する手法と，健康・栄養関連の情報を収集し，適切なものを選択する能力が求められている．

2.1.2 EBN に基づいた情報

　医療分野において科学的根拠・事実に基づいたサービスを実施することが求められるようになり，EBM（evidence-based medicine，根拠に基づく医療）という言葉が定着してきた．EBM の目的は，「個人の経験や各医療現場の日常的な実績から判断して，常識と思われていた方法論を，最新の科学的な根拠ある事実と照らし合わせて，可能な限り効率よく，目的とする効果が表れる方法を選定し，各ケースに最適な医療サービスを提供する」ことである．

　EBM に類似した概念で，EBN がある．これは看護の分野では，evidence-based nursing の略であるが，栄養学の分野では evidence-based nutrition を意味し，「科学的根拠・事実に基づいた栄養学」となる．ここでいう栄養学とは，その最終目的が人間に利益を還元

---

†1 健康寿命とは，健康で自立した生活を送ることができる年数のことである．平均寿命＝健康寿命＋不健康寿命の関係が成り立つ．世界保健機構の発表（2000 年）では，生存中でも非健康状態にある現状に一定の重みをつけ，値を乗じることにより「完全な健康」に換算し，「余命」を計算した障害調整平均余命（disabilities adjusted life expectancy）を用いて算出している．

することにあるため，ヒトを対象とした人間栄養学を指している．平成12年(2000)の栄養士法改正に伴い，地域や職域などの健康−栄養問題と，それを取り巻く自然，社会，経済，文化的要因に関する情報を収集−分析し，それらを総合的に評価・判定する能力を身につけることが管理栄養士・栄養士の教育目標の一つに掲げられており，新ガイドラインのなかでEBNについての理解が求められている．また，日本人の食事摂取基準2020年版においても，可能な限りEBNの概念に基づいて策定されており，その重要性が伺われる．管理栄養士・栄養士は，既存のデータベースや資料などから信頼できる情報を検索し，かつ一般の人々が納得し，行動変容へとつなげられるように伝える訓練をしておく必要がある．

2.1.3　情報の分類

　EBNに基づいた公衆栄養活動を実施するためには，膨大な量の栄養・健康関連情報のなかから適切なものを探し出す必要がある．図書館に足を運んで，数ある雑誌のなかから目的に合致する論文を探したり，その分野の専門家に直接尋ねたりするしか手段がなかった時代には，きわめて困難な作業であった．しかし1990年代以降，パソコンの普及でインターネットのワールド・ワイド・ウェブ(world wide web: WWW)†2上の情報(コンテンツ)が増加し，さらにこれらを検索するサイトも急速に発展した．今日では世界中の膨大な情報のなかから，目的とするものが得られる環境になっている．そのため，EBMやEBNの概念も普及できたと考えられる．以前は「文献検索」と呼ばれていた作業は，近年はもっと広義な意味で情報検索(information retrieval)と言われている．

　情報は，その性質から一次情報と二次情報に分類することができる．一次情報とは新規性のあるオリジナルなもので，原著論文，学会抄録，特許，統計資料，各種報告書などであり，必要としている情報そのものである．一方，二次情報とは，一次情報を収集するための案内となるようにまとめ，検索できるようにしたもので，データベース†3，索引誌，文献目録，系統的総説などがこれにあたる．

　たとえば，「高校生の食物繊維摂取量と便秘の関連」について知りたい場合を考えると，目的とする内容がどの雑誌に記載されており，その雑誌がどの図書館，あるいはどの書店にあるかをすでに知っているときは，直接借りに行ったり，購入したりすれば目的を達成できる．しかし，目的とする内容がどこにあるのか見当がつかない場合は，パソコンでインターネット上にあるデータベースを検索したり，雑誌の所在を調べるために図書館に行って文献目録を見たりする必要がある．その結果，得られる情報は，雑誌名，論文のタイトル，著者名，記載ページ，発行年などであり，通常，本文は記載されていない．つまり本を入手する手がかりが得られるわけで，これが二次情報である．膨大な情報が錯綜しているなかで，目的とする一次情報を得るためには，適確に二次情報を検索する技術を身に

†2 ウェブは「くもの巣」の意味で，世界中に情報の網を張りめぐらすことや，ネットワークの形態からワールド・ワイド・ウェブと呼ばれている．

†3 そこにアクセスすればすべての情報が得られるように，点在する膨大な量の情報を目的に応じて整理整頓し，一つの場所に集約したものを data(情報)の base(基地)と呼ぶようになった．

2・1　公衆栄養学と情報収集

つけていなければならない.

2.2 インターネットを利用した情報検索

Microsoft Edge や Google Chrome といった一般的な閲覧ソフト(ウェブブラウザ)によりパソコン画面に表示される各ページのことをウェブページという. ウェブページ(文字や写真, 絵などで構成される)が集まって一冊の本のようになっているウェブページ群はウェブサイトと呼ばれている. また, その表紙にあたるページをトップページ(ホームページ)という. いわゆる「ホームページ」は, 本来, ウェブブラウザを起動したときに最初に表示されるように設定したページのことであるが, トップページと同じ意味合いで使われることがよくある. また, ウェブサイトが保存されている場所(アドレス)は, URL (Uniform Resource Locator)[†4] という記述方式で示されている.

インターネット上で自分に必要な情報が含まれているウェブサイト(ページ)をキーワードやカテゴリで探すための特別なサイトがいくつかある. これらは検索エンジン(検索サイト)と呼ばれている.

2.2.1 検索エンジンの分類

検索エンジンの使い方はどれも類似しており, 難しいものではないが, 特徴をよく理解して, 上手に使用しないと, 情報を探し漏らすことがある.

おもな検索エンジンには, Google(https://www.google.com/), Yahoo! Japan(https://www.yahoo.co.jp/)などがある. その検索方法には2種類ある. 人の目を通してジャンルに応じてカテゴリ分類・収録したディレクトリ型(登録型)と, ロボット型(全文検索型)に分けられるが, 今はロボット型が主流となっている. たとえば, Yahoo! JAPAN は, ディレクトリ型とロボット型検索を併用していたが, 平成30年(2018)3月29日にロボット型に全面移行した.

ロボット型は, インターネットにあるすべてのサイトのページにある言葉(キーワード)を自動巡回して検索するもので, 本で例えると「索引」に相当する. 検索漏れは少なくなるが, 質の低い情報も多く混在するため, 検索条件を適切に絞り込むテクニックが必要となる.

2.2.2 ロボット型検索エンジンによるキーワード検索

ロボット型検索エンジンのサイトでは, Google が有名である. Google の特徴は, そのサ

[†4] URL とは, インターネット上に存在する文書や画像などの場所を指し示す記述方式のことである. インターネットにおける情報の「住所」にあたる. よく見る例としては, ウェブサイトのアドレス表記(http:// や https:// から始まるもの)がある.

[†5] PDF(portable document format)とは, Adobe Systems 社によって開発された電子文書のためのフォーマットのことである. 文書を電子的に配布することができ, コンピュータの機種や環境によらず, オリジナルのイメージをかなり正確に再生できる. PDF 文書の作成には同社の Adobe Acrobat というソフトウエアが, 表示には Acrobat Reader というソフトウエアが必要になる.

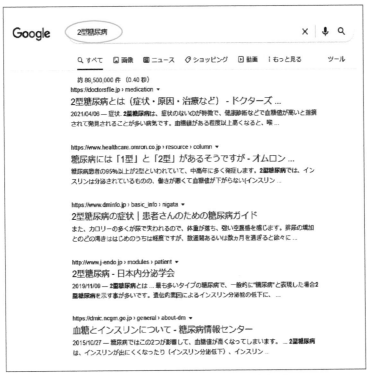

図2-1 「2型糖尿病」の検索画面（結果）

イト数が最高レベルにあるだけでなく，PDFファイル[†5]の中身も検索することや，アクセス[†6]数やリンク[†7]数の多いサイトほど上位に表示するシステム（PageRank技術）を持つことである．ただし，上位であっても情報の質が高いとは限らないので注意が必要である．

(1) Google を用いた検索例

2型糖尿病について情報を得たいときには，検索窓にキーワードである「2型糖尿病」を入力する．そして「検索ボタン」を押すと検索結果画面になる（図2-1，約89,500,000件）．

さらに具体的な内容として，たとえば糖尿病の患者数を知りたいときには，検索窓に「糖尿病 患者数」というようにスペース（ANDの条件）をはさんでキーワードを入力し，検索ボタンを押す．その結果，「糖尿病」および「患者数」という複数の単語を含むサイトやページを表示してくれる．なお，2つ以上のキーワードを用いて詳細に条件を絞り込む際には，表2-1に示した検索式を入力する方法もある．

次に，2型糖尿病の食事について知りたいとしよう．検索窓にキーワード「2型糖尿病

---

†6 アクセス（access）とは，インターネットなどのネットワークを通してサイトや他のコンピュータに接続することである．

†7 リンク（link）とは，あるサイトのなかで他の関連するサイト（文書や画像）にも接続を可能にしたシステムのことである．リンクのある場所をクリックすると，他の関連するサイトなどにジャンプするようになっている．

表2-1 おもな演算子と働き

記号(演算子)	用例	記号の働き
＊	A＊B	AとBの両方が含まれる
＋	A＋B	AまたはBが含まれる
＃	A＃B	Bを含まないA
（　）	(A＋B)＊C	（　）内を優先させる

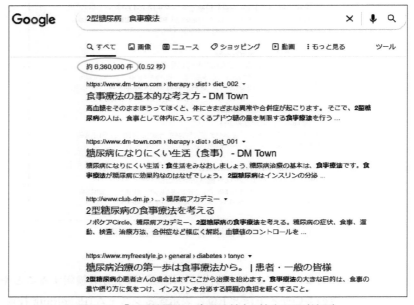

図2-2 「2型糖尿病　食事療法」の検索画面(結果)

食事療法」と入力し，検索ボタンを押すと約6,360,000件がヒットし，上位ページから表示される(図2-2)．このなかの情報を信頼できるものに絞り込む必要がある．通常，情報源が明示されているページは信頼性が高いと考えられるため，「2型糖尿病　食事療法　参考文献　OR　引用文献」とする．参考文献と引用文献の間に半角大文字の「OR」を入力することで，参考文献または引用文献が掲載されているという条件が追加される．さらに信頼度が高い日本の政府機関情報に限定する場合，「2型糖尿病　食事療法　参考文献　OR　引用文献　go.jp」とする．これはドメイン制約検索という方法である．政府機関である場合はURLに「go」，そして日本を表す「jp」というドメイン[†8]がつくことを利用している．厚生労働省のURLは https://www.mhlw.go.jp であるが，ドット（.）で区切られた右から1番目の部分「jp」を第1レベルドメイン，2番目の部分「go」を第2レベルドメインという．

　この第2レベルドメインは，組織の種類を表しているので，指定すると特定の組織に属

[†8] ドメイン(domain)とは，インターネット上に存在するコンピュータやネットワークにつけられる識別子のことである．

表2-2　おもな第2レベルドメイン

ドメイン	組織の種類	ドメイン	組織の種類
ac	大学等の高等教育・研究機関	go	日本政府機関
co	企業、営利法人	ne	プロバイダー
ed	初中等教育機関	or	各種団体

する情報に限定できる．表2-2におもな第2レベルドメインを示す．さらに特定のサイトに限定したい場合は，演算子「site：」をつける．前記検索で，政府機関のなかでも厚生労働省のサイトに限定する場合は，「2型糖尿病　食事療法　参考文献　OR　引用文献 site:mhlw.go.jp」とすればよい．このようにして，自分のほしい情報と関連するキーワードを入れて，信頼性があり，目的とするサイトやページを絞っていくことが大切である．一方，絞りすぎて，欲しい情報がない場合には，キーワードを減らすか，別の言葉に置き換えるかして試すとよい．

(2) キーワード入力の注意点と工夫

ロボット型検索は，入力したキーワードの文字列そのものを認識して検索している．そのため，キーワードの文字列が表す意味や概念は理解されないといった特性を把握しておく必要がある．具体例をいくつかあげる．

まず同義語，類義語のGoogle検索例を示す．たとえば「がん」について「がん」，「ガン」，「癌」，「悪性腫瘍」，「悪性新生物」と入力すると，検索件数が大きく異なる（図2-3）．

省略される言葉も注意が必要となる．「厚生労働省」と「厚労省」といった省略される名称なども，検索ヒット数が異なる．

効率よく検索する方法としてフレーズ検索が知られている．これは引用符（"検索語"）を使用すると，引用符に囲まれた言葉は一かたまりの言葉として認識されることを利用している．たとえば「減農薬野菜」と入力すると自動的に単語が分割されて「減農薬」AND「野菜」と認識されるためヒット数（2021年8月21日時点）が396万件以上あるのに対して「"減農薬野菜"」では200万件になる．

また，「〜とは」を付ける検索は，知らない言葉の意味を検索したい場合に便利である．その言葉だけで検索すると膨大なページ量になりやすいが，目的の言葉に「とは」をつけると，その意味を解説したページに限定されやすい．たとえば，「"減農薬野菜とは"」とすると，「減農薬野菜とは……」という説明文が上位に表示される．

情報の時期を限定した検索をしたい場合は，「2021年」，「令和3年」など年号をキーワードに追加するとよい．Googleの場合，検索ボタンを押した後のページ上部にある「ツール」ボタンを押すと「期間指定▼」が出てくる．▼から期間を指定すれば，サイト更新が1年，1か月，1週間，24時間以内などの期間のものに限定できる（図2-4）．

(3) 画像検索

ウェブページ上にある写真やイラストに絞って検索したいときには画像検索が便利であ

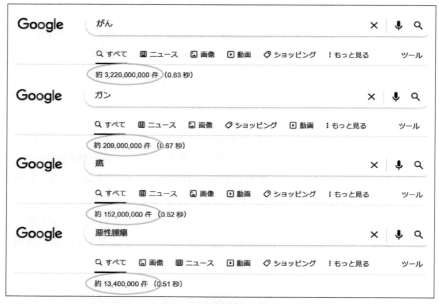

図 2-3　Google の同義語，類義語の検索

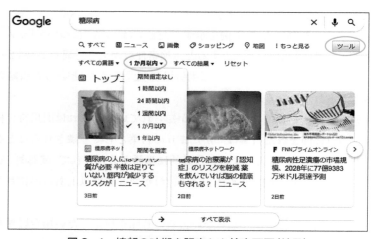

図 2-4　情報の時期を限定した検索画面（結果）

る．例として「学校給食」を検索窓に入力し，「画像」ボタンを押すと，学校給食の写真のみが表示される（図 2-5）．また，写真をクリックすると掲載ページアドレスが示され，その写真が掲載されているページにたどり着くこともできる．ただし，著作権の問題があり，写真を第三者に公開する場合は，通常，著作権者の承諾を得る必要がある．

2.2.3　学術論文の検索

インターネット上にあるデータベースから学術論文を検索する方法には，つぎのようなものがある．

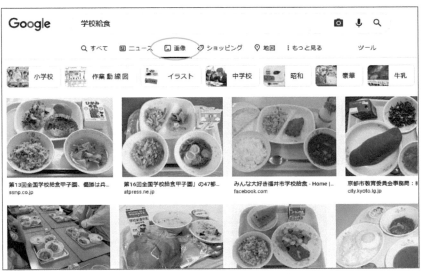

図2-5　画像の検索画面(結果)

(1) PubMed を用いた文献検索

　PubMed とは，アメリカ国立医学図書館(National Library of Medicine)が作成している保健・医療分野のデータベース(MEDLINE)を検索できるサイト(https://www.ncbi.nlm.nih.gov/pubmed)である．これは二次情報が得られるもので，キーワードを入力することで関連した論文の著者名，タイトル，雑誌名，巻，ページなどが検索できる．また，多くの論文は要旨(Abstract)まで無料で閲覧できる．MEDLINE に収録される論文数は世界最多であるが，日本語で書かれた論文に関しては残念ながら少ない．

　PubMed による検索の具体例を示す．たとえば，「胃がんと食物に関するもので，2020年以降に発行されたヒトについての総説と批判的総説(ある分野について発表された研究論文を網羅的に収集して結論をまとめた論文)」を探す場合である．初期画面にある検索窓に「stomach cancer」と「diet」を入力し(図2-6)，続いて Search ボタンを押すと検索結果(2654 件)が表示される．検索結果の左側にある項目をチェックすることにより(図2-7)，各種条件で絞り込むことができる．

　総説と批判的総説に限定する場合は，「Article types」の Review と Systematic Review を選択する．論文の発行日を１年以内などに限定したい時は「Publication dates」で設定で

図2-6　PubMed の検索画面

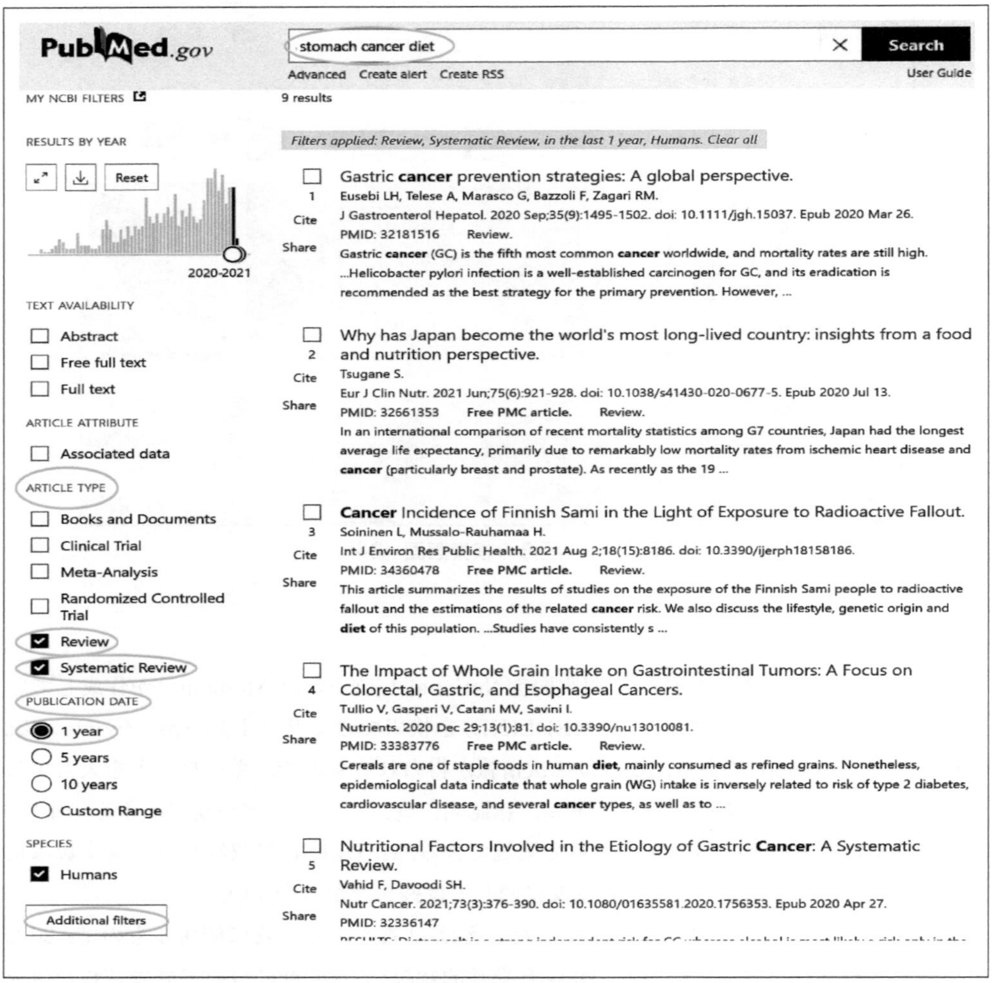

Pub**Med**.gov

stomach cancer diet   ×   **Search**

Advanced Create alert Create RSS   User Guide

MY NCBI FILTERS

9 results

RESULTS BY YEAR

◱   ⤓   Reset

2020-2021

TEXT AVAILABILITY
- ☐ Abstract
- ☐ Free full text
- ☐ Full text

ARTICLE ATTRIBUTE
- ☐ Associated data

ARTICLE TYPE
- ☐ Books and Documents
- ☐ Clinical Trial
- ☐ Meta-Analysis
- ☐ Randomized Controlled Trial
- ☑ Review
- ☑ Systematic Review

PUBLICATION DATE
- ◉ 1 year
- ○ 5 years
- ○ 10 years
- ○ Custom Range

SPECIES
- ☑ Humans

Additional filters

Filters applied: Review, Systematic Review, in the last 1 year, Humans. Clear all

☐ 1   Gastric **cancer** prevention strategies: A global perspective.
Cite   Eusebi LH, Telese A, Marasco G, Bazzoli F, Zagari RM.
Share   J Gastroenterol Hepatol. 2020 Sep;35(9):1495-1502. doi: 10.1111/jgh.15037. Epub 2020 Mar 26.
PMID: 32181516   Review.
Gastric **cancer** (GC) is the fifth most common **cancer** worldwide, and mortality rates are still high. ...Helicobacter pylori infection is a well-established carcinogen for GC, and its eradication is recommended as the best strategy for the primary prevention. However, ...

☐ 2   Why has Japan become the world's most long-lived country: insights from a food and nutrition perspective.
Cite   Tsugane S.
Share   Eur J Clin Nutr. 2021 Jun;75(6):921-928. doi: 10.1038/s41430-020-0677-5. Epub 2020 Jul 13.
PMID: 32661353   Free PMC article.   Review.
In an international comparison of recent mortality statistics among G7 countries, Japan had the longest average life expectancy, primarily due to remarkably low mortality rates from ischemic heart disease and **cancer** (particularly breast and prostate). As recently as the 19 ...

☐ 3   **Cancer** Incidence of Finnish Sami in the Light of Exposure to Radioactive Fallout.
Cite   Soininen L, Mussalo-Rauhamaa H.
Share   Int J Environ Res Public Health. 2021 Aug 2;18(15):8186. doi: 10.3390/ijerph18158186.
PMID: 34360478   Free PMC article.
This article summarizes the results of studies on the exposure of the Finnish Sami people to radioactive fallout and the estimations of the related **cancer** risk. We also discuss the lifestyle, genetic origin and **diet** of this population. ...Studies have consistently s ...

☐ 4   The Impact of Whole Grain Intake on Gastrointestinal Tumors: A Focus on Colorectal, Gastric, and Esophageal Cancers.
Cite   Tullio V, Gasperi V, Catani MV, Savini I.
Share   Nutrients. 2020 Dec 29;13(1):81. doi: 10.3390/nu13010081.
PMID: 33383776   Free PMC article.   Review.
Cereals are one of staple foods in human **diet**, mainly consumed as refined grains. Nonetheless, epidemiological data indicate that whole grain (WG) intake is inversely related to risk of type 2 diabetes, cardiovascular disease, and several **cancer** types, as well as to ...

☐ 5   Nutritional Factors Involved in the Etiology of Gastric **Cancer**: A Systematic Review.
Cite   Vahid F, Davoodi SH.
Share   Nutr Cancer. 2021;73(3):376-390. doi: 10.1080/01635581.2020.1756353. Epub 2020 Apr 27.
PMID: 32336147

図 2-7　PubMed の検索画面（結果）

きる．たとえばヒトに関する論文に限定するには「Species」で Humans を選択する．これら条件による絞込みの結果，9件となった（図 2-7）．「Additional filters」をクリックすることで，さまざまな条件で文献を絞ることができる．英文要旨は結果ページのタイトル名をクリックすれば閲覧できる．無料で全文の PDF をダウンロードできる文献も多い．

(2) 日本語の論文検索

　学術論文は，世界中の研究者に読んでもらうために多くが英語で書かれている．しかし初学者にとって，数多くの英語論文を読むことは容易ではない．そこで日本語論文のデータベースが望まれるが，無料と有料のサイトがある．

① CiNii（https://ci.nii.ac.jp/）

　CiNii（国立情報学研究所論文情報ナビゲータ［サイニィ］）は，学協会刊行物・大学研究紀要・国立国会図書館の雑誌記事索引データベースなど学術論文情報を検索の対象とする

論文データベース・サービスである．だれでも検索できるが，論文本文は有料のものがある．大学が法人契約していれば，学生は無料で全文閲覧できる．

② 医学中央雑誌 Web 版（https://www.sunmedia.co.jp/e-port/jamas/）

　医学中央雑誌は，特定非営利活動法人 医学中央雑誌刊行会が作成する国内医学論文情報データベースである．現在ではインターネットでデータベース（1983 年以降）にアクセスできるようになっている．大学が契約していれば利用できる．個人での利用は，基本的に有料で会員登録が必要である．

2.2.4 情報の信頼性

　ここまでは自分がほしい情報の検索方法を述べてきたが，次に，収集した情報が信頼に値するものかを吟味する必要がある．インターネットで得られる情報の発信源は，個人，広告目的の企業，各種学会の発表・雑誌・論文，研究教育機関などさまざまであり，その信頼性も大きく異なる．

⑴ インターネットで得られる健康・栄養関連情報の信頼性の判定基準

① 引用資料の出典が記載されていること．

② 引用資料の出典に偏りがなく，数も多いこと．

③ 出典が原著論文に基づいていること．

④ 原著論文では，研究対象が，培養細胞（*in vitro*），実験動物（*in vivo*），ヒト（疫学）の順で信頼度が増加する（この信頼度とは，研究結果がヒトに当てはまるかどうかを意味する）．培養細胞系の実験は生体内での吸収，代謝，排泄および他の栄養素などとの相互関係が考慮されていないため，信頼度は低い．実験動物については，生体内動態まで明確にした論文もあるが，動物とヒトでの動態や効果の差が問題となる．ヒトの疫学研究の場合，その研究デザインを考慮することが大切である．研究の質や規模により異なるが，一般に無作為化比較試験（randomized controlled trial）がもっとも信頼性の高い研究デザインである．

⑤ 一つの論文だけでなく，複数の論文で同様の研究結果が確認されていること．

⑥ 最新情報であること（健康・栄養関連分野の研究成果は，まだ発展途上にあるため）．

⑦ インパクト・ファクター（https://academic-accelerator.com）を参考にする．インパクト・ファクターとは，ある学術雑誌に掲載されている 1 論文あたり平均何回引用されたかを算出し，その雑誌を評価するものである．これが高い雑誌は，多くの研究者に閲覧されていることになる．しかし，必ずしも個々の論文を評価したものではないことを認識したうえで参考にしたい．

⑵ 健康・栄養関連のおもなウェブサイト

　代表的な健康・栄養関連の情報源が巻末資料（p.186〜191）にまとめられている．これらは管理栄養士・栄養士にとって有用なものが多い．最近，健康に対する国民の関心は高まっており，健康食品などの効果がマスコミで頻繁に報道されている．一方で，それら情報の吟味が求められている．国立研究開発法人 医薬基盤・健康・栄養研究所のサイトでは，

EBN に基づく「健康食品」の安全性・有効性情報（https://hfnet.nibiohn.go.jp）が公開されている．素材情報データベースで，素材名（たとえば青汁）をクリックすると学術論文に基づいた安全性・有効性情報が確認できる（図2-8）．

　また，公衆栄養学では，地域住民の健康状態を評価するために，都道府県別，市区町村

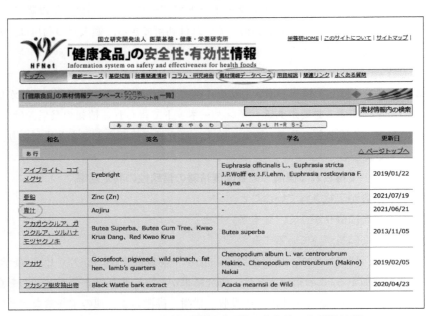

図2-8　EBN に基づく「健康食品」の安全性・有効性情報

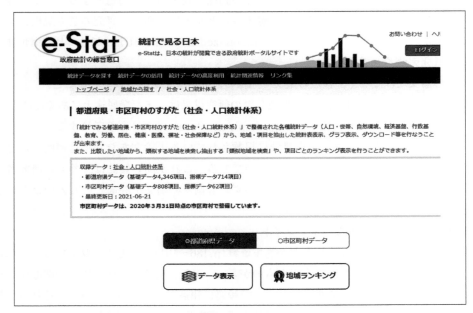

図2-9　e-Stat

2章　公衆栄養学の情報の検索方法

別に各地域の基本的な特性(人口・世帯，自然環境，経済基盤，行政基盤，教育，労働，居住，健康・医療、福祉・社会保障など)をアセスメントしておく必要があるが,「e-Stat」を利用するとよい.「e-Stat」は，日本の地域別の統計が閲覧できる政府統計ポータルサイトである(図2-9).

実習課題

1 食物(栄養素)摂取と疾病発症リスクに関する学術論文を検索して，内容をまとめなさい.

2 わが国における健康・栄養問題の変遷を，ウェブ上にある各種統計資料などの情報を検索してまとめなさい.

3 あなたが暮らしている都道府県の地理，社会，経済，文化，食生活などの情報検索をして，各都道府県民の健康・栄養問題の要因について考察しなさい.

予想問題

1 EBN(evidence-based nutrition)に関する記述である．正しいのはどれか．2つ選べ.
  (1) EBN の最終目的は，科学的根拠・事実に基づいた基礎栄養学研究を進め，最先端のデータを得ることにある.
  (2) EBNを実践していくためには，栄養学に関する情報を大量に集めることが最も重要である.
  (3) 一次情報とは，新規性のあるオリジナルなもので，原著論文，学会抄録，特許，統計資料などであり，EBN の実践に必要な情報そのものである.
  (4) 日本人の食事摂取基準(2020 年版)では，可能な限り EBN の概念がとりいれられている.
  (5) 科学的根拠・事実に基づいた栄養学は，将来にわたり普遍的なものである.

2 情報検索に関する記述である．正しいのはどれか．2つ選べ.
  (1) データベースは二次情報に分類される.
  (2) インターネット上にある情報は，その発信源が個人，広告目的の企業，各種学会の発表・雑誌・論文，研究教育機関の順に信頼性が高まる.
  (3) ディレクトリ型検索エンジンでは，検索サイト会社が登録した各ウェブサイトを，あらかじめ一定の基準でジャンル分けし，大まかなカテゴリから枝分かれさせて，より詳細なカテゴリへと整理している.
  (4) URL における第1レベルドメインは，組織の種類を表す．たとえば「ac」は，大学などの教育機関であることを示している.
  (5) ロボット型検索エンジンでは，入力したキーワードが示す意味や概念に基づいて，インターネット上にあるすべてのウェブページから検索する.

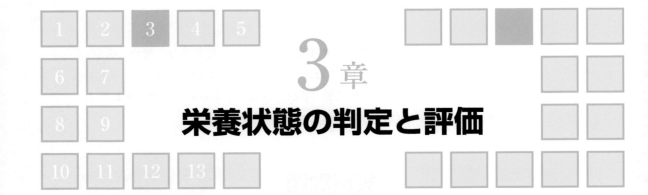

3_章

栄養状態の判定と評価

3.1 栄養状態とは

　個人における栄養状態(nutritional status)とは，「食物から摂取した各栄養素の体内における利用状態」のことである．栄養状態の評価としては，各栄養素の量・質的な過不足や各栄養素間のバランスなどが問題となり，結果として身体の各組織に生理学的，生化学的な変化が見られるようになる．この変化を的確に判定・評価することは，健康状態を把握するために重要である．判定をもとに，病気の人には食事療法などによる早期治療が，健康な人には栄養相談・指導などによる健康増進が計画・実施される．このことは，個人だけでなく，地域や集団に対しても大切である．地域や集団に対しては，国民健康・栄養調査や栄養摂取状況調査，衛生統計，食料需給表などの公的な情報を活用して評価することができる．その地域の特徴を知ることは，その後の食生活指針や栄養計画の基礎資料として重要となる．そのためには，どんな評価方法や資料があり，どのように活用していったらよいかを理解し，適切に実施し，判断することが望まれる．

3.2 個人における栄養状態の把握と評価

　食物摂取の過不足やアンバランスが一定期間続くと，身体組織に変化が見られる．つまり身体の形態，血液中の成分，尿などの排泄物に変化が表れ，身体計測，血液生化学分析，生理学的測定，臨床医学的所見，尿中成分分析，食物摂取調査(4章参照)などにより評価できる．本章では，管理栄養士や栄養士が比較的取り組みやすい身体計測，血液分析，衛生統計などについておもに学ぶ．

3.2.1 身体計測

　身長や体重は，先天的要因(遺伝など)と後天的要因(栄養摂取，身体活動など)に左右される．得られた情報(身長，体重や体格指数など)を客観的に評価するには，① 絶対値だけでなく，年齢や性を同じとした集団の値(全国平均値など)との比較が大切，② 一つの測定値だけでなく，複数の測定値を組み合わせたもの〔たとえば，身長と体重から求められる BMI(Body Mass Index)など〕も用いることがよい，③ 一時点での測定結果だけでな

く，経時的な計測による変化の推移などの視点も重要である．④ 判定・評価だけでなく，原因の究明や改善の方法も考えることが必要である．適切な栄養摂取は心身の健康におおいに役立つ．よりよい体格（physique）を維持したいものである．

さて，体格とは何だろうか．体格とは「身体を構成している骨格，筋肉，皮下脂肪などによる肉のつき具合や太り具合を示すもの」である．この体格を表す測度には，① 長育（身長，座高，下肢長など），② 幅周育（胸囲，肩幅，上腕囲など），③ 量育（体重，除脂肪体重，体脂肪量など）の三つがある．

表3-1 には体格（栄養）指数の測定時に考慮すべき点が 5W1H として示されている．目的に合わせた測定項目，測定時期，期間，方法および器具などをしっかり把握することが大切である．体重を例にしても，測定条件の統一化（決まった時間に，同一の場所で，同一の器具を用いて測定する）が重要であり，そうでなければ客観的な資料として利用できない．開発途上国では平らな場所を確保することも実際には困難な場合が多い．そこで木の枝にバネ秤をつるし，その下にモンキーパンツと呼ばれる布製の袋を取り付け，そのなかに乳児を入れて測定している（図3-1）．日本でも少し前まで，保健所の保健師は新生児家庭訪問時にモンキーパンツを持参していた．長育は栄養状態を知る有効な指標でもある．身体の各所を測定し，栄養状態判定の指標として利用している．

昨今，病院では，NST（nutritional supporting team）と称する栄養士を中心とした栄養

表3-1　体格（栄養）指数について考慮すべき 5W1H

When（いつ）	一生のうちで（乳児期，幼児期，思春期，成人期，中年期などライフステージは？） 観察時期（術前と術後の比較など，短期間の場合や半年から1年ほどの長期間の場合など） その他（年齢不詳の場合など）
Where（どこで）	平らな（垂直な）場所の有無 精度の高い測定器具（マルチン式測定器，体重計，皮下脂肪厚キャリパー，インピーダンス体脂肪計など）の有無
Who（だれが，だれを）	だれが：身体計測トレーニング経験の有無 だれを：集団の比較なのか，個人の経時的変化なのか
What（何を）	身長だけ ＋体重（BMI など） ＋その他の長育，周育値（腰囲，腹囲，手首囲など） ＋体構成成分（体脂肪，除脂肪体重など） ＋血液・尿成分（血清アルブミン，24 時間尿クレアチニンなど） ＋その他の指標（免疫能など）
Why（なぜ，何のため）	体格を知る 発育・発達状態を知る 栄養状態を知る
How（どんな方法で）	目的に合った最適な方法・手段を用いて評価し，改善策を考える

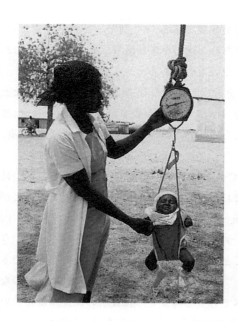

図3-1　バネ秤とモンキーパンツ
ガーナ共和国・和田耕太郎氏提供，臨床栄養，**82**(1)，70(1993).

補給チームが組まれ，補給による改善の指標や補給栄養液の評価の一つとして身体計測が行われている．このように身体計測は見直されている．

3.2.2　体　重

　栄養状態がよければ適正な体重を維持でき，なおかつ疾病にも罹りにくい．そのため，理想体重(ideal weight：申し分のない，optimal weight：最適の，desirable weight：望ましい)が求められるようになった．現在，各個人の理想体重を知る方法は三つに分けられる．一つ目は集団の平均値(mean)，二つ目は集団の中央値(median)，そして三つ目は最低死亡率に基づく体重である．前二者は多くの集団を測定し，その平均値あるいは中央値を求めるものである．しかし，「平均的な体重あるいは集団の中央値＝健康・長寿」とは必ずし

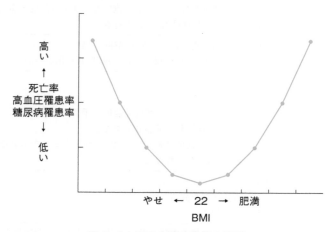

図3-2　BMIと健康状態の関係

もいえない．そこで昨今では，三番目の「死ににくい体重」が求められるようになった．具体的には「理想体重(kg) = 身長(m) の 2 乗 × 22」で求められる（図 3-2）．

3.2.3　身　長

身長は体重以上に先天的な要因（遺伝など）の影響が強く，身長のみで理想的な値を求めることはできない．そこで，身長と体重や周囲長とを組み合わせた指標が策定されている．指標が適正かどうかの判定は，身長の影響が少なく，かつ体脂肪との関連が強いことが基準になっている．従来から二つの考え方があり，「最適な体重(W)は身長(H)の p 乗となる（体重は身長の p 乗：$W = H^p$）」との仮説のもとに p の推定を計算するグループと，「W/H，W/H^2 などの既存の指数のうち一番適正な指標はどれか」を検討するグループとに分けられる．前者には芳賀（男 1.438 〜 2.051，女 1.650 〜 2.047），ベン（男 1.83，女 1.66）などがあり，民族など対象が異なっても，同じような値が報告されている．

一方，後者の例としては，キースらがイギリス，ドイツ，日本，南アフリカ，アメリカの 5 カ国，12 のコホート研究(cohort study)[†1] からの 7,424 名の男性を対象に，比重重(W/H)，ケトレー指数(W/H^2)，ローレル指数(W/H^3)などを用いて各個人の身長との相関を検討した．その結果，ケトレー指数を「the body mass index」と呼び，体脂肪との相関が高く，かつ身長との相関が低いことから，「成人以後の肥満判定指標に利用できる」とした．第 6 回国際肥満学会（神戸，1990 年）でも，W/H^2 が一番よい指標とされている．

日本では BMI 22（18.5 〜 25）を正常とし，25 〜 30 をやや肥満，30 以上を肥満域としている．図 3-3 に算出例を示す．

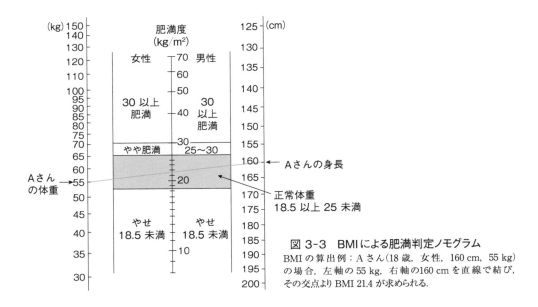

図 3-3　BMI による肥満判定ノモグラム
BMI の算出例：A さん（18 歳，女性，160 cm，55 kg）の場合，左軸の 55 kg，右軸の 160 cm を直線で結び，その交点より BMI 21.4 が求められる．

---

†1 コホート研究は追跡調査，前向き研究などともいわれ，特定集団（コホート）における長期的な観察により疾病の発生率や死亡率の相違を検討する研究方法である．

3・2　個人における栄養状態の把握と評価

　ケトレー指数は幼児期(3 〜 8 歳)にその値がほぼ一定であることから，日本では従来から幼児の栄養状態判定指標として利用されてきた．19 〜 22 を優良，15 〜 19 を正常，13 〜 15 をやせ，13 以下を栄養不良(失調)として評価する．

　一方，ローレル(F. Rohrer)指数とは，身長という 1 次元の単位を 3 乗することで立方体として人体を想定し，この値で 3 次元の単位である体重を除したものである．この指数は身長に左右され，身長の大きい者ほど指数は小さくなる．また性差が大きく，成年期では女性の値は男性に比べて 12 〜 13 も高い値を示す．しかし，5 歳から 17 歳までは男女ともほぼ一定の値(130 〜 140)を示すことから，わが国では成長期の栄養指数として用いられている．

3.2.4　手首周囲長(フレームサイズ)

　骨格の大小によって，付着する筋肉や脂肪の量が影響することから，骨格の大きさも重要になる．手首は一般的に活動量が大きく，脂肪の付着が少ない部位であり，骨の太さを推定できる(表 3-2)．具体的には，男性では右手(利き腕)の手首周囲長で身長を割って 10.4 以上の人は small size，9.6 以下の人は large size と判定される(図 3-4)．骨太の人は若干多めに体重があっても問題はないが，華奢な体型の人では身体に負担がかかる．

表 3-2　フレームサイズ a

	small	medium	large
男性	> 10.4	10.4 〜 9.6	< 9.6
女性	> 10.9	10.9 〜 9.9	< 9.9

a = 身長(cm)／手首周囲長(cm)
注)手首周囲長：(定義)掌部と茎状突起の間における手首の周囲長．
　　　　　　　　(測定)立位にて指を伸ばして前腕を水平に保つ．

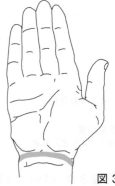

図 3-4　手首周囲長の計測点

3.2.5　ウエスト囲，ヒップ囲(脂肪沈着部位の局在)

　肥満における脂肪組織の局在が問題となる．そこで上半身肥満と下半身肥満を分ける方法としてウエスト囲(W)／ヒップ囲(H)(W/H)を求め，0.7 〜 0.85 を正常，1.0 以上を上半身肥満としている．上半身肥満は糖尿病や動脈硬化などの疾病を伴うことが多く，注意が

必要である．なお，具体的な腹囲（abdominal girth）の測定では，腸骨稜の直上，下肋骨部（第11肋骨端）の直下における最陥没部の水平周経を計測するとされている．この値は寛上最小囲といわれる．しかし加齢に伴い，その部位の測定が難しくなり，とくに女性において顕著である（図3-5）．そのため肥満判定では，ヘソ上周育囲をもってウエスト囲（waist girth）としている．ヘソ上周育囲はヘソが目印となり，経時的に測定するのに適している．下着やガードルなどで締めつけたりすることは測定上よくない．また摂食の影響が大きいので，食後2〜3時間後に行うのがよい．現在，メタボリックシンドロームの判定として，まずウエスト囲（男性85 cm，女性90 cm以上）が設定されている．

腰囲（hip circumference）を測るときの注意は，前面では恥骨結合部，側面では大転子の上，後面では臀部の最大突出部の3点を通るように巻尺を回し，体表面に密着していることを確認して測定する．この部位も摂食の影響があり，食後2〜3時間後に測定することが望ましい．

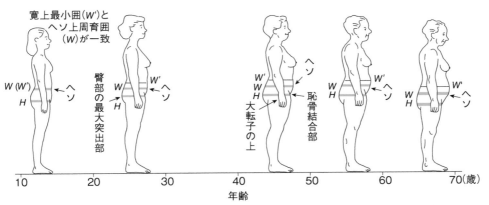

図 3-5　女性の加齢による体型変化と腹（ウエスト）囲，腰（ヒップ）囲の計測点
H：腰（ヒップ）囲，W：腹（ウエスト）囲．加齢によりウエスト部のくびれが少なくなり，かつヘソの位置は下降する．

3.2.6　上腕周囲長（小児の栄養状態評価）

上腕周囲長も栄養状態の把握に用いられる（図3-6）．とくに開発途上国などでの栄養状況の評価や，高齢者の手術前の体調や術後の輸液，経口栄養摂取状況の評価（栄養アセスメント）として利用される．

上腕部は図3-7に示すように，1本の骨とそれを取り巻く筋肉，さらには皮下脂肪および表皮という構造になっている．筋肉たんぱく質は食事たんぱく質と動的な平衡を保っている．そのために筋肉量の変化が栄養素の過不足を見る指標として役立つ．とくに上腕部は，① その構造が比較的簡単であり，② 形状が大腿部に比べて円柱に近い点，③ 筋肉の弛緩状態を保ちやすい点，④ 女性に対しても測定がたやすい点，⑤ 摂食時間や状況などに影響されにくい点などの理由で採用された．具体的な上腕囲測定上の注意として「腕を間違わないこと，左腕を測ること（Wrong arm, should be left arm.）」と記されている場

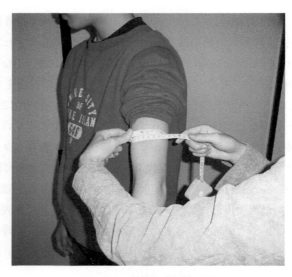

図3-6　上腕囲の測定方法

上腕囲：（定義）上腕を下垂した状態の，肩峰と肘頭の中間点における水平周囲長．
（測定）背すじを伸ばした自然の立位．肩の力を抜き，上肢を自然に下垂させる．筋を収縮させない．

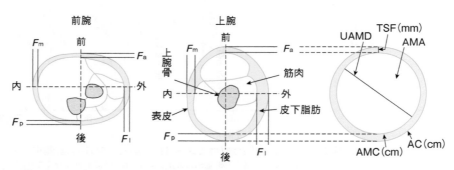

上腕筋囲（AMC）(cm)＝上腕周囲（AC）(cm)－0.1 × π × 皮下脂肪厚(mm)＝ AC(cm)－0.1 × π × TSF(mm)

上腕筋直径（UAMD）(cm)＝ $\dfrac{AC(cm)}{\pi}$ － TSF(mm)

上腕筋面積（AMA）(cm²)＝ 上腕筋囲(cm)² ÷ 4π

図3-7　前腕・上腕部の模式図と計算式

TSF：tricept skin forld, AMC：arm muscle circumference, UAMD：upper arm muscle diameter,
AMA: midupper arm muscle area.
注）前腕は骨が2本．

合もある．左腕は運動の影響が少ないためである．「利き腕でないこと（nondominant arm）」との表示もある．図3-6，図3-8に示すように，腕に力をいれずにぶらりと下げ，肩峰突起（the tip of the acromion）と肘関節頭（olecranon）を結ぶ線上の中間点を長軸にして，直角に巻尺を当てて計測する．巻尺は強くも弱くもない程度に密着させ，3回ほど測定し，一致する2回の計測値を測定値とする．注意点としては，計測場所を間違えないこと，浮腫などがないことを確かめることである．浮腫の有無は，腕をつまんで5秒ほど保

ち，その後，離して判定する．皮膚のへこみがすぐにもどらないときは要注意である．

3.2.7　腕長（高齢者の栄養状態評価）

　NST との関連から，高齢者の筋肉量を推定する方法の一つとして，腕の長さを測るグループもいる．ミッチェルらは，高齢者の腕の総腕長（肩甲骨の肩峰点から尺骨の茎状突起の端まで，total arm length：TAL）を測定し，身長と尿中クレアチニン排泄量との関連を見た結果，栄養状態の評価として身長以上に総腕長が有効であると述べている．高齢者は加齢の影響もあり，脊柱が曲がってくるために正確な身長を測定することが難しく，腕のほうが測りやすい．さらに，高齢者は食物摂取が不足すると栄養不良になりやすいが，加齢による筋肉量の生理的な減少なのか，栄養不良によって引き起こされた変化なのかを見極めにくい．寝たきりの高齢者が増加すると，栄養管理がさらに難しくなることが予想される．また，クレアチニン指数に変わるものとして，クレアチニン腕指数（1 日あたりのクレアチニン排泄量／総腕長，mg／日／cm）が提唱されている．これは前者に比べて年齢に対し，より独立した因子であり，高齢者には有効な栄養評価といえる．尿中クレアチニンは大部分が骨格筋内に存在する非たんぱく質性含窒素物質であり，ほぼ一定の速度で産生され，その一部は不可逆的に分解され，血流を介して腎臓に運ばれ，再吸収されずに体外へ尿として排泄される物質である．食事や短期の身体運動などの外因的な影響が少なく，24 時間の排泄量はその人の筋肉量に比例するとされている．理想 24 時間尿中クレアチニン（mg）に対する本人の排泄量の比はブラックバーンらにより creatinine hight index（CHI）と呼ばれ，栄養状態を反映する指標として利用されている．

3.2.8　皮下脂肪厚（体脂肪率の推定）

　皮下脂肪厚はキャリパー（皮脂厚計）や超音波皮脂厚計を用いて測定する．ここではキャリパーについて触れる．

　①上腕背部皮下脂肪厚：上腕囲で述べた肩峰突起と肘関節頭を結ぶ線上の中間点が測定点であり，キャリパーをもたないほうの手で測定部位の 2〜3 cm 上をつかむ．そのとき，脂肪層と筋肉層とを区別してしっかりつかむことが大切である．キャリパーを垂直に当て，少なくとも 3 回測り，平均値あるいは 2 回の値が一致した値を採用する．キャリパーの接

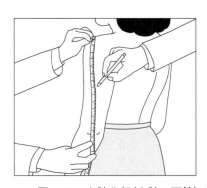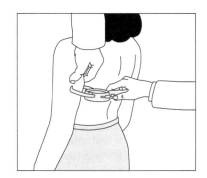

図 3-8　上腕背部（上腕三頭筋）の皮下脂肪厚の測定点とキャリパー

地面の規定圧($10\,\mathrm{g/mm^2}$)を事前に調節しておくことが大切である(図3-8).なお,キャリパーによる皮下脂肪厚の測定は測定者による誤差が大きい.同一被験者に対して何人かが皮下脂肪厚測定をした結果を表3-3に示すが,個人差が大きく,再現性が低いので注意が必要である.また,皮下脂肪厚の左右差は,上腕部では2%ほど右の皮下脂肪厚が薄く,逆に前腕部では5%ほど右が厚い.周径囲とは逆の関係になる.

②肩甲骨下部皮下脂肪厚:肩甲骨下角の真下における皮下脂肪厚であり,脊椎に対して45度の角度でつかむことが重要である.つかみにくい人の場合は少し胸を反らしてもらうと,たやすくつかむことができる.

両部位の測定値の特徴は,男性は上腕背部より肩甲骨下部のほうに脂肪が付着しやすく,逆に女性は腕に脂肪が付きやすいことである.2カ所の合計値を用い,下記の式に代入し,体密度および体脂肪率を推定できる.

成人男性:体密度 = $1.0913 - 0.00116 \times$ 皮下脂肪厚の合計 （長嶺の式）

成人女性:体密度 = $1.0897 - 0.00133 \times$ 皮下脂肪厚の合計 （長嶺の式）

体脂肪率(%) = $(4.570/$体密度$- 4.142) \times 100$ （ブローゼックの式,男女共通）

さらに,上腕囲と上腕の皮下脂肪厚とを組み合わせて三つの指標が使われている.図3-7に示したように,上腕筋囲,上腕筋直径および上腕筋面積である.同じ皮下脂肪厚でも,腕の太さが太い人と細い人では評価が異なる.従来の皮下脂肪厚による体脂肪率の推定では,上腕背部と肩甲骨下部の2カ所の厚さのみで計算していたために,腕が太い人が肥満にされがちだった.新しい三つの指標は,この点を配慮している.

表3-3 同一被験者に対する各測定者による
皮下脂肪厚測定値の相違

測定者	上腕背部(mm)	肩甲骨下部(mm)
A	9.5	13.5
B	9.0	12.5
C	10.0	11.5
D	9.5	14.0
E	11.0	12.5
F	7.5	12.5
G	6.5	12.0
H	14.5	14.0
I	9.0	16.5
J	9.0	9.0
平均値(mm)	9.6	13.0
標準偏差(mm)	2.14	1.9
幅(mm)	6.5 〜 14.5	9.0 〜 16.5
変動係数(%)	22.3	14.6

3.2.9　体脂肪率（肥満の評価）

　肥満の定義は「一定以上の体脂肪率を有する」とされている．BMI では見かけ以上に体脂肪の多い人（いわゆる隠れ肥満）を見逃すことがある．また，筋肉質の柔道選手を肥満と判定することもある．それを防ぐには体脂肪率を測定することが望ましい．しかし，体脂肪は体内のいろいろな部位に沈着しているので，直接測定することは困難である．そのため多くの推定方法が開発されている．皮下脂肪厚によるもの以外に，① インピーダンス法（電気伝導度から体水分量を求め，そこから体脂肪を推定する方法），② 水中体重法（アルキメデスの原理に基づき，水中での体重から体容積を求め，体密度を測定し，体脂肪を推定する方法），③ 体内 ^{40}K 測定法（脂肪組織には存在しない ^{40}K を測定し，体脂肪を推定する方法），④ X 線 CT 法（X 線を身体に当て，断層撮影から体脂肪を画像解析する方法），⑤ MRI 法（核磁気共鳴影像を画像分析し，体脂肪を推定する方法）などがある．

3.3　尿・血液成分などによる栄養状態判定

　客観的かつ正確に測定することは大切である．昨今では身体計測と同時に，血液などの生体試料を用いた機器分析が再現性，正確度および感度がよいことから短期的な評価に利用されている．

3.3.1　尿中成分

　骨格筋は身体の構成成分としては一番多く，しかも代謝が活発であり，分解と合成とを繰り返している．これを代謝回転（turnover）と呼ぶ．この代謝回転はたんぱく質の種類および臓器で異なる．筋肉中のミオシン，アクチンには非代謝性のアミノ酸として 3-メチルヒスチジン（3-MH）が 1 分子ずつ含まれている．これは，他のアミノ酸と異なり，代謝や分解をされずに定期的に尿中へ排泄される．そのため身体のたんぱく質量の推定には，先のクレアチニン以上に鋭敏な指標として利用される．3-MH を測定することにより，いろいろな条件に対する筋肉たんぱく質の分解および合成速度の変化が認められる．たとえば，飢餓状態では合成が急速に低下し，逆に分解は亢進し，筋肉から糖新生のために多くのアミノ酸が利用される．再び食事を与えると合成はすぐに回復するが，分解はなかなか元のレベルにはもどらず，一度栄養不良状態になると身体の回復は遅い．また，成長期は合成が活発で分解レベルが低く，身体にたんぱく質が蓄えられやすい．

　一方，運動負荷の状態では，運動中は分解が亢進するものの，休息時は合成が高まり，運動負荷中に損傷を受けた筋たんぱく質を合目的に補う傾向にある．ただし，筋肉がたんぱく質からできているといっても，むやみに高たんぱく質食にすると，余剰分のたんぱく質を処理するために腎臓や肝臓に負担をかけることになる．

3.3.2　血中成分

　もっと簡単に採れ，身体の短時間の変化がわかる指標として，半減期が短い血液中のたんぱく質がある．体内のたんぱく質は一度つくられたらずっとその臓器や組織に存在する

わけではなく，常に合成と分解を繰り返して平衡を保っている（動的平衡）．そのたんぱく質がつくり替えられるのに要する時間を半減期（half life）という．なかでも血漿アルブミン（半減期 17 ～ 23 日），プレアルブミン（2 ～ 4 日），レチノール結合たんぱく質（12 ～ 16 時間），トランスフェリン（7 ～ 10 日）などは生物学的な半減期が短い．その濃度変化を見ると，短期の栄養状態を推定できる（表 3-4）．アルブミン（Alb）は血漿たんぱく質の 60 ％ ほどを占め，臓器たんぱく質量を反映する指標として利用される．半減期が比較的長いので鋭敏な指標ではないが，高齢者などの慢性的な栄養不良時には低下が顕著であり，さらにがんなどの外科手術前後の評価に利用される．循環血漿アルブミン 1 g の減少は体たんぱく質 30 g の喪失に当たる．そこで，血漿アルブミン濃度の 4.0 g/dL から 3.5 g/dL への低下は，血漿量を 3500 mL とすると 17 g のアルブミン，510 g の体たんぱく質の喪失となる．ただし，アルブミン濃度の低下に伴う浸透圧の降下による細胞外液量の増加（低たんぱく質性浮腫）などの影響があるので，単独では利用しない．一方，プレアルブミン（PA）も臓器たんぱく質量を反映し，その半減期がアルブミンに比べて短く，食事たんぱく質量や栄養状態の変化に対しては鋭敏な指標といえる．また，レチノール結合たんぱく質（RBP）はさらに半減期が短く，プレアルブミン，レチノール（ビタミン A）と 1：1：1 の分子比で複合体を形成している．低栄養状態，ビタミン A 欠乏，肝障害などのときに低下を示す．とくにたんぱく質が不足した低栄養児では，ビタミン A の肝貯蔵は十分にあっても，ビタミン A を運ぶたんぱく質が不足することにより濃度が低下するので，栄養状態の判定に利用される．トランスフェリン（Tf）は鉄を運ぶたんぱく質としてヘモグロビンの合成や鉄の代謝に重要な働きを示し，低栄養状態に対応する．

表 3-4 血漿たんぱく質の半減期や正常値など

たんぱく質	生物学的半減期	正常値	評価 { 軽度の低下 / 中等度の低下 / 高度の低下	代謝量
アルブミン（Alb）	17 ～ 23 日	3.5 ～ 5.0 g/dL	3.0 ～ 3.5 / 2.1 ～ 3.0 / 2.1 g/dL 以下	200 mg/kg/ 日
プレアルブミン（PA）	2 ～ 4 日	10 ～ 40 mg/dL	10 ～ 15 / 5 ～ 10 / 5 mg/dL 以下	10 mg/kg/ 日
レチノール結合たんぱく質（RBP）	12 ～ 16 時間	7 ～ 10 mg/dL	5 ～ 7 / 3 ～ 5 / 3 mg/dL 以下	8 mg/kg/ 日
トランスフェリン（Tf）	7 ～ 10 日	200 ～ 400 mg/dL	150 ～ 175 / 100 ～ 150 / 100 mg/dL 以下	12 ～ 24 mg/kg/ 日

3.3.3 生化学的検査による評価

　食事内容によって体内の代謝などは大きく影響を受ける．そこで血液中の各種成分の濃度や酵素活性の程度が栄養状態をとらえることができる．血液は体内を循環しており，各組織（たとえば肝臓）を直接観察しなくても推測することが可能である．多くの検査項目の情報を得ることにより，栄養状態と同時に疾病の程度を知ることができる．表3-5におもな栄養状態評価の項目とその基準値を示す．

表3-5　栄養状態評価に用いられるおもな項目，基準値および疾患

	項　　目	基準値	おもな疾患など
血液一般	血色素 (Hb: hemoglobin)	男：13 ～ 17 g/dL 女：12 ～ 15 g/dL	低：貧血
	赤血球数 (RBC: red blood cell)	男：440 ～ 560（×10^4/μL） 女：380 ～ 520（×10^4/μL）	低：貧血
	ヘマトクリット (Ht: hematocrit)	男：40 ～ 52% 女：33 ～ 45%	低：貧血
	平均赤血球容積 (MCV: ヘマトクリット / 赤血球数×1000)	男：82 ～ 102 fl [*4] 女：79 ～ 100 fl	100 以上：大赤血球 83 以下：小赤血球
	平均赤血球色素量 (MCH: ヘモグロビン / 赤血球数×1000)	男：28 ～ 35 pg [*5] 女：26 ～ 35 pg	35 以上：高色素 27 以下：低色素
	平均赤血球血色素濃度 (MCHC: ヘモグロビン / ヘマトクリット×100)	男：31 ～ 37% 女：30 ～ 37%	37 以上：過飽和 31 以下：不飽和
	白血球数 (WBC: white blood cell)	2700 ～ 10,000 個 /μL	高：肺炎，感染症 低：貧血，風邪，マラリア
	血小板 (platelet count)	11 万～ 44 万個 /μL	高：貧血，出血 低：白血病，膠原病
	網赤血球 (red reticulocyte count)	0.2 ～ 1.8%	高：鉄欠乏性貧血，溶血性貧血 低：再生不良性貧血，骨髄機能低下
脂質	総コレステロール (TC: total cholesterol)	120 ～ 240 mg/dL	高：脂質異常症，動脈硬化 低：栄養障害，貧血
	LDL - コレステロール (LDL-C: low density lipoprotein-cholesterol)	60 ～ 160 mg/dL 未満	高：動脈硬化，糖尿病 低：栄養障害，肝障害
	HDL - コレステロール (HDL-C: high density lipoprotein-cholesterol)	40 ～ 80 mg/dL	高：家族性 α-リポたんぱく質血症 低：脂質異常症，動脈硬化
	中性脂肪 (TG: triglyceride)	30 ～ 150 mg/dL	高：脂肪肝，糖尿病 低：肝障害，栄養障害
代謝系	HbA$_{1c}$ (hemoglobin A$_{1c}$, グリコヘモグロビン)	4.3 ～ 5.8%	高：糖尿病，腎不全 低：溶血性貧血，肝硬変
	空腹時血糖 (BS: blood sugar)	70 ～ 110 mg/dL 未満	高：糖尿病，肝炎 低：絶食，肝硬変
	ブドウ糖負荷試験 (OGTT: oral glucose tolerance test)	140 mg/dL 未満（2 時間後値）	高：糖尿病 低：栄養障害
	尿酸 (UA: uric acid)	男：3.0 ～ 7.0 mg/dL 女：2.5 ～ 6.0 mg/dL	高：痛風，尿酸血症，栄養障害 低：肝障害，糖尿病

（続く）

<table>
<tr><th colspan="2">項　目</th><th>基準値</th><th>おもな疾患など</th></tr>
<tr><td rowspan="2">代謝系</td><td>ケトン体分画
(ketone body fractionation)</td><td>アセト酢酸 68 μmol/L 以下
β-ヒドロキシ酪酸
　74 μmol/L 以下
総ケトン体：120 μmol/L 以下</td><td>高：栄養障害
低：糖尿病</td></tr>
<tr style="display:none"><td></td><td></td><td></td></tr>
<tr><td rowspan="2">動脈硬化</td><td>動脈硬化指数(AI)*1</td><td>4.0 以下</td><td>高：動脈硬化
低：高 HDL 血症</td></tr>
<tr><td>血圧比
(ABI：ankle brachial index)*2</td><td>0.9 以上</td><td>高：栄養障害
低：動脈硬化</td></tr>
<tr><td rowspan="11">肝胆嚢機能</td><td>AST(GOT)
(アスパラギン酸アミノトランスフェラーゼ)</td><td>11 ～ 33 IU/L</td><td>高：肝炎，肝硬変</td></tr>
<tr><td>ALT(GPT)
(アラニンアミノトランスフェラーゼ)</td><td>6 ～ 43 IU/L</td><td>高：肝炎，肝硬変</td></tr>
<tr><td>AST/ALT(GOT/GPT)比</td><td>0.87</td><td>高：肝炎，肝硬変</td></tr>
<tr><td>γ-GTP</td><td>55 IU/L</td><td>高：アルコール性肝障害，肝炎</td></tr>
<tr><td>ALP(アルカリホスファターゼ)</td><td>80 ～ 260 IU/L</td><td>高：肝炎，肝硬変
低：腎炎，壊血病</td></tr>
<tr><td>LAP(ロイシンアミノペプチダーゼ)</td><td>20 ～ 70 IU/L</td><td>高：肝炎，胆石</td></tr>
<tr><td>総ビリルビン
(T-bil total bilirubin)</td><td>0.2 ～ 1.1 mg/dL</td><td>高：肝炎，溶血性貧血
低：小球性低色素性貧血</td></tr>
<tr><td>総たんぱく質
(TP: total protein)</td><td>6.7 ～ 8.0 g/dL</td><td>高：脱水，肝炎
低：栄養障害</td></tr>
<tr><td>アルブミン
(Alb: serum albumin)</td><td>3.5 ～ 5.0 g/dL</td><td>高：脱水
低：栄養障害，肝炎</td></tr>
<tr><td>アルブミン / グロブリン(A/G)比</td><td>1.2 ～ 2.0(ビューレット法)</td><td>高：免疫不全
低：肝硬変，感染症</td></tr>
<tr><td rowspan="4">腎機能</td><td>血清クレアチニン
(serum creatinine)</td><td>男：0.65 ～ 1.09 mg/dL
女：0.46 ～ 0.82 mg/dL</td><td>高：腎不全，脱水
低：尿崩症</td></tr>
<tr><td>尿たんぱく質
(urinary protein)</td><td>0.044 ～ 0.295 g/ 日</td><td>高：腎炎，糖尿病</td></tr>
<tr><td>尿量
(urine volume)</td><td>800 ～ 1600 mL/ 日</td><td>高：腎不全，尿崩症
低：前立腺肥大</td></tr>
<tr><td>クレアチニンクリアランス*3
(Ccr: creatinine clearance)</td><td>91 ～ 130 mL/ 分</td><td>高：糖尿病
低：腎不全，心不全</td></tr>
</table>

*1　AI = {(TC) − (HDL-C)} / (HDL-C)

*2　ABI = 足首の最高血圧 / 上腕の最高血圧

*3　C_{cr} = {尿中クレアチニン(mg/dL)× 単位時間あたりの尿量(mL/ 分)/ 血清クレアチニン(mg/dL)}

*4　fl(フェムトリットル) = 10^{-15} L

*5　pg(ピコグラム) = 10^{-12} g

表3-6　地区診断，栄養状態などを把握するためのおもな基本調査

所管省庁	所管局	調査名	内　容
総務省 https://www.soumu.go.jp/	自治行政局 統計局	全国市町村要覧 住民基本台帳人口要覧 国勢調査報告 人口推計年報 わが国の推計人口 社会生活基本調査報告 家計調査 全国消費実態調査報告	全国市町村別人口，家族数など 住所，人数，構成など 家族数，構成など 年齢別人口推計など わが国の推計人口予想など 社会生活基本調査など 家計調査件数，内容など 全国消費実態件数，内容など
文部科学省 https://www.mext.go.jp/	総合教育政策局 スポーツ庁	学校保健統計調査報告書 学校基本調査報告書 体力・運動能力調査報告書 わが国の体育・スポーツ施設	学校保健（検診業務，成績，件数，体格，おもな疾患など） 学校数，分布，内容など 体力・運動能力成績など わが国の体育・スポーツ施設数，内容など
厚生労働省 https://www.mhlw.go.jp/	大臣官房統計情報部 医政局 医薬・生活衛生局 子ども家庭局 老健局 保険局 健康局	労働統計要覧 生命表 人口動態統計 国民医療費 地域保健・老人保健事業報告 患者調査 医師・歯科医師・薬剤師調査 社会福祉施設等調査報告 国民生活基礎調査 薬事工業生産動態統計年報 食中毒統計 児童手当事業年報 介護保険事業状況報告年報 国民健康保険事業年報 国民健康・栄養調査	労働者数，事業形態など 平均余命，死因別死亡確率など 出生数，出生率，出生時の体重・身長，死亡数，死亡率，死因別死亡数，都道府県別死亡率，死産，乳児死亡，結婚・離婚など 年齢階級別一般診療医療費，国民医療費など 地域保健・老人保健事件数，実施内容など 推計患者数，受療率，在院期間など 医師・歯科医師・薬剤師数など 社会福祉施設数，利用状況など 疾病の有訴者，通院者，健康状況，健康意識など 医薬品生産金額，用途別生産金額，薬効別生産金額など 食中毒件数，患者数，原因食品，物質別件数など 児童手当事業など 介護保険事業状況など 国民健康保険事業など 栄養素等摂取状況，欠食・外食などの食事状況，身体状況，食生活状況など
農林水産省 https://www.maff.go.jp/	大臣官房	農林水産業生産指数 米及び麦類の生産費 畜産物生産費 作物統計 野菜生産出荷統計 果樹生産出荷統計 漁業・養殖業生産統計年報 牛乳・乳製品統計 畜産物流通統計 水産物流通統計年報 食料需給表	農林水産業生産指数など 米及び麦類の生産量，価格など 畜産物生産量，価格など 都道府県別作物生産・加工など 野菜生産・出荷量など 果樹生産・出荷量など 漁業・養殖業生産量など 牛乳・乳製品生産量など 畜産物生産および流通量など 水産物流通量など 供給純食料，エネルギー，たんぱく質，脂質，国内生産量，輸入量，輸出量など

3・3　尿・血液成分などによる栄養状態判定

3.4 食物摂取状況調査

　食事に起因する情報を得るには，実際に食べているものをより正確に知ることが大切である〔多くの方法があるので4章（食事調査の種類と具体的な方法）を参照されたい〕．

3.5 地域や集団の栄養状態の評価

　地域や集団に対する栄養状態の評価も大切である．地域や集団に対しては国民健康・栄養調査や栄養摂取状況調査，衛生統計，食料需給表などを活用して評価する．地域の特徴を知ることは，その後の食生活指針や栄養計画の基礎資料として重要となる．そのためには，どのような評価方法や資料があり，どのように活用していったらよいかを理解し，適切に実施し，判断することが望まれる．表3-6に，国で行っている多くの衛生統計や人口動態，食料需給状態などの資料を示す（7，8章の地域診断についても参照されたい）．

3章　栄養状態の判定と評価

実習課題

1. 自分の生体計測を行い評価しなさい．また他の人を測定し，測定方法を習熟しなさい．
2. あなたが住む都道府県および隣接する都道府県の人口，人口動態（出生，結婚，離婚，死亡など），疾病構造，栄養摂取状況などを調べ，その特徴をまとめなさい．

予想問題

1. 栄養状態と判定指標に関する記述である．正しいのはどれか．2つ選べ．
   (1) 食塩摂取量 ― 24時間尿中ナトリウム
   (2) たんぱく質摂取量 ― 血清 HDL - コレステロール
   (3) アルコール摂取量 ― 血清 γ -GTP
   (4) 皮下脂肪型肥満 ― ウエスト / ヒップ比
   (5) 痛風 ― 血中尿素
2. 栄養状態の評価に関する記述である．正しいのはどれか．2つ選べ．
   (1) 栄養状態の判定は，体の栄養状態を表す血液生化学データのみで行われる．
   (2) 個人レベルの評価に用いられる食事調査法には，秤量による1日分の記録法が最適である．
   (3) 栄養状態の評価には，食生活状況，栄養素摂取状況，身体状況を含めた総合的な判定が望ましい．
   (4) 栄養摂取量の評価には，家計調査，食料需給表などの統計資料も利用できる．
   (5) 成人の肥満の判定には身長と体重を組み合わせたローレル指数が最適である．

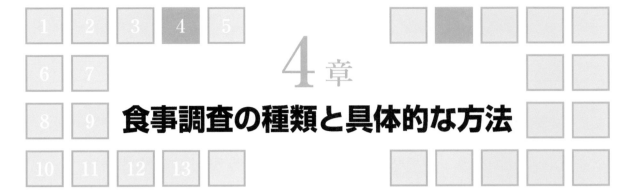

4 章 食事調査の種類と具体的な方法

4.1 食事調査の役割

食事調査は健康と疾病との関係を関連づける一つの方法といえる。摂取栄養素の過剰または欠乏は，疾病のリスクを高めることが多くの研究によって明らかにされてきた。このように栄養学の進歩によって，人間にとってどのような栄養素がどのくらい必要かが明らかになり，健康の維持・増進，疾病のリスクを軽減するための栄養素の摂取量が提示されている（食事摂取基準）。病気の発症メカニズムは栄養素だけで判断をすることは難しいと考えられるが，食事摂取状況を把握し，摂取栄養素を評価することは健康の維持・増進，日常生活の QOL（quality of life，生活の質）を高めるために必要なことだといえる。

そして，摂取栄養素や生活習慣と疾病の関係について分析し，適切な対策を講じることは地域保健に関わる専門家にとっては重要な業務の一つである。ここでは，摂取栄養素を把握するための食事調査の方法について述べる。

4.2 食事（栄養）調査法と特徴

食事（栄養）調査（diet survey/nutrition survey）とは，食品やサプリメントなど摂取した食品すべてを調査し，摂取栄養素の実態を把握し，評価することである。食事の量だけでなく，料理の組合わせや摂食時間，食嗜好，食習慣など食生活全般についての調査も含まれる。食事調査の方法には，多くの種類があり，それぞれの利点や欠点を理解し，調査対象者（集団または個人）や評価目的によって適切な方法を選択する。とくに，個人の習慣的な摂取栄養素の真の値を把握するには，栄養素によって必要な調査日数が異なることをふまえ，食事調査方法の特徴をよく理解したうえで活用すべきである。また，食事調査の精度を上げるためには，尿や血液，毛髪，皮下脂肪などの生体指標を同時に測定するとよい。食事調査方法の種類とその特徴を表 4-1，表 4-2 に示す。

表4-1　食事調査の方法と特徴

調査方法	特　徴
食事記録法（秤量／目安量） (dietary recording method)	対象者が1日または数日間に摂取したすべての食品やサプリメントについて記録する. 秤やカップ, スプーンなどの計量器を使用し秤量することを基本とする秤量法と, 標準的な食品の個数などの目安量により概算する目安量法がある. 秤量法のほうが食物摂取情報は量的により正確である. 目安量法の場合は各食品について目安量と対応する重量を決めておくことが必要である. この調査法は, 対象者にとっては負担が大きいため, 3〜7日程度の実施が限度とされる. 実施方法には, 調査者が立ち会う直接（面接）法と間接（自記式）（留め置き）法がある.
24時間思い出し法 (24h dietary recall method)	対象者が24時間以内または前日に摂取した食事の内容を面接により聞きとる. 聞きとりにはフードモデル, 実物, 実物大カラー写真, 食器, 計量器などを使って摂取量の目安をつかむ方法がある. ある特定の1日の食事摂取量を把握する方法で, スマートフォンや携帯電話のカメラ機能を使って撮影しておくと聞き取り時の助けになる.
食物摂取頻度調査法 (food frequency questionnaire)	食品または食品グループなどの食品リストを作成し, 食品リストにある食品のある一定期間の摂取頻度を回答する方法である. 食品リストは数十〜百数十項目からなる. 標準的な1回の摂取量(portion size)と摂取頻度の質問から1日あたりの摂取量を算出する. 調査方法には摂取頻度だけでなく標準的な摂取量の何倍を摂取したかを質問する"半定量食物摂取頻度調査"がある.
食事歴法 (dietary history)	過去の食事を報告させる食事評価法である. 食物摂取頻度と摂取量に加えて, 日常摂取される食物の特徴（し好, 調理法など）や食事様式, 習慣（欠食, 晩酌の有無, 摂取時間）, 食行動などを細部にわたり質問するもので, 個人の習慣的な食生活状況を確認することができる. 対象者は日常の摂食食品と摂取量, 食生活状況など詳細な情報について回答を要求されるため, 煩雑である. 過去の食事と疾病の関係を明らかにする疫学調査などで利用される.
材料買い上げ法（陰膳法） (duplicated meals method)	調査対象者に1人分よぶんに調理してもらい, 買い上げる方法である. 調査対象者の食べた食品および料理の同一量を提供してもらう.
写真による食事調査法 (photographical dietary assessment)	調査対象者が摂取したすべての食事内容を写真に撮り, 後で栄養士など専門家が食品と重量に変換する方法である. 食事記録法や24時間思い出し法と合わせて利用すると精度を上げることができる. 最近ではスマートフォンのカメラで撮影し, 調査者にE-mailで送信して評価することができ, 便利な方法といえる. また, AIによる料理の画像認識技術の進歩により, 画像認識を採用したアプリケーションが開発されている.
食品出納法（家計簿法） (food disappearance method)	調査開始時の在庫および調査期間中の購入食品量から調査終了時に残った食品量を差し引いて消費量を算出する. それを調査日数と摂取人数で除して家族1人1日あたりの平均摂取量とする. この調査方法では残食量の把握を正確にする必要がある. 調理済み食品などの購入に際しては注意が必要である.
簡易食事評価法 (convenient dietary assessment)	食事全体を把握できるが, 正確な量的評価には適さない. 大集団をグループ分けして介入や教育が必要な人に焦点を絞るためのスクリーニングに用いられる. 簡易食物摂取頻度調査票や食習慣調査票などがある.
質問票（アンケート）調査 (questionnaire)	栄養素や食品の摂取量を推定することはできないが, 食習慣やし好, 食知識や態度・行動レベル, 食事パターンなどの把握が可能である. 目的別に作成された質問票に対する回答により, 食生活状況を評価する.

4章　食事調査の種類と具体的な方法

表 4-2　食事調査法の特徴

調査方法	摂取栄養素の計算	長所	短所	摂取量の評価
食事記録法 （秤量／目安） （dietary recording method）	食品成分表	・対象者の記憶に依存しない. ・精度は最も高いとされる.	・対象者の負担が大きい. ・対象者の協力体制に結果が依存しやすい. ・調査期間の食事内容が通常と異なる可能性がある. ・データ整理に時間がかかる. 技術を要する. ・データ整理能力に結果が依存する.	多くの栄養素で長期間の調査が必要となるため, 習慣的な摂取量を把握するには適さない.
24 時間思い出し法 （24h dietary recall method）	食品成分表	・対象者の負担を軽減することができる. ・協力は得られやすい.	・対象者の記憶力に負うところが大きい. ・聞き取り技術など調査員の熟練が必要（聞き取り者の訓練を要する）. ・データ整理に時間がかかる. 技術を要する. ・データ整理能力に結果が依存する（目安量から重量への換算, 調味料の計算など）.	多くの栄養素で長期間の調査が必要となるため, 習慣的な摂取量を把握するには適さない.
食物摂取頻度調査法 （food frequency questionnaire） 食事歴法 （dietary history）	食品成分表, 荷重平均成分表	・経費が安い. ・データ処理にかかる時間と労力が少ない.	・対象者の記憶に依存する. ・得られる結果は質問項目や選択肢に依存する. ・質問票の精度を上げるため妥当性研究を行う必要がある（妥当性を検証した論文が必要であり, その結果に応じた利用をする）.	個人の習慣的な摂取状況が把握できる. 栄養疫学の調査法として活用されている.
陰膳法（材料買い上げ法） （duplicated meals method）	化学分析（栄養素は正確に把握できる）	・対象者の負担を軽減することができる.	・経費や手間がかかる. ・個食化が進み, 適用が難しいと考えられる.	習慣的な摂取量を把握するには, 多くの栄養素で複数回の調査が必要となる.
写真による食事調査法 （photographical dietary assessment）	食品成分表. 栄養素が計算された料理データベース	・対象者の負担を軽減することができる.	・表面に見えない食品が把握できないため, 材料や分量の確認が難しい.	習慣的な摂取量を把握するには, 多くの栄養素で複数回の調査が必要となる.
食品出納法（家計簿法） （food disappearance method）	食品成分表	・対象者の負担を軽減することができる.	・個食化が進む現在では個人ごとの摂取量の推定は難しい. ・在庫食品, 購入食品, 残食量の把握など手間がかかる.	習慣的な摂取量を把握するには, 多くの栄養素で長期間の調査が必要となる.
簡易食事評価法 （convenient dietary Assessment）	−	・質問内容によって, 食生活に対する意識や状況が確認できる.	・栄養素の量的な把握はできない.	摂取量の評価はできない. 栄養改善が必要な対象者などをふるい分けることができる.
質問票（アンケート）調査 （questionnaire）	−	・質問内容によって, 食生活に対する意識や状況が確認できる.	・栄養素の量的な把握はできない.	栄養素とのクロス集計によって, 比較検討ができる.

「日本人の食事摂取基準」策定検討会,「日本人の食事摂取基準(2020 年版)表 10　食事摂取状況に関する調査法のまとめ」, 厚生労働省,　p .25 を改変(2019).

4・2　食事（栄養）調査法と特徴

4.2.1　調査者および調査対象者に対して必要なトレーニング ———●

　食事調査を実施する際には，調査者および調査対象者に対して，事前にトレーニングを施して，調査をスムーズに，より正確に行うことが要求される．とくに，24 時間思い出し法（24h dietary recall method）などの面接をともなう調査や，食事記録法（dietary recording method）での食品の目安量から重量への換算などでは，専門的な知識を必要とする．目安量と重量換算の標準化を行い，調査者による誤差を減らすことが重要である．

(1) 調査者に対するトレーニング

① 聞きとり方法（面接の仕方）：調査者の知識や経験，聞きとりのテクニックが得られる情報量や精度に影響するため，話の進め方や思い出させる工夫など話術についてのトレーニングを行う．

② 目安量から重量への換算：栄養計算には食品の重量が必要である．目安量で書かれた，または聞きとった分量を重量に換算する能力を身につける．フードモデルの使い方なども訓練しておく．

③ 料理分解，料理の調味パーセントの計算：記載された料理に使用される材料や一般的な使用量，調味比率に関する知識などが必要である．

④ 栄養計算ソフトの使用方法：食物摂取頻度調査法や食事記録法（国民健康・栄養調査）など専用のソフトを利用する場合はその使用方法を熟知しておく．また，汎用性のある表計算ソフト（Excel など）を利用して，栄養計算を行うことも可能であるので，それぞれのソフトの使用方法を習得する．

(2) 調査対象者へのトレーニング

① 秤量の仕方：食事記録法では，調理の前後や喫食時など多くの場面で食品の重量を秤量する必要がある．そこで，料理に使用する食品をどの段階で，どのような状態で秤量するか（廃棄量が含まれているか，「ゆで」か「生」かなど），秤で秤量する場合の 0 調整の仕方，カップやスプーンを使用する場合の秤量の仕方なども身につける．

② 調査票の書き方：国民健康・栄養調査では比例配（案）分法（proportional allotment）により記録する．比例配（案）分法では，記録された料理について，だれが食べたか，その量を比例配分して記入するので，計算方法などを決めておく（例：分数表記，全体を 10 とするなど）．家族が別々に食事をした場合は，それぞれの家族員に聞きとりを行い，記入する必要がある．

4.3　食事調査の流れ

　調査の実施にあたっては，調査の目的，対象者，評価内容を十分吟味したうえで進める．標準的な調査の流れを図 4-1 に示す．

4.3.1　インフォームド・コンセントと守秘義務 ———●

　調査対象者に調査を依頼する際には，調査の目的や意義を十分に理解してもらうことが

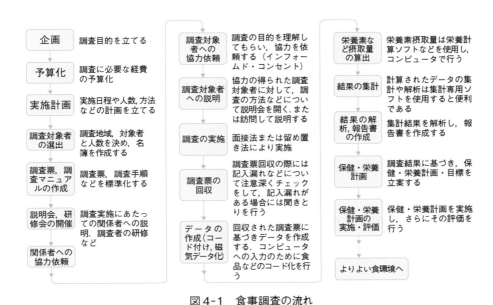

図 4-1　食事調査の流れ

「健康日本21」における栄養・食生活プログラムの評価に関する研究班，「地域における健康・栄養調査の進め方」を改変．

重要である．理解してもらうためには，調査者自身が調査の目的や意義を十分理解していることはいうまでもない．調査者は，調査対象者に対して調査の目的，意義，方法の概要を説明し，調査に対しての同意（インフォームド・コンセント, informed consent）を得る．一方，調査の実施にあたって知り得た情報は，個人情報の保護の観点から，書類などの取扱いに十分な注意を払う．

4.3.2　食事調査の測定誤差

食事調査はおもに対象者の自己申告によって行われる．よって，申告による虚偽や誤差が生じることが考えられる．申告誤差には，実際の摂取量より少なく見積もって申告する過小申告や実際の摂取量より多く見積もって申告する過大申告がある．申告の特徴は性，年齢，身体的特徴によって異なるが，これらにより正しい摂取量の推定ができないことになる．よって，それぞれの対象者の申告の特徴を把握し，データの整理に生かすことが重要である．また，データ入力時には「4.6.1　データ入力の過誤を少なくする工夫（p.46）」を参考にし，不適切データの発見に役立てる．

●食事調査時に起こる誤差（バイアス）

調査に誤差は免れないが，調査前から原因となる誤差を排除できるように計画する．誤差には，偶然誤差と系統誤差がある．偶然誤差（ランダムエラー, random error）とは，理想的な状況下で測定しても起こりうる誤差をいう．また，系統誤差（システマティックエラー, systematic error）とは，データの収集方法が適切でないために起こる一定の方向性を持つ誤差である．

4.4 食事調査の実施

4.4.1 食事調査の企画

　食事調査ではまず調査の目的を明らかにし，調査地域・対象者を選出し，実際に調査を行うための計画を立てる．調査の目標は 4W1H（What, Who, When, Where, How）を明確にする（図4-2）．

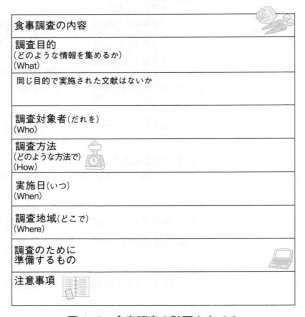

食事調査の内容
調査目的 （どのような情報を集めるか） （What）
同じ目的で実施された文献はないか
調査対象者（だれを） （Who）
調査方法 （どのような方法で） （How）
実施日（いつ） （When）
調査地域（どこで） （Where）
調査のために 準備するもの
注意事項

図4-2　食事調査の計画を立てる

① 調査の目的

　調査の目的は「集団の摂取量を把握したい」のか，それとも「個人の摂取量を把握したい」のか，または「食事と疾病の関係を明らかにしたい」のかなど，何を明らかにしたいのか目的をはっきりとさせる．目的が決まれば，類似の調査報告はないか文献調査を実施し，調査方法や調査後の比較検討資料とする．

② 調査対象者および人数を決める

　集団を対象とする場合は，地域，年齢層，性別など目的に応じて調査結果の誤差（バイアス）を小さくするように選定する．調査人数は，サンプリング誤差として結果に影響するので，信頼度を勘案して決める（表4-3）．

③ 調査方法を決める

　目的および対象者にあった調査方法を選択する（表4-1，表4-2参照）．

④ 調査日，日数の決定

　必要な調査日数は目的と調査方法によって異なるため，表4-4，表4-5を参考に調査日数を決める．1日の調査であれば休日や平日の影響も受けるので，よく検討する．複数

表 4-3　サンプリング誤差の早見表（信頼度95％）

サンプル数	回答比率				
	10% または 90%	20% または 80%	30% または 70%	40% または 60%	50%
10,000	± 0.6	± 0.8	± 0.9	± 1.0	± 1.0
5,000	± 0.9	± 1.1	± 1.3	± 1.4	± 1.4
1,000	± 1.9	± 2.5	± 2.9	± 3.1	± 3.2
500	± 2.7	± 3.6	± 4.1	± 4.4	± 4.5
100	± 6.0	± 8.0	± 9.2	± 9.8	± 10.0

＊サンプル数によってアンケートで得られた回答比率の誤差を示す．例えば，1,000人にアンケートを実施し，ある質問に対して20％が回答した場合，サンプリング誤差は±2.5である．よって，95％の信頼度で得られる回答比率は20％±2.5％（17.5〜22.5％）となる．サンプル数が少なくなれば誤差は大きくなり，多くなれば誤差は小さくなる．誤差は次の式で算出できる．

$$2\sqrt{\frac{(100-P)P}{n}} \qquad n = サンプル数（標本数），\ P = 回答比率$$

表 4-4　栄養素摂取量の個人内・個人間変動と個人の平均的摂取量の推定に必要な食事調査の日数

栄養素	食事調査の日数									
	男性					女性				
	個人内変動係数（%）	個人間変動係数（%）	10%	20%	30%	個人内変動係数（%）	個人間変動係数（%）	10%	20%	30%
エネルギー（kcal）	16.8	15.3	11	3	1	19.8	15.9	15	4	2
たんぱく質（g）	22.6	17.2	20	5	2	23.5	20.0	21	5	2
脂質（g）	32.3	22.6	40	10	4	33.3	27.9	43	11	5
糖質（g）	17.7	18.6	12	3	1	22.1	14.4	19	5	2
カルシウム（mg）	39.6	28.7	60	15	7	41.1	29.2	65	16	7
鉄（mg）	28.8	18.5	32	8	4	28.3	24.0	31	8	3
カリウム（mg）	25.8	20.0	26	6	3	28.1	28.1	30	8	3
ビタミンA（IU）	143.8	41.1	794	199	88	126.1	42.3	611	153	68
レチノール（μg）	293.5	58.2	3310	828	368	283.8	37.2	3094	774	344
カロテン（μg）	78.6	47.7	237	59	26	81.9	56.7	258	64	29
ビタミンC（mg）	58.5	36.6	132	33	15	58.5	39.4	132	33	15
飽和脂肪酸（g）	39.8	26.1	61	15	7	39.1	29.9	59	15	7
一価不飽和脂肪酸（g）	36.9	24.9	52	13	6	37.8	30.7	55	14	6
多価不飽和脂肪酸（g）	36.1	21.1	50	13	6	39.9	28.6	61	15	7
コレステロール（mg）	51.1	29.9	100	25	11	53.3	28.6	109	27	12
ビタミンE（mg）	36.9	22.1	52	13	8	39.1	24.7	59	15	7
食物繊維（g）	29.4	23.1	33	8	4	35.8	29.1	49	12	5
マグネシウム（mg）	26.2	17.0	26	7	3	27.9	25.3	30	7	3
亜鉛（μg）	55.4	18.3	118	29	16	40.0	21.3	61	15	7
たんぱく質エネルギー比率（%）	17.0	8.9	11	3	1	18.5	11.3	13	3	1
脂質エネルギー比率（%）	23.5	16.3	21	5	2	22.5	16.2	19	5	2
糖質エネルギー比率（%）	9.9	7.5	4	1	1	11.3	8.2	5	1	1

＊栄養素摂取量の平均値の95％が個人の平均的摂取量の10％，20％，30％の誤差範囲に入るために必要な食事調査の日数．
男性 n = 46，平均年齢52.5歳，女性 n = 42，年齢49.8歳，東海地方在住，1996年6月から3か月ごとに，年末年始，お盆などの特別な日を除いた4日間（連続とは限らない）の秤量法による食事調査を4回，合計16日間実施した結果．
江上いすず 他，「秤量法による中高年男女の栄養素および食品群別摂取量の個人内・個人間変動」，日本公衛誌第46巻　第9号，828（1999）より引用改変．

日の調査の場合は何日間（継続か断続か）が適当かなどを検討する．

④ 何日調査すれば良いか（日間変動）

　食事記録法や24時間思い出し法は，1日または短期間の食事内容について調査する方法である．毎日の食事量は異なる（日間変動という）ため，短期間の食事調査では，エネルギーや栄養素ごとに習慣的な摂取量を把握することは難しい．食事記録法による習慣的な栄養素摂取量および食品群別摂取量を把握するための目安となる日数を表4-4，表4-5に示す．

⑤ 調査地域の選定

　特定の地域の全数調査でない場合は，山間部や平野部，住宅街など地域の状況を熟慮して決める．

⑥ 調査に必要なもの

　調査用紙の他，パソコンや筆記具，調査員の人数など，調査前，当日，調査後に分けて必要なものをリストアップし，準備する．

表4-5　食品群別摂取量の個人内・個人間変動と個人の平均的摂取量の推定に必要な食事調査の日数

| 食品群 | 食事調査の日数 | | | | | | | | | |
| | 男性 | | | | | 女性 | | | | |
	個人内変動係数（%）	個人間変動係数（%）	10%	20%	30%	個人内変動係数（%）	個人間変動係数（%）	10%	20%	30%
穀類	30.5	33.4	36	9	4	38.9	29	58	15	6
パン類	95.7	100.1	352	88	39	107.3	71.6	442	111	49
麺類	113.2	48.2	492	123	55	151.6	38.6	883	221	98
いも類	121.5	20.7	567	142	63	125.3	34.8	603	151	67
砂糖類	82.8	48.4	236	66	29	99.2	43.8	378	95	42
菓子類	156.0	81.6	643	234	104	151.8	65.5	885	221	98
油脂類	73.1	31.2	206	51	23	80.7	47.9	250	63	28
種実類	291.5	98.4	3263	816	363	391.8	58.4	5898	1475	655
豆・豆製品類	102.9	57.1	407	102	45	105.9	26.0	431	108	48
魚介類	77.0	40.4	228	57	25	89.6	39.5	308	77	34
肉類	83.4	32.2	267	67	30	84.5	45.4	274	69	30
卵類	80.0	35.6	246	61	27	89.0	34.4	304	76	34
乳・乳製品	98.7	111.7	374	94	42	87.5	51.2	294	74	33
緑黄色野菜	81.9	51.1	257	64	29	86.9	55.9	290	72	32
その他の野菜類	58.3	26.2	130	33	14	63.6	42.8	155	39	17
果実類	109.3	87.3	459	115	51	107.1	54.2	441	110	49
きのこ類	193.8	41.2	1443	361	160	191.6	68.6	1406	351	156
海藻類	163.9	43.0	1032	258	115	262.8	64.6	2653	663	295
アルコール飲料類	104.1	92.8	417	104	46	311.5	162.3	3727	932	414

＊食品群別摂取量の平均値の95%が個人の平均的摂取量の10%，20%，30%の誤差範囲に入るために必要な食事調査の日数

男性 n = 46，平均年齢52.5歳，女性 n = 42，年齢49.8歳，東海地方在住，1996年6月から3か月ごとに，年末年始，お盆などの特別な日を除いた4日間（連続とは限らない）の食事調査を4回，合計16日間実施した結果

江上いすず他，「秤量法による中高年男女の栄養素および食品群別摂取量の個人内・個人間変動」，日本公衆誌，第46巻，第9号，828（1999）より引用改変．

4.4.2 調査票の作成

　食事調査の分類と特徴（表4-1，表4-2）を参考にして，調査の目的および対象者を考慮したうえで，調査方法を選択する．調査方法の選択ポイントを以下に示す．

- ・食品または食品群，栄養素，食習慣に関する質的情報，あるいはエネルギーおよび栄養素，食品の摂取量など量的情報が必要か．
- ・ある地域や集団の平均的な摂取量，あるいは個人の摂取量が必要か．
- ・絶対的摂取量，あるいは相対的摂取量（順序）が必要か．
- ・栄養指導の必要な人のふるい分けを行うための調査か．
- ・摂取量に対する正確度はどの程度必要か〔日間変動（表4-4，表4-5参照）〕．
- ・調査可能期間はどのくらいか（1日または複数日，あるいは1か月以上の長期の食物摂取状況を知りたいか）．
- ・経費，時間（調査期間や調査結果算出までの期間など），スタッフ（人数や仕事量）などの制約はあるか．

　調査票は国民健康・栄養調査様式や開発された調査票を利用してもよいが，必要であれば独自の調査票を作成する．食事調査に使用する調査票には次のようなものがある．

① 24時間思い出し法・食事記入用紙（例1）
② 食事記録法（国民健康・栄養調査，比例配（案）分法）（例2）
③ 食物摂取頻度調査法
④ 食習慣調査票
⑤ 質問票（アンケート）：食習慣や食嗜好などの関連づけられる質問を作成する（例3）
質問票（アンケート）は①〜③のいずれかと組み合わせて実施すると，食生活全般の解析に役立つ．以下にそれぞれの例を示す．

例1　24時間思い出し法・食事記入用紙

調査日	朝昼夕間食の区分（食べた人数）	料理名	料理ごとに該当するものに1を入力する					調理法（確認のために記入）	食品コード	食品名	概量（目安量）（1人分）	重量(g)
			家庭内調理	宅配	調理済み・レトルト・冷凍	惣菜・持ち帰り	外食					

4・4　食事調査の実施

例2　食事記録法〔国民健康・栄養調査，比例配（案）分法〕様式

太枠内のみご記入ください

調査員記入欄（個々に記入の際には，記入しないでください）

料理・整理番号	食品番号	調理コード	使用量（左記の家庭記入欄の使用量＝廃棄量を記入，外食の場合は，〔人前〕）	案分比率 1 2 3 4 5 6 7 8 9 残

朝食　昼食①　昼食②　夕食　間食　予備

食物摂取状況調査

家族が食べたものはすべて記載してください

料理名	食品名	使用量（重量または目安量）　廃棄量	その料理は，どのように家族で分けましたか？（残した分があれば「残食分」に書いてください） 氏名 1 2 3 4 5 6 7 8 9 残食分 残

例3　質問票（生活習慣調査）

令和元年国民健康・栄養調査

生活習慣調査票

地区番号　□□□□ － □
市郡番号　□
世帯番号　□
世帯員番号　□
性　別　　1　男　　2　女
年　齢　　□□　（令和元年11月1日現在）

都道府県　　　　　　保健所

厚　生　労　働　省

問5　あなたは、食習慣を改善してみようと考えていますか。あてはまる番号を1つ選んで○印をつけて下さい。

1　改善することに関心がない
2　関心はあるが改善するつもりはない
3　改善するつもりである（概ね6ヶ月以内）
4　近いうちに（概ね1ヶ月以内）改善するつもりである。
5　既に改善に取り組んでいる（6ヶ月未満）
6　既に改善に取り組んでいる（6ヶ月以上）
7　食習慣に問題はないため改善する必要はない → 問7へ

問6　あなたの健康な食習慣の妨げとなっていることは何ですか。あてはまる番号をすべて選んで○印をつけて下さい。

1　仕事（家事・育児）が忙しくて時間がないこと
2　外食が多いこと
3　自分を含め、家で用意する者がいないこと
4　経済的に余裕がないこと
5　面倒くさいこと
6　その他
7　特にない
8　わからない

問7　あなたの食生活に影響を与えている情報源はどれですか。あてはまる番号をすべて選んで○印をつけてください。

1　家族
2　友人・知人
3　保健所・保健センター
4　医療機関（病院・診療所）
5　介護施設
6　健康教室や講演会
7　スポーツ施設
8　テレビ
9　ラジオ
10　新聞
11　雑誌・本
12　ポスター等の広告
13　ウェブサイト
14　ソーシャルメディア（SNS）
15　地域や職場のサークル等グループ活動
16　スーパーマーケットやコンビニエンスストア等食品の購入場所
17　その他
18　特にない
19　わからない

問8　あなたは、運動習慣を改善してみようと考えていますか。あてはまる番号を1つ選んで○印をつけて下さい。

1　改善することに関心がない
2　関心はあるが改善するつもりはない
3　改善するつもりである（概ね6ヶ月以内）
4　近いうちに（概ね1ヶ月以内）改善するつもりである
5　既に改善に取り組んでいる（6ヶ月未満）
6　既に改善に取り組んでいる（6ヶ月以上）
7　運動習慣に問題はないため改善する必要はない → 問10へ

問17　かんで食べるときの状態について、あてはまる番号を1つ選んで○印をつけて下さい。

1　何でもかんで食べることができる
2　一部かめない食べ物がある
3　かめない食べ物が多い
4　かんで食べることはできない

問18　あなたの食べ方や食事中の様子についておたずねします。次のアからオの質問について、あてはまる番号を1つ選んで○印をつけて下さい。

	1.はい	2.いいえ
ア　ゆっくりよくかんで食事をする	1	2
イ　半年前に比べて固いものが食べにくくなった	1	2
ウ　お茶や汁物等でむせることがある	1	2
エ　口の渇きが気になる	1	2
オ　左右両方の奥歯でしっかりかみしめられる	1	2

問19　あなたのお住まいの地域についておたずねします。次のア、イの質問について、あてはまる番号を1つ選んで○印をつけて下さい。

	1.強くそう思う	2.どちらかといえばそう思う	3.どちらともいえない	4.どちらかといえばそう思わない	5.全くそう思わない
ア　あなたのお住まいの地域の人々は、お互いに助け合っている	1	2	3	4	5
イ　あなたとあなたのお住いの地域の人々とのつながりは強い	1	2	3	4	5

問20　あなたは、現在、収入になる仕事（パート・アルバイトも含む）についていますか。あてはまる番号を1つ選んで○印をつけて下さい。

1　仕事についている　　2　仕事についていない

問21　町内会や地域行事、ボランティア活動、スポーツや趣味などのグループ活動に参加していますか。どのような活動に、どのくらいの頻度で参加していますか。次のアからオの質問について、あてはまる番号を1つ選んで○印をつけて下さい。

	1.週4回以上	2.週2〜3回	3.週1回	4.月1〜3回	5.年に数回	6.参加していない
ア　町内会や地域行事などの活動	1	2	3	4	5	6
イ　ボランティア活動	1	2	3	4	5	6
ウ　スポーツ関係のグループ活動	1	2	3	4	5	6
エ　趣味関係のグループ活動	1	2	3	4	5	6
オ　その他のグループ活動	1	2	3	4	5	6

【ご家庭で非常食の用意を担当している方が、問22にもお答え下さい。】

問22　あなたの世帯は災害時に備えて非常用の食料を用意していますか。あてはまる番号を1つ選んで○印をつけて下さい。

1　あり　　2　いいえ

（問22－1）非常用の食料は、世帯人数分として何日分を想定して用意していますか。日数を右づめで記入して下さい。

□□　日分

（問22－2）非常用食料としてどんなものを用意していますか。あてはまる番号をすべて選んで○印をつけて下さい。

1　主食（レトルトご飯、めしを乾燥させた加工米、乾パン　等）
2　副食（肉・魚等の缶詰、カレー・シチュー等のレトルト食品　等）
3　飲料（水、お茶　等）

ご協力ありがとうございました。

＊質問票（questionnaire）を作成するときは食事調査の目的に添った内容を考える．また，全文は下記URLに掲載．
https://www.mhlw.go.jp/toukei/chousahyo（閲覧日：令和4年2月18日）
厚生労働省，令和元年　国民健康・栄養調査報告（2020）．

4・4　食事調査の実施

(a) 24 時間思い出し法，食事記録法

24 時間思い出し法は，例 2 の食事記録法と同様に，料理名，使用食品名，重量だけでなく，食事時間，一緒に食べた人数，料理の調理場所(家庭内，調理済み食品，惣菜，外食など)を調べると，食生活全般の状況をより把握できる．スマートフォンや携帯電話のカメラを利用して写真を撮影して，料理の内容や分量の把握，摂取状況などと組み合わせると信頼度が高くなる．

(b) 食物摂取頻度調査法

食物摂取頻度調査は調査地域や対象者，把握する栄養素などを勘案し，次の方法で作成する．食物摂取頻度調査票(food-frequency questionnaire)の作成手順の概略を示す．

① 24 時間思い出し法や食事記録法により収集したデータから，調査を目的とする栄養素に対する給源食品リストを作成する．

② 調査を目的とする栄養素に対する寄与率の高い食品から順に並べ，目的とする栄養素の 80 ～ 90 % を供給する食品を調査食品リストとする．

③ 調査対象者が常識的に同一食品群として認識できる食品や，形態が類似している食品を分類し，質問項目を設定する．摂取量および頻度の回答カテゴリーを作成する．回答方法には固定式と自由記入方式がある．固定式はあらかじめ摂取量(ポーションサイズ)を決めておき，ポーションサイズの大小による回答を可能にする．

④ 栄養素摂取量を推定するための食品リストごとの食品成分表を作成する．食品成分表の作成では，個々の食品については日本食品標準成分表の代表値を使用し，食品群としてグループ化した食品については食品群別荷重平均成分表を対象者ごとに作成する．

⑤ 調査票を作成したら妥当性や再現性を確認する．

食物摂取頻度調査法を用いた調査票には次のものが市販されている．

・自記式食事歴法質問票(DHQ)〔簡易型自記式食事歴法質問票(BDHQ)〕(EBNJAPAN)
参照：DHQ サポートセンター〔http://www.ebnjapan.org/(閲覧日：令和 4 年 2 月 18日)〕

(c) 食習慣調査票

食習慣調査票を用いた調査方法では，得点により食生活の評価を行う．成人一般向け，肥満，高血圧患者を対象とした調査票が開発されている．近年では健康食品，機能性食品，サプリメントなどの利用が考えられるため，食生活の状況に応じて質問を追加するなどの工夫が必要である．また，インターネットを利用した簡易調査法では即座に結果が判定され，ゲーム感覚で利用できる．

(d) 質問票

質問票(questionnaire)を作成するときは，食事調査の目的に添った質問内容を考える．

4.5 食事調査データの集計

4.5.1 データ入力

　調査票を回収したら，専用のソフトウェアがない場合は，表計算ソフトを使用しデータを入力する（図4-3）．データ入力時には過誤のないように注意を払う．

4.5.2 コード付けの設定（考え方）

① 対象者コード

　対象者は地区，世帯番号，世帯員番号（氏名1～10）によりコード化する．この組合せにより個人コードとして使用できる．地区コードは，1地区のみの実施であれば省略できる．

　個人コード例：2100101（地区コード2桁 ＋ 世帯番号3桁 ＋ 世帯員番号2桁）

　ここで世帯番号は，調査世帯数によって桁数が決められる．個人を対象とした場合には省略してもよい．

② 実施日コード

　調査日が複数にわたる場合には，実施の1日目，2日目などがわかるコード（1日目「01」，2日目「02」など）をつけておくとよい．

③ 摂取区分コード

　朝食，昼食，夕食，間食などの区分をコード化（朝1，昼2，夕3，間食4など）しておく．

④ 料理コード

　秤量記録法や24時間思い出し法など自由な言葉で記入した料理データは，料理名を統

A 連番	B 地区	C 世帯番号	D 調査日	E 朝昼夕間食	F 料理名	G [食品コード]	H [食品名]	I [重量]	J 調理コード	K 氏名1	L 氏名2	M 氏名3	N 氏名4	O 氏名5	P 氏名6	Q 氏名7	R 氏名8	S 氏名9	T 氏名10	U 配分合計
						(入力列)		(g)												
1	1	11	2004/5/12	1	ごはん	1088	めし	170		1	0	0	0	0	0	0	0	0	0	1
2	1	11	2004/5/12	1	ごはん	1088	めし	130		0	1	0	0	0	0	0	0	0	0	1
3	1	11	2004/5/12	1	ごはん	1088	めし	130		0	0	1	0	0	0	0	0	0	0	1
4	1	11	2004/5/12	1	ごはん	1088	めし	130		0	0	0	1	0	0	0	0	0	0	1
5	1	11	2004/5/12	1	みそ汁	4034	ソフト豆腐	160	1	1	1	1	1	0	0	0	0	0	1	5
6	1	11	2004/5/12	1	みそ汁	9045	わかめ(塩蔵塩抜き)	40	1	1	1	1	1	0	0	0	0	0	1	5
7	1	11	2004/5/12	1	みそ汁	17021	かつお・昆布だし	750	1	1	1	1	1	0	0	0	0	0	1	5
8	1	11	2004/5/12	1	みそ汁	17046	赤色辛みそ	45	1	1	1	1	1	0	0	0	0	0	1	5
9	1	11	2004/5/12	1	納豆	4046	糸ひき納豆	60		1	0	1	0	0	0	0	0	0	0	2
10	1	11	2004/5/12	1	冷や奴	4034	ソフト豆腐	80	1	1	1	1	1	0	0	0	0	0	0	4
11	1	11	2004/5/12	1	冷や奴	10056	しらす干し(関西-半乾燥品)	7	1	1	1	1	1	0	0	0	0	0	0	4
12	1	11	2004/5/12	1	冷や奴	19402	ポン酢	10	1	1	1	1	1	0	0	0	0	0	0	4
13	1	11	2004/5/12	2	カレーライス	30274	カレーライス(ビーフ)	1.5	1	1	0	0	0	0	0	0	0	0	0	1
14	1	11	2004/5/12	2	ごはん	1088	めし	130		0	1	0	0	0	0	0	0	0	0	1
15	1	11	2004/5/12	2	みそ汁	4034	ソフト豆腐	32	1	0	1	1	0	0	0	0	0	0	0	2
16	1	11	2004/5/12	2	みそ汁	9045	わかめ(塩蔵塩抜き)	8	1	0	1	1	0	0	0	0	0	0	0	2
17	1	11	2004/5/12	2	みそ汁	17021	かつお・昆布だし	150	1	0	1	1	0	0	0	0	0	0	0	2
18	1	11	2004/5/12	2	みそ汁	17046	赤色辛みそ	9	1	0	1	1	0	0	0	0	0	0	0	2
19	1	11	2004/5/12	2	漬け物	6108	しろうり(奈良漬)	26		0	0	1	1	0	0	0	0	0	0	2
20	1	11	2004/5/12	2	トースト	1026	食パン	174		0	0	1	1	0	0	0	0	0	0	2
21	1	11	2004/5/12	2	トースト	7014	イチゴジャム(低糖度)	30		0	0	1	1	0	0	0	0	0	0	2
22	1	11	2004/5/12	2	牛乳	13003	普通牛乳	412		0	0	1	1	0	0	0	0	0	0	2
23	1	11	2004/5/12	2	魚唐揚げ	10100	まがれい	100		0	0	1	1	0	0	0	0	0	0	2
24	1	11	2004/5/12	2	魚唐揚げ	14006	調合油	10		0	0	1	1	0	0	0	0	0	0	2
25	1	11	2004/5/12	2	野菜炒め	6062	キャベツ(ゆで)	70		0	0	1	1	0	0	0	0	0	0	2
26	1	11	2004/5/12	2	野菜炒め	17001	ウスターソース	12		0	0	1	1	0	0	0	0	0	0	2
27	1	11	2004/5/12	2	野菜炒め	11183	ベーコン	14	1	0	0	1	1	0	0	0	0	0	0	2
28	1	11	2004/5/12	2	野菜炒め	4034	ソフト豆腐	60		0	0	1	1	0	0	0	0	0	0	2
29	1	11	2004/5/12	2	野菜炒め	6153	玉ねぎ	40		0	0	1	1	0	0	0	0	0	0	2
30	1	11	2004/5/12	2	野菜炒め	6214	人参・皮むき	20		0	0	1	1	0	0	0	0	0	0	2

図4-3　調査票データをExcelに入力した例（国民健康・栄養調査，比例配分法）

表計算ソフト[Excel]を活用し，データを入力する．料理データは食品レベルに分解して入力する．重量（I列）は氏名1～10のすべての人が摂取した重量である．

栄養計算時には「重量（I列）× 氏名1～10の値 ／ 配分合計」により個人ごとの摂取量で計算する．

一するコードや調理法コードをつけておくと，後の分類に便利である．しかし，実際には多種類の料理名が頻出するので困難な場合が多い．そこで外食や惣菜などは，あらかじめコード付けされた料理から選択するとよい．

⑤ 食品コード

食品コードは栄養計算のための食品成分表コードである．一般には日本食品標準成分表2020年版(八訂)のコードを使用するが，栄養計算ソフトに対応した食品コードをつける場合もある．栄養計算ソフトを使用して食品名で入力することも可能であるが，数字での入力が簡便である．一方，最近の食事調査では多種類の加工食品や調理済み食品が頻出するため，日本食品標準成分表2020年版(八訂)のみでは対応できない．そこで料理や市販食品の成分値も追加して使用できるようにすることが望ましい．日本食品標準成分表2020年版(八訂)に収載されていない食品については代替食品を用いる．この場合，食品の代替食品の対応表を作成しておくことが必要である．

⑥ 調理コード

摂取された食品に調理コードをつける．記録法(食事記録法や24時間思い出し法)の場合，秤量時の食品の状態で記入されている．よって，食品が「生」の状態で秤量記録されている場合は，どのように調理して食べたか，調理コード(煮る，焼く，炒める，揚げるなど)をつけて，調理形態による重量変化に対応させる．栄養価計算時には，摂取時の調理形態の食品コードを使用し，重量変化率による重量換算を行う．しかし，日本食品標準成分表2020年版(八訂)ではすべての食品について調理後の成分値データがそろっていないため，データのない食品については「生」の成分値で計算しなければならない．

4.6　栄養素摂取量の算出

4.6.1　データ入力の過誤を少なくする工夫

栄養価計算には栄養計算ソフトの使用が便利であるが，データ入力時に生じやすい過誤には十分な注意が必要である(表4-6)．さらにソフトウェアの選択には，食品成分値データや料理データ追加の可否，およびその後の評価方法(集計や解析)などを考慮し，汎用性のあるものを選択するとよい．

4.6.2　栄養価計算と食品成分表

一般に，栄養価計算には日本食品標準成分表2020年版(八訂)を使用するが，食生活が多様化した現在ではこの成分表だけでは対応しきれない食品が増加している．そのため食品成分表に収載されていない食品の栄養価計算をどのようにするかによって，栄養素摂取量は異なる．また，栄養価計算に使用しているソフトウェアがどのような食品や成分値に対応しているか，確認しておくことが必要である．

栄養価計算を実行するうえで参考となる成分表を表4-7に示す．これらの成分表で対応できない食品については代替食品を使用するか，または実測値に基づいた文献値を使用

表 4-6　データの入力時に生じやすい過誤

食品コード	食品名や食品コードなどの入力の仕方は，使用するソフトウェアによりさまざまであるが，食品コードは桁数の間違いにより異なった食品として入力されることがあるので，注意する． 〔例：01001 アマランサス玄穀 → 10001 あいなめ生など日本食品標準成分表 2020 年版（八訂）〕
食品の状態	記録法の場合，食品は秤量したときの食品の状態で記入されている．したがって，「ゆで」か「生」かなどの状態が不明の場合は正確に聞きとっておく． （例：米とめし，乾燥わかめとわかめ水戻しなど）
食品の種類	食品を調理の前に秤量した場合，実際には口にしない状態の食品が記入されていることがある．この場合には口に入る状態の食品を入力する．また，通常使用される食品について熟知しておくことも大切である． （例1：かつお節→かつおだし…かつお節と水で記入されている場合でも，かつおだしとして入力する．例2：せん茶・茶（葉）→せん茶・浸出液…「茶」としか記入されていない場合，茶葉で入力すると，まったく違う栄養価が算出されることになる）
重　量	食品の重量を入力する場合も，容量（体積）と重量の関係を理解しておく．また，「1切れ」などの目安量で表記された食品を重量に変換する場合は，常用量の知識が必要である．標準化するためには，食品ごとの目安量と重量の対応表を作成しておく． 液体食品など容量（ml, cc，カップ1，大さじ1など）で記入されているものは重量に換算する． （例：牛乳 200 ml ＝ 206 g，ビール 350 ml ＝ 354 g，しょうゆ小さじ1 ＝ 6 g など）．

表 4-7　栄養計算のために使用される食品成分表

成分表の種類	特　徴
日本食品標準成分表 2020 年版（八訂）	穀類から調理済み流通食品類まで 2478 種類の食品が収載されている．食品によっては「ゆで」，「焼き」，「フライ」など調理による成分値が表示されている．重量変化率表により調理された食品全量に対する成分値が計算可能である．脂肪酸，アミノ酸成分表編，炭水化物成分表編も追加された．
市販食品成分表（会社別・製品別）	会社別・製品別市販加工食品成分表は約 203 社，約 6,000 品目の市販加工食品の成分値が掲載されている．栄養素項目は，日本食品標準成分表2020年版（八訂）と同じ項目が収載されていないため，栄養素により総量に誤差が生じる．したがって，未収載成分については代替が必要である．
荷重平均食品成分表	学校給食用，保育所給食用などの他，各地域の摂取状況を反映させた成分表が作成されている．一般に食品構成の作成時に使用される成分表であり，食事調査では使用しない．一方，食物摂取頻度調査法では，質問項目により，荷重平均成分表を作成し，栄養計算に使用することもある．

する．加工食品などについては製造業者による分析値を参考にするとよい．製造業者による分析値をまとめた成分表も市販されている．

　図4-4に，図4-3の比例配分法から得られた個人ごとの摂取量による栄養計算の例を示す．

4・6　栄養素摂取量の算出

連番	A 地区	B 世帯番号	C 調査日	D 朝昼夕間食	E 料理名	F [食品コード]	G [食品名]	H [重量]	I エネルギー	J 水分	K たんぱく質	L 脂質	M 炭水化物
						(入力列)		(g)	kcal	g	g	g	g
1	1	11	2004/5/12	1	ごはん	1088	めし	170	286	102.0	4.3	0.5	63.1
2	1	11	2004/5/12	1	ごはん	1088	めし	0	0	0.0	0.0	0.0	0.0
3	1	11	2004/5/12	1	ごはん	1088	めし	0	0	0.0	0.0	0.0	0.0
4	1	11	2004/5/12	1	ごはん	1088	めし	0	0	0.0	0.0	0.0	0.0
5	1	11	2004/5/12	1	みそ汁	4034	ソフト豆腐	32	19	28.4	1.6	1.1	0.6
6	1	11	2004/5/12	1	みそ汁	9045	わかめ(塩蔵塩抜き)	8	1	7.5	0.1	0.0	0.2
7	1	11	2004/5/12	1	みそ汁	17021	かつお・昆布だし	150	3	148.8	0.5	0.0	0.5
8	1	11	2004/5/12	1	みそ汁	17046	赤色辛みそ	9	17	4.1	1.2	0.5	1.9
9	1	11	2004/5/12	1	納豆	4046	糸ひき納豆	30	60	17.9	5.0	3.0	3.6
10	1	11	2004/5/12	1	冷や奴	4034	ソフト豆腐	20	12	17.8	1.0	0.7	0.4
11	1	11	2004/5/12	1	冷や奴	10056	しらす干し(関西-半乾燥品)	1.75	4	0.8	0.7	0.1	0.0
12	1	11	2004/5/12	1	冷や奴	19402	ポン酢	2.5	1	2	0	0	0.0
13	1	11	2004/5/12	2	カレーライス	30274	カレーライス(ビーフ)	1.5	920	648.9	28.4	25.0	139.5
14	1	11	2004/5/12	2	ごはん	1088	めし	0	0	0.0	0.0	0.0	0.0
15	1	11	2004/5/12	2	みそ汁	4034	ソフト豆腐	0	0	0.0	0.0	0.0	0.0
16	1	11	2004/5/12	2	みそ汁	9045	わかめ(塩蔵塩抜き)	0	0	0.0	0.0	0.0	0.0
17	1	11	2004/5/12	2	みそ汁	17021	かつお・昆布だし	0	0	0.0	0.0	0.0	0.0
18	1	11	2004/5/12	2	みそ汁	17046	赤色辛みそ	0	0	0.0	0.0	0.0	0.0
19	1	11	2004/5/12	2	漬け物	6108	しろうり(奈良漬)	0	0	0.0	0.0	0.0	0.0
20	1	11	2004/5/12	2	トースト	1026	食パン	0	0	0.0	0.0	0.0	0.0
21	1	11	2004/5/12	2	トースト	7014	イチゴジャム(低糖度)	0	0	0.0	0.0	0.0	0.0
22	1	11	2004/5/12	2	牛乳	13003	普通牛乳	0	0	0.0	0.0	0.0	0.0
23	1	11	2004/5/12	2	魚唐揚げ	10100	まがれい	0	0	0.0	0.0	0.0	0.0
24	1	11	2004/5/12	2	魚唐揚げ	14006	調合油	0	0	0.0	0.0	0.0	0.0
25	1	11	2004/5/12	2	野菜炒め	6062	キャベツ(ゆで)	0	0	0.0	0.0	0.0	0.0
26	1	11	2004/5/12	2	野菜炒め	17001	ウスターソース	0	0	0.0	0.0	0.0	0.0
27	1	11	2004/5/12	2	野菜炒め	11183	ベーコン	0	0	0.0	0.0	0.0	0.0
28	1	11	2004/5/12	2	野菜炒め	4034	ソフト豆腐	0	0	0.0	0.0	0.0	0.0
29	1	11	2004/5/12	2	野菜炒め	6153	玉ねぎ	0	0	0.0	0.0	0.0	0.0
30	1	11	2004/5/12	2	野菜炒め	6214	人参・皮むき	0	0	0.0	0.0	0.0	0.0

図 4-4　氏名 1 の人の栄養計算例

図 4-3 のデータを使って栄養計算を実行した例．重量 0 は氏名 1 の人が摂取していない食品であるが，統一した書式にするためそのまま計算している．Excel で集計する場合，計算したデータは個々の食品がどのような料理でいつ摂取されたかがわかるように，料理名などはすべてのセルに入力し，データベース化しておくと集計に便利である．計算後は，世帯番号の次のセルに個人コード(氏名 1)を追加する．

4.7　栄養診断と評価

4.7.1　個人の栄養素摂取状況の評価

　個人別に栄養素および食品群などの摂取量を算出したら，次に評価(assessment)を行う．一般に栄養素摂取量を評価するには，日本人の食事摂取基準(2020 年版)を基準量として用いる．なお，栄養素摂取量について日本人の食事摂取基準(2020 年版)を用いて比較する場合には，日本食品標準成分表 2020 年版(八訂)と定義が異なる栄養素(ビタミン E，ナイアシン)があるので注意する．また，栄養素摂取量は食事調査法や調査日数によって誤差が生じ，摂取栄養素の信頼度も異なることをよく理解しておく．とくに，個人の栄養素摂取量を評価する場合には，調査に用いた食事調査方法の特徴を理解し，日間変動による個人内変動を考慮して評価する(図 4-5)．栄養改善を目的として，食事摂取基準を用いる場合の基本的な考え方を図 4-5，表 4-8 ①に示す．栄養比率の算出方法については，表 4-8 ③に示す．

4.7.2　集団の栄養素摂取状況の評価

(1) エネルギーおよび栄養素摂取量の評価

　日本人の食事摂取基準(2020 年版)を用いて，集団の食事改善を目的とするアセスメントの概要を図 4-6 に示す．集団の場合はエネルギーおよび栄養素摂取量の分布を作成し，

表4-8① 個人の食事改善を目的として食事摂取基準を活用する場合の基本的事項

目 的	用いる指標	食事摂取状況のアセスメント	食事改善の計画と実施
エネルギー摂取の過不足の評価	体重変化量BMI	○体重変化量を測定 ○測定されたBMIが,目標とするBMIの範囲を下回っていれば「不足」,上回っていれば「過剰」の恐れがないか,他の要因も含め,総合的に判断	○BMIが目標とする範囲内に留まること,またはその方向に体重が改善することを目的として立案 〈留意点〉おおむね4週間ごとに体重を計測記録し,16週間以上フォローを行う
栄養素の摂取不足の評価	推定平均必要量推奨量目安量	○測定された摂取量と推定平均必要量および推奨量から不足の可能性とその確率を推定 ○目安量を用いる場合は,測定された摂取量と目安量を比較し,不足していないことを確認	○推奨量よりも摂取量が少ない場合は,推奨量を目指す計画を立案 ○摂取量が目安量付近かそれ以上であれば,その量を維持する計画を立案 〈留意点〉測定された摂取量が目安量を下回っている場合は,不足の有無やその程度を判断できない
栄養素の過剰摂取の評価	耐容上限量	○測定された摂取量と耐容上限量から過剰摂取の可能性の有無を推定	○耐容上限量を超えて摂取している場合は耐容上限量未満になるための計画を立案 〈留意点〉耐容上限量を超えた摂取は避けるべきであり,それを超えて摂取していることが明らかになった場合は,問題を解決するために速やかに計画を修正,実施
生活習慣病の発症予防を目的とした評価	目標量	○測定された摂取量と目標量を比較.ただし,発症予防を目的としている生活習慣病が関連する他の栄養関連因子および非栄養性の関連因子とその程度も測定し,これらを総合的に考慮した上で評価	○摂取量が目標量の範囲に入ることを目的とした計画を立案 〈留意点〉発症予防を目的としている生活習慣病が関連する他の栄養関連因子および非栄養性の関連因子の存在と程度を明らかにし,これらを総合的に考慮した上で,対象とする栄養素の摂取量の改善の程度を判断.また,生活習慣病の特徴から考えて,長い年月にわたって実施可能な改善計画の立案と実施が望ましい

『日本人の食事摂取基準』策定検討会,「日本人の食事摂取基準(2020年版)」p.40(2019)より抜粋.

表4-8② 集団の食事改善を目的として食事摂取基準を活用する場合の基本的事項

目 的	用いる指標	食事摂取状況のアセスメント	食事改善の計画と実施
エネルギー摂取の過不足の評価	体重変化量BMI	○体重変化量を測定 ○測定されたBMIの分布から,BMIが目標とするBMIの範囲を下回っている,あるいは上回っている者の割合を算出	○BMIが目標とする範囲内に留まっている者の割合を増やすことを目的として計画を立案 〈留意点〉一定期間をおいて2回以上の評価を行い,その結果に基づいて計画を変更し,実施
栄養素の摂取不足の評価	推定平均必要量目安量	○測定された摂取量の分布と推定平均必要量から,推定平均必要量を下回る者の割合を算出 ○目安量を用いる場合は,摂取量の中央値と目安量を比較し,不足していないことを確認	○推定平均必要量では,推定平均必要量を下回って摂取している者の集団内における割合をできるだけ少なくするための計画を立案 ○目安量では,摂取量の中央値が目安量付近かそれ以上であれば,その量を維持するための計画を立案 〈留意点〉摂取量の中央値が目安量を下回っている場合,不足状態にあるかどうかは判断できない
栄養素の過剰摂取の評価	耐容上限量	○測定された摂取量の分布と耐容上限量から,過剰摂取の可能性を有する者の割合を算出	○集団全員の摂取量が耐容上限量未満になるための計画を立案 〈留意点〉耐容上限量を超えた摂取は避けるべきであり,超えて摂取している者がいることが明らかになった場合は,問題を解決するために速やかに計画を修正,実施
生活習慣病の発症予防を目的とした評価	目標量	○測定された摂取量の分布と目標量から,目標量の範囲を逸脱する者の割合を算出する.ただし,発症予防を目的としている生活習慣病が関連する他の栄養関連因子および非栄養性の関連因子の存在と程度も測定し,これらを総合的に考慮した上で評価	○摂取量が目標量の範囲に入る者または近づく者の割合を増やすことを目的とした計画を立案 〈留意点〉発症予防を目的としている生活習慣病が関連する他の栄養関連因子および非栄養性の関連因子の存在とその程度を明らかにし,これらを総合的に考慮した上で,対象とする栄養素の摂取量の改善の程度を判断.また,生活習慣病の特徴から考え,長い年月にわたって実施可能な改善計画の立案と実施が望ましい

『日本人の食事摂取基準』策定検討会,「日本人の食事摂取基準(2020年版)」p.45(2019)より抜粋.

表4-8③ 栄養比率の算出方法と評価基準

項 目		計算式	評価の基準
エネルギー産生栄養素バランス	たんぱく質(%エネルギー)	$\dfrac{4(kcal) \times たんぱく質量(g) \times 100}{総摂取エネルギー(kcal)}$	13～20%エネルギー 50～64歳 14～20%エネルギー,65歳以上 15～20%エネルギー
	脂質(%エネルギー)	$\dfrac{9(kcal) \times 脂肪量(g) \times 100}{総摂取エネルギー(kcal)}$	20～30%エネルギー 内 飽和脂肪酸は15～17歳 8%エネルギー以下,18歳以上 7%エネルギー以下
	炭水化物(アルコールを含む)(%エネルギー)	$\dfrac{4(kcal) \times 炭水化物(g) \times 100}{総摂取エネルギー(kcal)}$ または,100－(たんぱく質%エネルギー＋脂質%エネルギー)	50～65%エネルギー
食品群別摂取量		充足率＝食品群別摂取量(g)/食品構成基準値(g)×100	食品群別目標摂取量は推定エネルギー必要量に対応した値を算出し,目標量を摂取することが望ましい.
穀類エネルギー比		$\dfrac{穀類由来のエネルギー(kcal) \times 100}{総摂取エネルギー(kcal)}$	50～60%
動物性たんぱく質比		$\dfrac{動物性たんぱく質(g) \times 100}{総たんぱく質(g)}$	40～50%
動物性食品比		$\dfrac{動物性食品量(g) \times 100}{総食品量(g)}$	25～35%
緑黄色野菜比		$\dfrac{緑黄色野菜量(g) \times 100}{総野菜量(g)}$	30～33%
食品数		調味料以外の食品(砂糖,味噌は数える)について摂取した食品や食品群を数える.多くの食品群にわたり,他種類の食品を摂取することが望ましい.	

＊エネルギーおよび栄養素摂取量の評価は,食事摂取基準で設定された指標の意味をよく理解して評価する(日本人の食事摂取基準2020年版を参照のこと).
＊エネルギー産生栄養素バランスについては,エネルギー摂取量が推定エネルギー必要量と比較して適正量摂取できているか,判断した上で評価する.

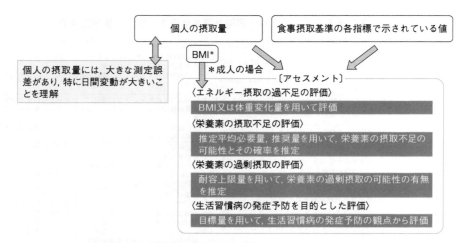

図4-5 個人の栄養改善を目的とした食事摂取基準の活用による食事摂取状況のアセスメント
「日本人の食事摂取基準」策定検討会,「日本人の食事摂取基準(2020年版)表10 食事摂取状況に関する調査法のまとめ」, 厚生労働省, p.37 (2019).

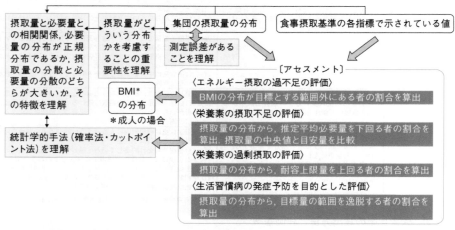

図4-6 集団の栄養改善を目的とした食事摂取基準の活用による食事摂取状況のアセスメント
「日本人の食事摂取基準」策定検討会,「日本人の食事摂取基準(2020年版)表10 食事摂取状況に関する調査法のまとめ」, 厚生労働省, p.41 (2019).

不足または過剰の可能性がある者の割合を算出する. その結果から, 表4-8 ②を参考にそれぞれの指標を用いて評価する.

　さらに食事全体を評価する際には, 栄養素摂取量だけでなく, 食品群別摂取量や食品数, 欠食状況などについても検討する. また最近では, 特定保健用食品, 栄養機能食品やサプリメントなどの摂取に対応した評価も必要になりつつある. このような機能性成分を含有した食品の摂取状況などをどのように評価するかは, 今後の課題である.

(2) 食品群別摂取量の評価

　日本人の食事摂取基準(2020年版)の「② 食事摂取基準を正しく理解し正しく活用するた

めに」、『食品群では基準は作れない』では"人は食事を摂り食品を摂取しています．しかし，人のからだが必要とするのは，食品ではなく，エネルギー，栄養素です"〔『日本人の食事摂取基準（2020年版）』，2020，第一出版，オリジナル資料 p.10 より引用〕とある．人のからだで利用されるのは食品そのものではなく，食品に含まれる栄養素ではあるが，食事とは，本来，さまざまな食品を摂取することが基本である．したがって，どのような食品を摂取しているか評価することは，食事の本質を評価することにつながる．また，一般の人を対象とした評価では食品群による評価を用いた方がわかりやすいと思われる．そこで，食品群別摂取量の適否の評価方法として，国民健康・栄養調査結果を参考として比較するのも一案である．さらに，食品群別による重量だけでなく食品群別によるエネルギーおよび栄養素摂取量を比較することにより，それぞれの栄養素がどのような食品から摂取されているか評価できる．

そのほか，食品群による評価方法には六つの基礎食品，3色分類，4群点数法などがある．料理の組み合わせによる評価には食事バランスガイドによる評価がある．

(3) 食事バランスガイドを用いた食事評価（何をどれだけ食べたのか評価する）

食事バランスガイド（Japanese Food Guide Spinning Top）（図4-7）は，食事の望ましい組合せやおおよその量をイラストで示したもので，1日に摂る量の目安となる数値〔つ（SV）〕と対応させて，主食（ごはん，パン，めんなど），副菜（野菜，きのこ，いも，海藻，種実類などを用いた料理），主菜（肉，魚，卵，豆・豆製品などを用いた料理），牛乳・乳製品，果物ごとに料理・食品例を示している．「主食」，「副菜」，「主菜」，「牛乳・乳製品」，「果物」の5区分の料理や食品の摂取量の目安は，エネルギー必要量により異なる．エネルギー必要量別に対象者特性別，料理区分における摂取の目安を示す（図4-8）．

食事バランスガイドによる食事評価は，食事記録法や食物摂取頻度調査法のように詳し

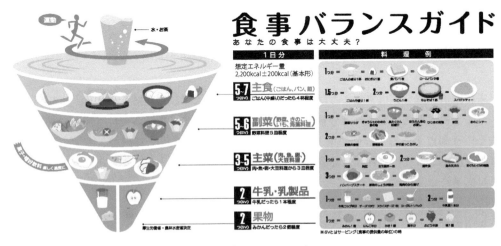

図4-7 食事バランスガイド
厚生労働省・農林水産省：フードガイド（仮称）検討会報告書，より抜粋．

4・7 栄養診断と評価

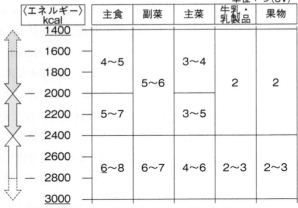

変更点は下線
単位：つ(SV)

〈対象者〉
・6～9歳男女
・10～11歳女子
・身体活動量の低い12～69歳女性
・70歳以上女性
・身体活動量の低い70歳以上男性

・10～11歳男子
・身体活動量の低い12～69歳男性
・身体活動量ふつう以上の12～69歳女性
・身体活動量ふつう以上の70歳以上男性

・身体活動量ふつう以上の12～69歳男性

〈エネルギー〉kcal	主食	副菜	主菜	牛乳・乳製品	果物
1400～1600～1800～2000	4～5	5～6	3～4	2	2
2000～2200～2400	5～7		3～5		
2400～2600～2800～3000	6～8	6～7	4～6	2～3	2～3

・1日分の食事量は，活動（エネルギー）量に応じて，各料理区分における摂取の目安（つ(SV)）を参考にする．
・2200±200 kcalの場合，副菜（5～6つ(SV)），主菜（3～5つ(SV)），牛乳・乳製品（2つ(SV)），果物（2つ(SV)）は同じだが，主食の量と，主菜の内容（食材や調理法）や量を加減して，バランスの良い食事にする．
・成長期で，身体活動レベルが特に高い場合は，主食・副菜・主菜について，必要に応じてSV数を増加させることで適宜対応する．

図 4-8　食事摂取基準(2010年版)による対象者特性別，料理区分における摂取の目安
「日本人の食事摂取基準（2010年版）の改定を踏まえた食事バランスガイドの変更点について」より抜粋．

表 4-9　食事バランスガイドを用いた食事摂取量評価(各料理区分の量的な基準および数量の考え方)

主　食	穀類から摂取した炭水化物(g)/40 g 程度を 1 つ(SV)とする
副　菜	野菜，きのこ，いも，海藻，種実類の合計摂取重量(g)/70 g 程度を 1 つ(SV)とする
主　菜	豆，魚，肉，卵から摂取したたんぱく質(g)/6 g 程度を 1 つ(SV)とする
牛乳・乳製品	牛乳・乳製品から摂取したカルシウム(mg)/100 mg 程度を 1 つ(SV)とする
果　物	果物の摂取重量(g)/100 g 程度を 1 つ(SV)とする
菓子・嗜好飲料	菓子・嗜好飲料から摂取したエネルギー量は推定エネルギー必要量×7～10% 程度を上限とする

・菓子・嗜好飲料についてはエネルギー摂取の大きな給源となるので考慮する必要がある．食生活のなかで楽しみとしてとらえている現状より，食事全体のなかでの量的なバランスを考えて適度に摂取する（菓子・嗜好飲料の基準量および数量の考え方は筆者加筆）．
・油脂・調味料については料理のなかに使用されるものであるため，区分は設けられていない．

い栄養素摂取量を算出することはできないが，一般の人々にも理解しやすく，食事バランスガイドの料理例に示された分量を参考にして料理の数量を数えるだけで簡単に評価できるという利点がある．評価基準となる数量は表4-9の計算式で算出できる．そこで，食事調査法によって得られた栄養素および食品群別摂取量などの結果を食事バランスガイドに対応させて評価するとよい．

4.7.3　集団の栄養素摂取状況の評価(統計解析)

　集団の食事改善を目的として食事摂取基準を活用する場合は，表4-8②を参考にそれぞれの指標を用いて行うが，栄養素摂取状況を解析する場合には一般に代表値を用いて，データの広がりなどから，その集団の特徴をとらえることが重要である〔9章（健康栄養調

査の集計と解析）も参照〕.

(1) 代表値として用いられる数値

平均値（mean）：変数 X の総和を個数（標本数）で除した値.

最頻度値（mode）：度数の最も多い値. 流行値とも呼ばれる.

中央値（median）：データを小さい順に並べたとき, 真ん中にくる値. 算術平均を適用するとデータの最大値（maximum）や最小値（minimum）に影響されて, 表現しようとしている目的とかけ離れてしまう場合に用いる.

(2) データ値のばらつき（広がり）を見る

度数分布（frequency distribution）：調査データについて分布を調べ, 標本の分布を概観することで母集団の傾向や動向を見る. ヒストグラムを作成すると視覚的にわかりやすい.

標準偏差（SD: standard deviation）：平均値の周りの散らばりの大きさを表す量.

変動係数（CV: coefficient of variation）：標準偏差というばらつきの尺度を平均で割った値. 相対的なばらつきを表す.

(3) 仮説の検定（2 変数の分析）

あらかじめ立てた仮説が成り立つかどうか, データを集計し, 統計的に検討・判断する. 集計・検定方法は, データの型やそれらの組合せによって異なる（表4-10）. データの解析には Excel 分析ツールや統計解析ソフトを使用するとよい.

表4-10　データの種類と集計・検定方法

データの種類	集　計	検　定
質的データ	頻度分布表	適合度の検定, 一様性の検定
量的データ	平均値	平均値の検定
質的データと質的データ	クロス集計表	独立性の検定（χ^2 検定）
質的データと量的データ	分類別平均値	平均値の差の検定（t 検定）
量的データと量的データ	散布図, 相関係数, 回帰直線	相関係数の検定

データの解析には Excel 分析ツールや統計解析ソフトを使用するとよい.

(4) データ分析のための Excel の活用（分析ツール, ピボットテーブルの使い方）

① アドインソフト「分析ツール」

Excel を起動し, メニューバー「データ」→データ分析を確認する（図4-9①）. 表示されていない場合は, ファイル→オプション→アドイン→管理→設定アドイン「分析ツール」にチェックを入れる（図4-9②）.

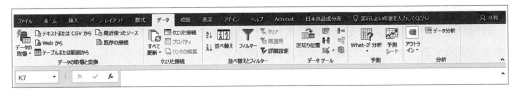

図 4-9①　Excel メニューバー, データ分析

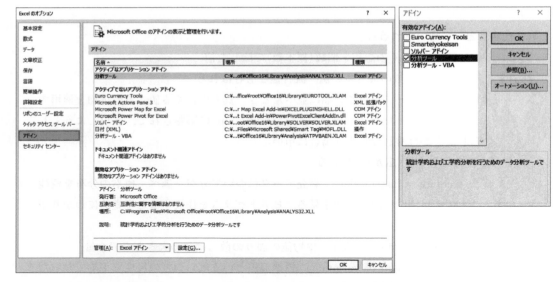

図4-9② Excelファイル→オプション→アドイン→データ分析にチェックを入れる.

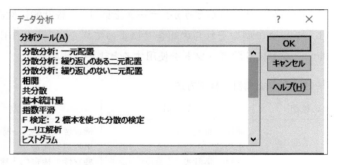

図4-9③ 分析ツールダイアログ

② 分析ツールの使い方

分析ツールには,一元配置分散分析,相関,基本統計量,回帰分析,t-検定などがあり,食事調査の解析に利用できる(図4-9③,表4-10).

③ ピボットテーブルの使い方

アンケート調査の質問項目を2つ以上掛け合わせるクロス集計に使用する.文字データは個数が集計される.数値データは個数,合計,平均,標準偏差などを計算することができる〔9章(健康栄養調査の集計と解析)参照〕.

(5) データのグラフ化

分析したデータは,数量を視覚的情報(グラフ)に変換し,データの特徴や概観をわかりやすく表現する.グラフには棒グラフ,折れ線グラフ,レーダーチャート,円グラフなどさまざまである.表計算ソフト(Excel, JUST Calc など)のグラフ機能を活用すると多種類のグラフを簡単に作成できるので,表現する特徴を理解して活用する(図4-10).

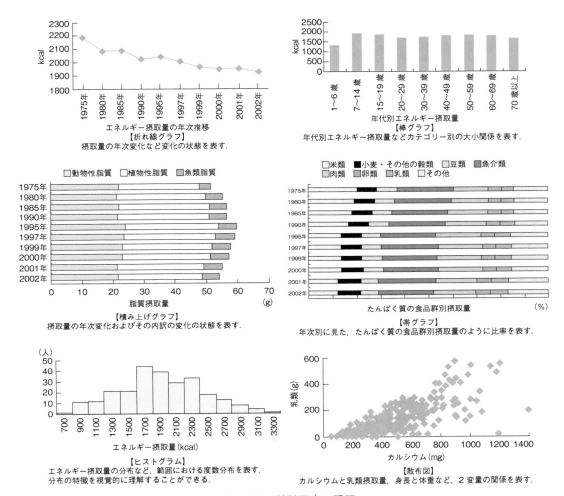

図4-10　統計図表の種類

実習課題

1　対象者および食事調査方法を選定し，食事調査を実施し，個人の栄養素摂取状況を把握し，食事摂取基準(2020年版)と比較，評価しなさい．

2　1で実施した個人の栄養素摂取データを収集し，集団の栄養素摂取データとして集計・解析し，食事摂取基準(2020年版)と比較評価しなさい．

3　2の集計結果を国民健康・栄養調査データと比較し，その違いをまとめなさい．各年の国民健康・栄養調査データは厚生労働省ホームページからダウンロードできる．次のURL(https://www.mhlw.go.jp/bunya/kenkou/kenkou_eiyou_chousa.html)か右のQRコードからダウンロードしましょう(閲覧日：令和4年2月18日)．

予想問題

1 食事調査法に関する記述である．正しいのはどれか．1つ選べ．

(1) 秤量記録法は，24時間思い出し法に比べて対象者の負担が小さい．

(2) 24時間思い出し法は，食物摂取頻度調査法に比べて，一度に多くの対象者に対して調査が可能である．

(3) 1日の秤量記録法は，個人の習慣的な摂取量を把握するのに適する．

(4) 24時間思い出し法は，面接方法の標準化が必要である．

(5) 陰膳法は，対象者の記憶に依存する．

2 個人レベルで「日本人の食事摂取基準(2020年版)」を活用するに当たっての基本的考え方に関する記述である．正しいものはどれか．2つ選べ．

(1) 1日の食事調査から評価する．

(2) エネルギー摂取量の評価には，BMI(体格指標)を用いる．

(3) 適用する食品には，サプリメントも含まれる．

(4) 栄養素摂取量の評価には，充足率を算出する．

(5) 推定エネルギー必要量の算定には，身体活動レベルは考慮しなくてよい．

3 食事調査に関する記述である．正しいものはどれか．1つ選べ．

(1) 国民健康・栄養調査では，家族の平均摂取量を求める．

(2) 食事記録法は，他の食事調査法の妥当性を評価するためのスタンダードとして用いられる．

(3) 24時間思い出し法は，症例対照研究に用いる．

(4) 環境汚染物質の摂取量を把握するため，陰膳法を用いる．

(5) 申告誤差を小さくするため，無作為抽出法によって対象者を選定する．

4 食事調査における誤差に関する記述である．正しいのはどれか．2つ選べ．

(1) 個人の習慣的摂取量を真の値に近づけるためには，調査日数を増やす．

(2) 集団の摂取量を真の値に近づけるためには，調査人数を減らし，調査日数を増やす．

(3) 摂取量による集団内での個人のランクづけは，個人内変動が大きいほど正確である．

(4) 集団の摂取量の系統誤差を小さくするためには，調査日数を増やす．

(5) 集団の摂取量の偶然誤差を小さくするためには，対象の人数を増やす．

5 地域において50歳代女性1,000人を対象とした個人の習慣的なカルシウム摂取量を把握するために食事調査を行いたい．最も適切な調査方法はどれか．1つ選べ．

(1) 食事記録法(秤量法)

(2) 食事記録法(目安量法)

(3) 24時間食事思い出し法

(4) 半定量式食物摂取頻度調査法

(5) 陰膳法

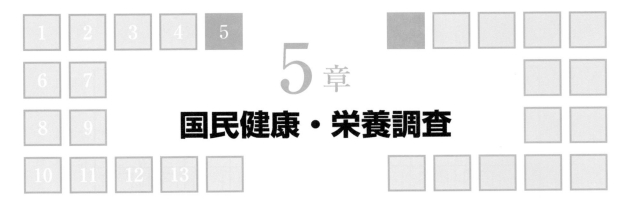

5章
国民健康・栄養調査

5.1 国民健康・栄養調査とは

　現在行われている国民健康・栄養調査は，平成15年(2003)より施行された健康増進法に基づき，厚生労働省が行う調査である．この調査は，身体状況調査，栄養摂取状況調査，生活習慣調査の三つからなる．本章では栄養摂取状況調査について解説する．

　栄養摂取状況調査は，11月の日曜日・祝日以外の任意の1日に実施される．調査実施前には対象者世帯に対して説明会が開催されるとともに，「国民健康・栄養調査の実施についてのお願い」が配付され，十分な説明がされるようになっている．調査日の前後に調査員が世帯を訪問し，秤量方法や記入方法の説明(厚生労働省の「栄養摂取状況調査票の書き方」を使用)ならびに記入された調査票のチェックなどを行う．

5.2 栄養摂取状況調査票

　以降は，「国民健康・栄養調査必携」(厚生労働省)に沿い，栄養摂取状況調査票の作成・整理について要点を示す．なお栄養摂取状況調査票は，「Ⅰ 世帯状況」，「Ⅱ 食事状況」，「Ⅲ 食物摂取状況」(票)で構成される．

5.2.1 「Ⅰ 世帯状況」欄の記入方法

　世帯状況の欄には次の要領で記入する(図5-1)．

① 世帯員番号，② 氏名：世帯主を世帯員番号01とし，配偶者，子らの順に氏名を記入する．1歳未満の乳児，来客は記入しない．

　☆出張，入院などにより，当日栄養摂取状況調査を実施できなかった場合でも，世帯員番号・氏名を記入しておく．調査できなかった世帯員の案分比記入欄にすべて「0」が記入されていることを確認する．

　被調査者名簿と世帯員番号，氏名を照合，一致させる．

③ 生年月日：生まれた年の年号の番号を○で囲み，生年月日を記入する(1桁の場合には十の位に0をつけて2桁とする)．

④ 性別：男女いずれか，あてはまる番号を○で囲む．

5章 国民健康・栄養調査

I 世帯状況・II 食事状況　「栄養摂取状況調査票の書き方」に沿って、記入してください。

1.世帯員番号	2.氏名	3.生年月日	4.性別	5.妊娠・授乳	6.仕事の種類	朝	昼	夕	1日の身体活動量（歩数）（20歳以上）	歩数計の装着状況、開始をしてから、就寝まで、ほぼずっと着けていましたか。（入浴、水泳中など除く）
		I 世帯状況			**II 食事状況**				**身体状況**	
		1明治 2大正 3昭和 4平成　年　月　日	1男 2女	週 1妊娠している 2分娩後6か月未満で現在授乳している 3分娩後6か月未満で現在授乳していない 4分娩後6か月以上で現在授乳している						はい □　いいえ □ （いずれかに、レ印をつけて下さい）
01		1明治 2大正 3昭和 4平成	1男 2女							はい □　いいえ □
02		1明治 2大正 3昭和 4平成	1男 2女							はい □　いいえ □
03		1明治 2大正 3昭和 4平成	1男 2女							はい □　いいえ □
04		1明治 2大正 3昭和 4平成	1男 2女							はい □　いいえ □
05		1明治 2大正 3昭和 4平成	1男 2女							はい □　いいえ □
06		1明治 2大正 3昭和 4平成	1男 2女							はい □　いいえ □
07		1明治 2大正 3昭和 4平成	1男 2女							はい □　いいえ □
08		1明治 2大正 3昭和 4平成	1男 2女							はい □　いいえ □
09		1明治 2大正 3昭和 4平成	1男 2女							はい □　いいえ □

図5-1　世帯状況と食事状況の調査票

⑤ 妊娠・授乳：妊娠または授乳している場合は，あてはまる番号を○で囲む．妊婦の場合は妊娠週数も記入する．

⑥ 仕事の種類：職業分類表（別表）から，あてはまる番号を選んで記入する．対象者が番号を選択できない場合には，余白に職業をメモしておくよう説明し，回収時に確認し，調査員が番号を記入する．

5.2.2 「Ⅱ 食事状況」欄の記入方法

食事状況の欄には次の要領で記入する（図 5-1 参照）．

・調査期間（1 日間）の食事のとり方について，あてはまる「番号」を 11～53（表 5-1）から選んで記入する．

・主食（ごはん，パン，めんなど）が，「外食」，「調理済み食」および「家庭食」のどれにあてはまるかで番号を選ぶ．

表 5-1 食事の分類

種　類	番号	料理名
外　食 飲食店での食事，および家庭以外の場所で出前をとったり市販のお弁当を買って食べるなど，家庭で調理をせず，食べる場所も家庭ではない場合	11	そば，うどん類（各種そば，うどん，ラーメン，焼きそばなど）
	12	すし類（にぎりずし，ちらしずし，のりまき，いなりずしなど）
	13	丼もの（かつ丼，天丼，中華丼，親子丼，卵丼，鰻重など）
	14	カレーライス類（カレーライス，オムライス，チャーハンなど）
	15	パスタ類（グラタン，ラザニア，スパゲッティ，マカロニなど）
	16	パン類（トースト，サンドイッチ，ハンバーガーなど）
	17	11～16 以外の和食（和定食，幕の内弁当，おにぎりなど）
	18	11～16 以外の洋食（洋定食，洋風弁当など）
	19	11～16 以外の中華（中華定食，中華弁当など）
調理済み食 すでに調理されたものを買ってきたり，出前をとって家庭で食べた場合	21	そば，うどん類（各種そば，うどん，ラーメン，焼きそばなど）
	22	すし類（にぎりずし，ちらしずし，のりまき，いなりずしなど）
	23	丼もの（かつ丼，天丼，中華丼，親子丼，卵丼，鰻重など）
	24	カレーライス類（カレーライス，オムライス，チャーハンなど）
	25	パスタ類（グラタン，ラザニア，スパゲッティ，マカロニなど）
	26	パン類（トースト，サンドイッチ，ハンバーガーなど）
	27	21～26 以外の和食（和定食，幕の内弁当，おにぎりなど）
	28	21～26 以外の洋食（洋定食，洋風弁当など）
	29	21～26 以外の中華（中華定食，中華弁当など）
給　食	31	保育所・幼稚園給食（教職員は職場給食の番号 33 を記入する）
	32	学校給食（教職員は職場給食の番号 33 を記入する）
	33	職場給食
家庭食	41	家庭でつくった食事や弁当を食べた場合
その他	51	菓子，果物，乳製品，し好飲料などの食品のみ食べた場合
	52	錠剤・カプセル・顆粒状のビタミン・ミネラル，栄養ドリンク剤のみの場合
食事をしなかった場合	53	欠食

| 朝食 | 昼食① | 昼食② | 夕食 | 間食 | 予備 |

食 物 摂 取 状 況 調 査

家族が食べたもの、飲んだもの（水以外）は全て記載して下さい

その料理は、誰がどの割合で食べましたか？
（残した分があれば「残食分」に書いてください）

記入例番号	料理名	食品名	使用量（重量または目安量とその単位）	廃棄量	氏名1	氏名2	氏名3	氏名4	氏名5	氏名6	氏名7	氏名8	氏名9	残食分残
①	ごはん	ごはん	120 g		0	0	0	0	0	0	1			
②	ごはん	ごはん	170 g		0	1	0	0	0	0	0			
③	パン	食パン	8枚切り1/2枚		0	1	0	0	0	0	0			
④		マーガリン	小さじ1/2											
	煮物	とりもも肉（皮つき）	100 g		0	1	0	0	0	0	0			7
		じゃがいも（皮つき）	300 g	30 g										
		人参	60 g											
		砂糖	大さじ1											
		酒	大さじ3											
		しょうゆ	大さじ2											
⑤	お浸し	ほうれんそう（ゆで）	300 g		0	1	0	0	0	0	1			4
		削り節	1袋											
		しょうゆ	小さじ2											
⑥	ゆで卵	たまご	2個（L玉）	カラ	0	0	1	0	0	0	1			
		マヨネーズ	大さじ1		0	0	1	0	0	0	1			
⑦	みそ汁	大根	100 g		0	30	0	0	0	0	0			70
		カットわかめ（乾）	大さじ1/2			%								%
		淡色辛みそ	大さじ3											
		だしの素	小さじ2											
⑧	ゆで卵（書き忘れ）	塩	1つまみ		0	0	0	0	0	0	1			
⑨	ⓒごぼうサラダ	（マヨネーズ味）	100 g		0	1	1	0	0	0	1			
⑩	ⓒかにコロッケ	かにコロッケ	250 g（8個）		0	1	2	0	0	0	1			4
		植物油												
		ウスターソース	小さじ2		0	0	1	0	0	0	0			
⑪	天ぷらうどん	うどん（ゆで）	240 g		0	0	0	0	0	0	1			
	かきあげ	芝えび	15 g											
		みつば	5 g											
		天ぷら粉	大さじ1											
		植物油												
		しょうゆ	大さじ1											
		みりん	大さじ1/2											
		だしの素	大さじ1.5											
⑫	ⓒカップラーメン	（商品名○○ラーメン）	1個		0	0	1	0	0	0	0			
		（スープは半分残した）												
⑬	ⓒハンバーガー	（商品名○×バーガー）	1個		0	0	1	0	0	0	0			
⑭	ⓐ焼肉定食		1人前		1	0	0	0	0	0	0			
⑮	りんご	りんご（しん・皮なし）	300 g		0	1/4	1/4	0	0	0	1/4			1/4

図5-2　食事摂取状況調査の記入例

・「外食」と「家庭食」または「調理済み食」と「家庭食」などのように，組み合わせて食べた場合は，主食の量が多いほうにあてはまる番号を選ぶ．

5.2.3 「Ⅲ 食物摂取状況」欄の記入方法

食物摂取状況の調査票は，朝食・昼食・夕食・間食・予備ページの別に，それぞれ被調査者記入欄と調査員記入欄からなる．

【被調査者記入欄】（図5-2）

食物摂取状況では，調査期間（1日間）に食べたり飲んだりしたすべての料理や食品について，家族全体および一人ひとりが食べた重量や目安量を被調査者に記入してもらう．

錠剤・カプセル・顆粒状のビタミン・ミネラルおよび栄養ドリンク類は，食品名や分量を記入する．

〈1〉記入ページについて

調査票左上に書かれている「朝食」，「昼食」，「夕食」および「間食」別に使用する．

〈2〉氏名および食べた量（割合）

1)「その料理は，誰がどの割合で食べましたか？」の欄には，以下の例を参考にしながら一人ひとりが何をどれくらい食べたかおおよその割合を記入する．

　☆世帯員の氏名と順番が，世帯状況の欄の世帯員番号，氏名と一致していることを確認する．

　① ごはん，パンのように1人ずつ食べた量がはっきりしているものは，食べた人ごとに量を記入する．（図5-2①②③．以下図5-2中の記入例番号で示す）

　② 煮物，みそ汁，カレーなどのように，食品を1人分ずつ計れない料理については，その料理を食べた人が，それぞれどれくらいずつ食べたのか，おおよその割合を図5-3を参考に記入する．食べ残しがあれば，その割合も記入する．

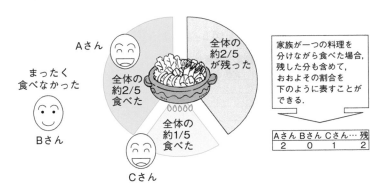

図5-3　食べた割合

3人家族（A，B，Cさん）で，なべ料理を食べた場合．

　③ 食べた割合の記入方法は，次のア）〜エ）のどの方法でもよい．

　　ア）整数で記入する．

　　イ）分数で記入する．

ウ) 小数点を使って記入する.

エ) 百分率(%)を使って記入する(5% または 10% ごと程度).

※各料理のはじめに記入した食品の行にだけ, 食べた割合を記入する.

※同じ料理のなかで食べた割合が違う食品や調味料(例:コロッケのソースのように, かけた人とかけなかった人がいる)がある場合には, 割合の異なる食品を区別できるように, 割合を記入する欄に線を引いて区切り, その線の下に記入する.

2) 食品や料理を残した場合は, 食べ残した分の割合を「残食分」の欄に記入する.(④⑤⑦⑩⑮)

〈3〉料理名

1)「卵焼き」,「目玉焼き」,「オムレツ」など, できるだけ具体的な料理名を記入する.

2) 外食

※高校生や大人が給食を食べた場合は, 外食と同じように料理ごとに記入する.

外食した場合は, 料理(メニュー)名の前に⑳と記入する.(⑭)

3) 給食

保育園児, 幼稚園児, 小中学生が給食を食べた場合は,「〈9〉給食を食べた場合の記入方法」を参照する.

4) 惣菜, レトルト食品, 冷凍食品など

惣菜(サラダ, 煮豆, あえものなど), レトルト食品(ごはん, カレー, ミートボールなど), 冷凍食品(コロッケ, ピザ, フライドポテトなど)のように調理または半ば調理されている市販食品を食べたときは, 料理名の前に©と記入する.(⑨⑩⑫⑬)

5) 料理名ごとに区切りの線を引く.(④参照)

〈4〉使用量

1) 外食

どれくらい食べたのか, 食べた量を図5-4のように, 目安量(大きさや個数など)で記

◆料理(メニュー)名と食べた量(1人で食べた場合)

〈料理名〉	〈食品名〉	〈使用量〉	〈食べた割合〉		
㉔ ビール		大びん 1 本	1		
㉔ 焼き鳥		5 串	1		
㉔ 枝豆		小鉢 1 杯	1		
㉔ たこ焼き		中 3 個	1		
㉔ さけ雑炊		どんぶり 1 杯	1		
㉔ あんみつ		中 1 鉢	1		
㉔ スパゲティナポリタン		1 人前	1		

◆食べた割合

「親子丼」半人前を1人で食べた場合		〈使用量〉	〈食べた割合〉		
㉔ 親子丼		半人前	1		
「たぬきそば」2人前を1人で食べた場合					
㉔ たぬきそば(全量残さず食べた)		2 人前	1		
「焼肉定食」2人前を家族 3人で同じ量ずつ分けて食べた場合					
㉔ 焼肉定食		2 人前	1/3	1/3	1/3

図 5-4　外食の記入例

入する（定食など目安量で記入できない場合は「○人前」で記入する）．同じ料理を家族
で分けて食べた場合は，それぞれの世帯員が食べた割合を記入する．1人もしくは家
族以外の人と食べた場合には，調査対象となる人が食べた全体量を使用量欄に記入し，
食べた割合を「1」とする．

☆1人で食べた場合は，使用量欄に食べた全量（2人前，0.8人前など）が記入され，食
　べた割合が「1」と記入されていることを確認する．（⑭）

2）惣菜，レトルト食品，冷凍食品など

食品別に重さが計れないものは，料理ごとに重さ（g）を計って使用量の欄に記入するか，
外食と同じように目安量を記入する．（⑨⑩⑫⑬）

3）食品の重量または目安量について

① 食品は，できるだけ重量を計る．

② 重量計測できない場合は，目安量（中1個，大1枚，小さじ1など）で記入する．（③⑥）

③ ごはんやパン，めんは，食べた重さを1人ずつ別々に計る．別々に計れなかった場
　合は，全体量をそれぞれの人にどれくらいずつ分けたか記入する．（①②③）

④ お茶やドリップコーヒーなどは，飲んだ液体の量（浸出液量）を記入する．（図5-5⑯）

⑤ 加工食品など外袋に重量が記載されている場合は，その重量を参考にしてもよい．

⑥ 揚げ物（天ぷら，フライなど）の揚げ油については，食品名の欄に使用した油（サラ
　ダ油など）を記入し，使用量は記入しなくてもよい．（⑩⑪）

⑦ 使用した調味料（砂糖，塩，しょうゆ，みそ，風味調味料など）は，計量カップやス
　プーンなどで計る．

　※食卓で使用した調味料（とんかつのソース，刺身のつけしょうゆ，ドレッシング
　　など）も記録する．

⑧ 香辛料（こしょう，七味など）については，記入の必要はない．なお，1g未満で塩分
　を含まない「香辛料」は後述する．コード化の必要はない．

						氏名 健一 1	氏名 泰子 2	氏名 二郎 3	氏名 綾香 4	氏名 三郎 5	氏名 りさ 6	氏名 英三郎 7	氏名 8	氏名 9	残食分 残
記入例番号→	料 理 名	食 品 名	使用量（重量または目安量）	廃棄量											
⑯	お茶	せん茶	100ccを4杯			0	2杯	0	0	0	0	2杯			
⑰	コーヒー	インスタントコーヒー	小さじ2			1	0	0	0	0	0	0			
		お湯	200cc												
⑱	オレンジジュース	オレンジ果汁100%	1本（250cc）			0	0	1	0	0	0	0			
⑲	カルピス	カルピス（原液）	30cc			0	0	0	0	0	1	0			
		水	150cc												
⑳	焼酎お湯割り	焼酎（35度）	60cc			1	0	0	0	0	0	0			
		お湯	250cc												

月　日【間食】
家族が食べたもの，飲んだもの（水以外）は全て記載して下さい
その料理は，誰がどの割合で食べましたか？（残した分があれば「残食分」に書いて下さい）

図 5-5　希釈して飲む飲料の記入例

⑨ 料理に使用する水(出し汁，とり汁)などは，煮詰め方がさまざまであるため，同様にコード化の必要はない．

〈5〉食品名の記入上の注意

1) 食品名は，使用量欄に記入した重量がどの状態のものかがわかるように，下記の項目に注意して記入する．

　① わかめ，しいたけなど，「生」，「乾物」，「戻し」などの違いがある食品は，次のように具体的に記入する．
　　例)「わかめ(生)」，「わかめ(素干し，水戻し)」，「カットわかめ(乾)」，「生しいたけ」，「干ししいたけ」，「干ししいたけ(戻し)」など．(⑦)

　② 調理後の重量を計った場合は，「ほうれんそう(ゆで)」などと，調理方法も記入する．(⑤)

　③ 肉などは，鶏肉(もも，皮なし)，豚肉(ひき肉)などと，部位も記入する．(④)
　　☆部位を特定できない場合でも，鶏肉，豚肉，牛肉などの肉の種類は確認する．

　④ 魚の切り身や果物などの場合には，塩さけ(切り身)，あじ開き，りんご(皮なし)などと具体的に記入する．(⑮)

2) ジュースはその材料の種類と割合がはっきりわかるように，オレンジ果汁20%，りんご果汁100%などを具体的に記入する．(図5-5⑱)

3) 希釈して飲む飲料などは，「原液」であるということを記入し，使用量欄には原液の量と薄めた水の量，または出来上がりの量と何倍希釈かを記入する．(図5-5⑲)
　☆希釈して飲む飲料やインスタントコーヒーなどは，出来上がりの重量を把握できるように，水やお湯の量も記入する．し好飲料類の食品群別摂取量を算出する際に，粉末重量(例：インスタントコーヒー2 g)と液体重量(例：缶コーヒー190 g)が混在しないようにするため．(図5-5⑰)

4) アルコール飲料は，アルコール度数(%)をパッケージで確認して記入する．(図5-5⑳)

5) 外食などで，めん類を摂った場合には，何人前を食べたのかを示すとともに，めん，具，汁(スープ)を残した場合には，それぞれどの程度残したのかも記入する．(図5-6㉑㉒㉓)

月　日【間食】

記入例番号→	料　理　名	食　品　名	使用量(重量または目安量)	廃棄量	氏名健一 1	氏名泰子 2	氏名二郎 3	氏名綾香 4	氏名三郎 5	氏名りさ 6	氏名英三郎 7	氏名 8	氏名 9	残食分 残
㉑	㋐おかめそば(全量残さず食べた)		1人前		0	1	0	0	0	0	0			
㉒	㋐おかめそば(汁を全部残す)		1人前		1	0	0	0	0	0	0			
㉓	㋐おかめそば(汁を半分残す)		1人前		0	0	1	0	0	0	0			

その料理は，誰がどの割合で食べましたか？(残した分があれば「残食分」に書いて下さい)

家族が食べたもの，飲んだもの(水以外)は全て記載して下さい

図5-6　外食などで，めん類を食べたときの記入例

6）次のような食品等を摂った場合は，具体的な商品名と分量（容量）を記入する．

　①「減塩しょうゆ」，「低エネルギー甘味料」などの栄養素等調整調味料

　②いわゆる「スポーツ飲料」や「栄養ドリンク」

　③錠剤・カプセル・顆粒状のビタミン・ミネラル（薬品，食品を問わず）

　　ただし，③について把握するのは，ビタミン B_1，ビタミン B_2，ビタミン B_6，ビタミン C，ビタミン E，カルシウムおよび鉄が含まれている品物のみである．

　　※必要に応じて，容器，包装物（箱，袋など），説明書などを添付する．

7）全部記入した後に食品の記入忘れに気がついた場合は，料理名と記入し忘れた食品名，使用量および食べた割合を，空いている「行」に追加記入する．

〈6〉廃棄量

　「使用量」の欄に記入した重量のなかに，通常食べない廃棄部分（芋の皮，魚の頭や骨，貝の殻，果物の皮やしんなど）がある場合は，それらの重さを計って「廃棄量」の欄に記入する．廃棄量を計り忘れてしまった場合は，廃棄量の欄に「あり」とだけ記入する．

※廃棄部分を除いた重さを計った場合は，廃棄量は記入しない．

〈7〉残り物を食べた場合

1）朝食や昼食の残りを，昼食や夕食など調査日のうちに食べた場合は，調査票の朝食や昼食に記入した料理名と同じ料理名を記入し，使用量の欄に「朝の残り」などと書いて，その食べた割合を記入する．この場合，残っていた量を「100％」として，それぞれどのように分けたか，食べた割合を記入する．

2）前日までにつくった料理を食べた場合には，料理名の欄に「料理名（昨日の残り）」などと記入し，料理に使用した食品名をすべて書いたうえで，料理全体の重量または目安量と食べた割合を記入する．

〈8〉各食事（朝食，昼食，夕食，間食）を1ページに書ききれなかった場合

1）予備ページを使用する．

2）食事の種類の欄に，必ず朝，昼，夕，間食のいずれかを記入する．

3）予備ページに朝と夕食など2食以上を記入するときは，各食事の間に線を引く．

〈9〉給食を食べた場合の記入方法

　図5-7の記入例のように，子ども1人ずつを別々に記入する．

1）保育園児や幼稚園児が給食を食べた場合

　料理名の欄に「保育所給食」または「幼稚園給食」と記入したうえで，年齢（○歳）を記入し，該当する世帯員の欄に「1」を入れる．

　☆保育園児や幼稚園児の給食は「食べた」か「食べなかった」かのみ把握し，食べた量の把握はしなくてもよい．

2）小学生や中学生が給食を食べた場合

　料理名の欄に「小学校給食」または「中学校給食」と記入したうえで，学年（○年生）を記入する．食品名の欄には，主食（ごはんやパンなど），おかず，牛乳（ヨーグルトやコー

月　日【昼食】

料　理　名	食　品　名	使用量（重量または目安量）	廃棄量	氏名 健一 1	氏名 泰子 2	氏名 二郎 3	氏名 綾香 4	氏名 三郎 5	氏名 りさ 6	氏名 英三郎 7	氏名 8	氏名 9	残食分 残
保育所給食（3歳）		食べた		0	0	0	0	0	1	0	0	0	0
中学校給食（中1）	主食	1人分		0	0	0	1	0	0	0	0	0	0
	おかず	1人分		0	0	0	1	0	0	0	0	0	0
	牛乳	1本		0	0	0	1	0	0	0	0	0	0
小学校給食（小2）	主食（半分おかわりした）	1.5人分		0	0	0	0	1	0	0	0	0	0
	おかず（少し残した）	0.8人分		0	0	0	0	1	0	0	0	0	0
	牛乳	飲まなかった		0	0	0	0	0	0	0	0	0	0

家族が食べたもの，飲んだもの（水以外）は全て記載して下さい

その料理は，誰がどの割合で食べましたか？（残した分があれば「残食分」に書いて下さい）

図 5-7　給食を食べた場合の記入例

ヒー飲料などを含む）に区別して記入し，それぞれ食べた量を「○人分」単位で使用量の欄に記入し，該当する世帯員の欄に「1」を入れる．

※主食，おかず，牛乳のうち，まったく食べなかったり飲まなかったりしたものがあった場合も，例のように記録する．

☆給食については，保育園児および幼稚園児については年齢を記入する．小学生および中学生については学年を確認する（学校給食実施基準などに基づき，年齢区分や学年別に食品番号を設けているため）．

☆小学校・中学校の摂食量の把握について

　調査員は，主食，おかず，牛乳の別に，「全部食べた」，「少し残した」，「半分食べた」，「ほとんど食べなかった」，「半分くらいおかわりした」などのように，おおよその摂取量を把握するように説明する．おかずについては，複数の料理の組合せであっても，「おかず全体」としておおよその量が把握できればよい．

　高校生や大人が給食を食べた場合は，外食と同じように料理ごとに記入する．

【調査員（管理栄養士など）記入欄】（図 5-8）

◇調査員記入欄に食品番号や重量などを記入（コード化）する際には，「食品番号表」を参照する．

◇コード化にあたっては，黒鉛筆で数字をはっきりと書く．間違った場合には，該当部分のみをきれいに消して書き直す．修正にあたって赤などの色鉛筆は使用しない．

◇調査員は調査員記入欄を責任をもって記入し，必要な事項がきちんと記入されているかを確認する．

〈1〉料理・整理番号

1) 各料理ごとに，「料理・整理番号」をつける．

　☆一つの料理に含まれる食品を記入し忘れたために，離れた「行」や予備ページに追加記載した場合にも，同じ料理・整理番号をつける．

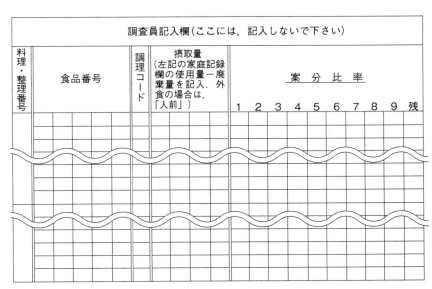

図 5-8　食物摂取状況調査の調査員記入欄

　☆朝食，昼食，夕食，間食別にそれぞれ 1 番から料理・整理番号をつける．

2）料理ごとに区切りの線を引く．

〈2〉食品番号

1）被調査者が記入した食品の状態（「生」，「ゆで」，「戻し」など）に合わせて，対応する食品番号を選択し，その番号を記入する．

　☆「ごはん」については米に換算せずに「めし」の食品番号（01088）と重量を記入する．

2）被調査者が記入した料理に通常使用される食品（調味料や油など）が抜けている場合は，調査員が適宜追加する（香辛料はコード化しなくてよい）．

3）食品名の詳細が不明で，食品番号をつける際，類似の食品間で判断に迷う場合．

　①「食品番号表」から大きな文字で示した食品を優先して選択する．②同じ大きさの文字で示した食品間で判断に迷う場合は「＊」がついている食品を優先して選択する．

4）学校給食の「ごはん，パン」，「おかず」，「牛乳」については，給食番号（20000 番台）の「主食」，「おかず」，「牛乳」を使用する．

5）延長保育などで「補食」が記録されている場合は，給食のコードは使用せず，通常の食事と同様にコード化する．

〈3〉調理コード

1）食品を加熱調理して摂取している場合，加熱調理前（「生」など）の状態で重量が計量されている場合は，「生」に対応する食品番号および重量を記入し，その食品が使われている料理名を参考にして，表5-2 の 3 種類の調理コードのうち一つを選択して記入する．なお，加熱調理後の重量が計量されている食品で，調理後の食品番号があるものは，

表5-2　調理コードの分類

調理コード	加熱調理の種類
B	ゆで物, 煮物
R	焼き物
X	上記以外の加熱調理 (炒め物, 揚げ物, 蒸し物など)

その番号を使用し, 調理コードはつけなくてよい.

2) 調理コードは個々の「食品」に対して記入する.

　☆一つの食品に対して, いくつかの「調理」を行った場合は, B(優先順位1位), R(優先順位2位), X(優先順位3位)の順で使用する.

3) 一つの料理に含まれる食品で, 同じ調理コードが続く場合には, 該当部分まで矢印(↓)を引いて記録してもよい. ただし, 同じ料理内に「生」で食べている食品がある場合は, 「生」の食品の行に矢印がかからないように注意する.

　☆調理コードは, 加熱調理による重量や栄養素量の変化を考慮するものであって, 調理に使われる調味料や油の栄養素量を付加するものではない.

　☆なお, 下記の食品群には調理コードをつけなくてよい(つけてしまっても集計処理上の問題はない). 砂糖および甘味類, 果実類, 乳類, 油脂類, 菓子類, し好飲料, 調味料および香辛料類, 給食, 外食, 惣菜類, 水.

〈4〉摂取量

1) 摂取量は被調査者記入欄の使用量(g)から廃棄量(g)を差し引いた重量(g)を記入する.

2) 摂取量は, 小数点以下の部分は記入する必要はない(小数第1位切り捨て値とする). ただし, 乾燥食品, 調味料など少量のみ使う食品については, 小数点第1位まで記入する.

　☆小数点を使用する場合は, 1マスを使ってはっきりと小数点を記入する(図5-9).

3) 給食番号(20000〜)および外食番号(30000〜)を使用する場合
単位を「○人前」で記入し, 「重量(g)」での記入と区別するために空欄に斜線を記入する(図5-9).

　☆外食であっても, 食品番号として外食番号以外の食品番号を使用する場合は, 必ず重量を記入する.

4) 惣菜類番号(40000〜)を使用する場合は, 重量(g)を記入する.

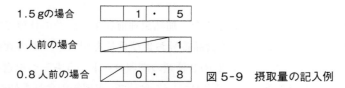

図5-9　摂取量の記入例

表5-3　乳類の目安量・重量換算表

食品名	目安単位	目安重量(g)	備考	食品名	目安単位	目安重量(g)	備考
普通牛乳	1 L	1030*		ヨーグルト(加糖)	ミニカップ1個	70	
	500 mL	515*	成分表の備		カップ1個	100	
	200 mL	206*	考欄では		カップ1個	130	
	大さじ1杯	15	100 mL=103 g	ヨーグルトドリンク	240 mL	259*	
	小さじ1杯	5			(紙パック細長タイプ)		
加工乳濃厚	200 mL	208*			125 mL	135*	発酵乳
加工乳低脂肪	200 mL	208*		乳酸菌飲料(乳製品)	65 mL	70*	
脱脂乳	200 mL	208*		乳酸菌飲料(非乳製品)	200 mL(紙パック普通)	216*	
乳飲料コーヒー	200 mL	210*			100 mL(紙パック小)	108*	
乳飲料フルーツ	200 mL	210*			80 mL	86*	
脱脂粉乳	カップ1杯	90		乳酸菌飲料殺菌乳製品	100 mL	124*	希釈後飲用
	大さじ1杯	6		粉チーズ	カップ1杯	90	
	小さじ1杯	2		(パルメザンチーズ)	大さじ1杯	6	
生クリーム	カップ1杯	210*			小さじ1杯	2	
	大さじ1杯	15		プロセスチーズ	6Pチーズ1個	25	
	小さじ1杯	5			スライス1枚	18	
コーヒーホワイトナー液状	カップ入り1個	5		アイスクリーム	カップ1個(120 mL)	105*	
	カップ入り小1個	3			ミニカップ1個	62	
コーヒーホワイトナー粉末	大さじ1杯	5		ラクトアイス	カップ1個	80	
	小さじ1杯	1			バータイプ普通1個	90	
	ティースプーン山盛り1	2			バータイプ小1個	50	
ヨーグルト(全脂無糖)	大1個	500	プレーンタイプ	アイスキャンデー	バータイプ普通1個	50	
					バータイプ小1個	30	

＊比重考慮.

表5-4　し好飲料類の目安量・重量換算表

食品名	目安単位(g)	目安重量(g)	食品名	目安単位	目安重量(g)
日本酒	1合	180	インスタントコーヒー(粉末)	大さじ1杯	3
ビール	小缶(135 mL)	136*		ティースプーン山盛り1杯	2
	小缶(250 mL)	253*		小さじ1杯	1
	普通缶(350 mL)	354*	ココア(粉末)	カップ1杯	90
	大缶(500 mL)	505*		大さじ1杯	6
	大瓶1本	639*		小さじ1杯	2
	(633 mL)		ミルクココア(粉末)	大さじ1杯	6
	大ジョッキ1杯	505*		ティースプーン山盛り1杯	4
	(500 mL)			小さじ1杯	2
	中ジョッキ1杯	404*		ティースプーン1杯	2
	(400 mL)		その他の缶飲料	500 mL缶	500
	小ジョッキ1杯	253*		350 mL缶	350
	(250 mL)			250 mL缶	250
ワイン	ワイングラス1杯	80		195 mL缶	195
ウィスキー	シングル1杯	29*		165 mL缶	165
	100 mL	95.2*	ペットボトル飲料	500 mL	500
焼酎	100 mL(35度)	95.8*		350 mL	350
	100 mL(25度)	97.0*	本みりん	100 mL	117*
抹茶(粉末)	カップ1杯	110	本直しみりん	100 mL	103*
	大さじ1杯	6	みりん風調味料	100 mL	126*
	小さじ1杯	2			
昆布茶(粉末)	ティースプーン1杯	4			
	小さじ1杯	2			

＊比重考慮.

5・2　栄養摂取状況調査票

5) 半調理品などを家庭で調理した場合

　半調理品(例：冷凍食品コロッケ)を家庭で揚げた場合で「揚げ油なし」の惣菜類番号(45000番台)を使用した場合は,「食品番号表」の吸油率表を参照して揚げ油の重量を算出し, 揚げ油の食品番号と重量を追加記入する.

6) 「容量 - 重量換算」(比重換算)

　牛乳, アイスクリーム, アルコール類, 調味料などの液状の食品の比重換算は,「食品番号表」の目安量・重量換算表(表5-3, 表5-4, 前ページ)を用いて行う.

7) し好飲料およびそれらの希釈に用いられる水(湯)の取扱い

　① 紅茶, せん茶やドリップコーヒーなどは, 浸出液の重量を記入する.

　② 希釈して飲む飲料やインスタントコーヒーなどの粉末飲料については, 原液の重量や粉末の重量とそれらに対応した希釈水またはお湯の食品番号(表5-5)および重量を記入する.

表5-5　希釈水の分類

食品番号	希釈の用途
90011	水(希釈用：発酵乳, 乳酸菌飲料)
90012	水(希釈用：その他の牛乳, 乳製品)
90013	水(希釈用：洋酒類その他)
90014	水(希釈用：茶類)
90015	水(希釈用：インスタントコーヒー, ココア類)
90016	水(希釈用：その他のし好飲料)
90001	水(希釈用：90011 ～ 90016 以外の場合)

〈5〉案分比率欄

　案分比率とは, それぞれの世帯員が各料理または食品をどれくらいずつ分けて食べたかの割合を示すものである(図5-10).

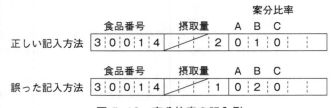

図 5-10　案分比率の記入例

「たぬきそば」をBさん1人で2人前食べた場合.

1) 案分比率欄の番号は, 必ず対象者の世帯員番号, 氏名と一致させる.

2) 調査日当日になって調査がまったくできなかった世帯員については, 世帯員番号をつめたりせずに, 案分比率欄に「0」を記入する.

3) 調査員記入欄の案分比率は, 1桁または2桁の整数とする.

　☆案分比率欄に, 分数, 小数の使用は不可(対象者が分数で記入していても, 調査員記

入欄の案分比率は必ず整数に直す）．

4) 案分比率は，料理ごとに区切った線のすぐ下に記入する．

　☆同じ料理のなかで，案分比率が異なる食品がある場合には，線を引いて区切り，そのすぐ下に食品に対応する案分比率を記入する．

5) 給食番号，外食番号の案分比率

　① 給食番号の案分比率は，摂取欄に「○人分」を記入し，案分比率欄は，必ず「1」とする．

　② 外食番号の案分比率は，世帯員1人のみが食べている場合には，摂食量欄に食べた全体量（○人前）を記入し，食べた世帯員の案分比率欄を必ず「1」と記入する．

〈6〉残り物を食べた場合

　調査日の朝食や昼食の残りを食べた場合，朝食などの残りとなった各食品の量（残食量）を算出したうえで，各食品の食品番号と重量を記入する．残食量を100％として，それを世帯員でどのように分けたかを案分比率として正しく記入する．

〈7〉外食コードを用いて，めん類をコード化する場合

1) 外食コードを用いて，めん，具，汁（スープ）とも全量を摂取した「めん類」をコード化する場合は，汁（スープ）が含まれている「めん類」（30001～30073）の食品番号を単独で用いる（○人前で記入する）．

2) 外食コードを用いて，めん，具を全量摂取し，汁（スープ）のみを全部残した場合に「めん類」をコード化する場合は，汁（スープ）を全量残した「めん類」（35001～35058）の食品番号を単独で用いる（○人前で記入する）．

3) 外食コードを用いて，めん，具を全量摂取し，汁（スープ）の一部を摂取した「めん類」をコード化する場合は，汁（スープ）を全量残した「めん類」（35001～35058）と対応する汁（スープ）（35501～35513）を追加する〔めん類（めん，具），汁（スープ）ともに○人前で記入する〕．

〈8〉特定保健用食品あるいは特定の栄養素が強化されている食品を摂取している場合

　特定保健用食品あるいは特定の栄養素が強化されている食品を摂取している場合も，通常の食品として該当する食品番号でコード化する．

〈9〉栄養素等調整調味料，複合調味料などのコード化

　「減塩しょうゆ」，「低エネルギー甘味料」などの栄養素等調整調味料，「クリームシチュールウ」，「焼き肉のたれ」などの複合調味料，ふりかけ類および菓子類などや加工食品などで該当する食品を摂取していることが明らかな場合は，食品番号表の36ページの食品番号でコード化する．

〈10〉「スポーツ飲料」や「アミノ酸飲料」のコード化

　いわゆる「スポーツ飲料」や「栄養ドリンク」を摂取している場合は，該当する食品番号（食品番号表の33ページ）でコード化する．

〈11〉錠剤，カプセル，顆粒状のビタミン・ミネラルを摂取した場合

　平成27年度（2015）から把握することとなった．錠剤・カプセル・顆粒状のビタミン・

5・2　栄養摂取状況調査票

ミネラルを摂取した場合は，99999 でコード化する．

〈12〉予備ページ

1) 朝，昼，夕，間食をそれぞれのページに記入しきれずに，予備ページを使用した場合は，予備ページの「食事の種類」欄に，必ず該当する食事の番号を記入する．

　　☆食事番号　朝食「1」，昼食「2」，夕食「3」，間食「4」

2) 各食事に対して予備ページを使う必要が生じた場合には，各食事のページに書かれた最後の料理・整理番号の次の番号から始める．

3) ある料理の記入の途中で予備ページに移る場合は，途中になったページの料理と同一の料理・整理番号から始め，案分比率も再度記入する．

5.2.4　調査票の確認

栄養摂取状況調査票の各欄について，記入後，改めて以下の点を確認する．

食事状況の欄

・個人ごとに「外食」，「調理済み食」，「給食」，「家庭食」および「欠食」の該当番号が記入されているか．

食物摂取状況の欄

・案分比率欄の氏名と番号が，世帯状況欄の氏名と世帯員番号と一致しているか．

・食品番号に対して摂取量が記入されているか．

・調理コード欄に「B」，「R」，「X」以外の不適切なコードが記入されていないか．

・外食および給食番号を使用している場合，「○人前」で記入してあるか．

・惣菜類の摂取量が重量(g)で記入されているか．

・小数点は，1マス使用して，はっきり記載されているか．

・案分比率が，区分の線のすぐ下の行に記載されているか．

確認者氏名の欄

・調査員記入後，必ず保健所職員が内容の確認を行い，調査票表紙の「確認者氏名」欄に署名をする．

5.3　調査結果の集計

国民健康・栄養調査の集計は，健康増進法第十条第2項の規定に基づき，厚生労働大臣の指示により，国立研究開発法人医薬基盤・健康・栄養研究所が中心となって行っている．

5.4 国民健康・栄養調査に関する資料

5.4.1 健康増進法

健康増進法における国民健康・栄養調査に関する部分を下記に抜粋する.

平成十四年　法律第百三号

第三章　国民健康・栄養調査等

（国民健康・栄養調査の実施）

第十条　厚生労働大臣は，国民の健康の増進の総合的な推進を図るための基礎資料として，国民の身体の状況，栄養摂取量及び生活習慣の状況を明らかにするため，国民健康・栄養調査を行うものとする.

2　厚生労働大臣は，国立研究開発法人医薬基盤・健康・栄養研究所（以下「研究所」という.）に，国民健康・栄養調査の実施に関する事務のうち集計その他の政令で定める事務の全部又は一部を行わせることができる.

3　都道府県知事（保健所を設置する市又は特別区にあっては，市長又は区長.以下同じ.）は，その管轄区域内の国民健康・栄養調査の執行に関する事務を行う.

（調査世帯）

第十一条　国民健康・栄養調査の対象の選定は，厚生労働省令で定めるところにより，毎年，厚生労働大臣が調査地区を定め，その地区内において都道府県知事が調査世帯を指定することによって行う.

2　前項の規定により指定された調査世帯に属する者は，国民健康・栄養調査の実施に協力しなければならない.

（国民健康・栄養調査員）

第十二条　都道府県知事は，その行う国民健康・栄養調査の実施のために必要があるときは，国民健康・栄養調査員を置くことができる.

2　前項に定めるもののほか，国民健康・栄養調査員に関し必要な事項は，厚生労働省令でこれを定める.

（国の負担）

第十三条　国は，国民健康・栄養調査に要する費用を負担する.

（調査票の使用制限）

第十四条　国民健康・栄養調査のために集められた調査票は，第十条第一項に定める調査の目的以外の目的のために使用してはならない.

（省令への委任）

第十五条　第十条から前条までに定めるもののほか，国民健康・栄養調査の方法及び調査項目その他国民健康・栄養調査の実施に関して必要な事項は，厚生労働省令で定める.

　※　一部省略

（生活習慣病の発生の状況の把握）

第十六条　国及び地方公共団体は，国民の健康の増進の総合的な推進を図るための基礎資料として，国民の生活習慣とがん，循環器病その他の政令で定める生活習慣病（以下単に「生活習慣病」という．）との相関関係を明らかにするため，生活習慣病の発生の状況の把握に努めなければならない．

（食事摂取基準）

第十六条の二　厚生労働大臣は，生涯にわたる国民の栄養摂取の改善に向けた自主的な努力を促進するため，国民健康・栄養調査，その他の健康の保持増進に関する調査及び研究の成果を分析し，その分析の結果を踏まえ，食事による栄養摂取量の基準（以下この条において「食事摂取基準」という．）を定めるものとする．

　　※　以下省略

5.4.2　健康増進法施行規則

（国民健康・栄養調査の調査事項）

第一条　健康増進法（平成十四年法律第百三号．以下「法」という．）第十条第一項に規定する国民健康・栄養調査は，身体状況，栄養摂取状況及び生活習慣の調査とする．

2　前項に規定する身体状況の調査は，国民健康・栄養調査に関する事務に従事する公務員又は国民健康・栄養調査員（以下「調査従事者」という．）が，次に掲げる事項について測定し，若しくは診断し，その結果を厚生労働大臣の定める調査票に記入すること又は被調査者ごとに，当該調査票を配布し，次に掲げる事項が記入された調査票の提出を受けることによって行う．

　一　身長

　二　体重

　三　血圧

　四　その他身体状況に関する事項

3　第一項に規定する栄養摂取状況の調査は，調査従事者が，調査世帯ごとに，厚生労働大臣の定める調査票を配布し，次に掲げる事項が記入された調査票の提出を受けることによって行う．

　一　世帯及び世帯員の状況

　二　食事の状況

　三　食事の料理名並びに食品の名称及びその摂取量

　四　その他栄養摂取状況に関する事項

4　第一項に規定する生活習慣の調査は，調査従事者が，被調査者ごとに，厚生労働大臣の定める調査票を配布し，次に掲げる事項が記入された調査票の提出を受けることによって行う．

　一　食習慣の状況

　二　運動習慣の状況

　　三　休養習慣の状況

　　四　喫煙習慣の状況

　　五　飲酒習慣の状況

　　六　歯の健康保持習慣の状況

　　七　その他生活習慣の状況に関する事項

（調査世帯の選定）

第二条　法第十一条第一項の規定による対象の選定は，無作為抽出法によるものとする．

2　都道府県知事（保健所を設置する市又は特別区にあっては，市長又は区長．以下同じ．）は，法第十一条第一項の規定により調査世帯を指定したときは，その旨を当該世帯の世帯主に通知しなければならない．

（国民健康・栄養調査員）

第三条　国民健康・栄養調査員は，医師，管理栄養士，保健師その他の者のうちから，毎年，都道府県知事が任命する．

2　国民健康・栄養調査員は，非常勤とする．

（国民健康・栄養調査員の身分を示す証票）

第四条　国民健康・栄養調査員は，その職務を行う場合には，その身分を示す証票を携行し，かつ，関係者の請求があるときには，これを提示しなければならない．

2　前項に規定する国民健康・栄養調査員の身分を示す証票は，別記様式第一号による．

5.4.3　厚生労働省関係資料

　5.1 節の冒頭のように，健康増進法に基づいて現在行われている国民健康・栄養調査は，平成 15 年（2003）に始まったものであるが，その起源は昭和 20 年（1945）の GHQ の指令にたどることができ，昭和 27 年（1952）に栄養改善法に基づいた調査が開始された．

　平成 6 年（1994）からの調査結果については，厚生労働省のホームページから検索することができる．

　　　https://www.mhlw.go.jp/bunya/kenkou/kenkou_eiyou_chousa.html

　また，昭和 22 年（1947）から平成 5 年（1993）までの調査については，上記のページから，「国民栄養の現状」へのリンクがあるのでこれが利用できる．

　　　https://www.nibiohn.go.jp/eiken/chosa/kokumin_eiyou/

　しかし，上記「国民栄養の現状」のデータは，とくに初期の調査結果について一部欠損や混乱が見られる．また，初期のデータは調査の方法にも現在の調査とは異なる部分があることを理解する必要がある．

5・4　国民健康・栄養調査に関する資料

実習課題

1 同級生とその家族を対象として，国民健康・栄養調査に準じた栄養摂取状況調査票による調査を行い，その結果を解析しなさい（6人以上を構成員とする仮想の家族についてのデータを想定してもよいが，その際はできるだけ多様な構成員と食事状況を設定すること）．

2 調査対象により食物摂取状況調査票に記入されるデータとして，調査員が調査員表に転記する際に困難が予想されるものを20例あげなさい．

3 5.4.3項のデータを参考にして，1950年から現在に至るまでの国民の栄養素等摂取量の変遷を表すグラフを作成しなさい（主要なものでよい）．

予想問題

1 健康増進法が定める施策とその実施者についての記述として，正しいものはどれか．1つ選べ．
(1) 内閣総理大臣は国民の健康増進の総合的推進を図る基本的な方針を決定する．
(2) 農林水産大臣は特別用途表示の許可を行う．
(3) 厚生労働大臣は食事摂取基準を策定する．
(4) 厚生労働大臣は国民健康・栄養調査員を任命する．
(5) 厚生労働大臣は栄養指導員を任命する．

2 国民健康・栄養調査の方法に関する記述として正しいものはどれか．1つ選べ．
(1) 個々の調査の企画立案は，各都道府県において行う．
(2) 調査世帯は，厚生労働大臣が指定する．
(3) 栄養摂取状況調査には，食物摂取頻度調査法を用いる．
(4) 栄養摂取状況調査は，1歳以上を対象者として行われる．
(5) 調理による変化は，栄養素等摂取量の算出において，考慮されない．

3 国民健康・栄養調査に関する記述として正しいものはどれか．1つ選べ．
(1) 簡易調査は3年ごと，大規模調査は6年ごとに実施される．
(2) 国民健康・栄養調査員は，厚生労働大臣によって任命される．
(3) 栄養摂取状況調査は，連続しない3日間実施される．
(4) 調査結果は，健康日本21（第二次）の評価に用いられる．
(5) 海外に居住している日本人も調査対象となる．

4 国民健康・栄養調査に関する記述として正しいものはどれか．1つ選べ．
(1) 毎年異なる時期に実施される．
(2) 厚生労働大臣が調査員を任命する．
(3) 個々の調査対象への問診により，朝食の欠食を把握する．
(4) 栄養素等摂取量には，調理による変化が考慮されている．
(5) 栄養摂取状況調査により，個人の習慣的な摂取量が把握される．

5 国民健康・栄養調査に関する記述として正しいのはどれか．1つ選べ．
   (1) 健康増進法による調査は，第二次世界大戦以前に始められた．
   (2) 調査は，5年に一度実施される．
   (3) 都道府県知事が調査対象地区を選定する．
   (4) 調査は，身体状況調査と栄養摂取状況調査の2つで構成される．
   (5) 近年，地域格差を把握するための大規模調査が実施されている．

6 国民健康・栄養調査の実施に関する記述として正しいのはどれか．1つ選べ．
   (1) 早朝時採血により血糖値を評価する．
   (2) 未成年者を対象として，喫煙状況が調査される．
   (3) 食品の廃棄状況が，調査項目とされる．
   (4) 食物摂取頻度調査法を用いて，栄養摂取状況が調査される．
   (5) 1日分の歩数が測定される．

7 国民健康・栄養調査に関する記述として誤っているのはどれか．1つ選べ．
   (1) 健康増進法に基づき実施される．
   (2) 層化無作為抽出法を用いて，調査地区が抽出されている．
   (3) 血圧が身体状況調査の項目の一つとして測定される．
   (4) 連続した3日間の栄養摂取状況調査が実施される．
   (5) 毎年同時期に調査が実施されている．

8 国民健康・栄養調査の実施に関する記述として正しいのはどれか．1つ選べ．
   (1) 調査は地域保健法に基づいて実施される．
   (2) 家計調査で設定された単位区を用いて，対象地区が抽出される．
   (3) 栄養摂取状況調査は2日間実施する．
   (4) 案分比率を用いて，個人別栄養素等摂取量が推定される．
   (5) 満15歳以上について，血液検査が行われる．

9 国民健康・栄養調査の実施に関する記述として正しいのはどれか．1つ選べ．
   (1) 地域保健法の規定により実施される．
   (2) 都道府県ごとに企画・立案が行われる．
   (3) 食事歴法を用いて，栄養摂取状況が調査される．
   (4) 世帯ごとの案分比率により個人の摂取量が算出される．
   (5) 生活活動調査によって，1日の運動量を求める．

10 国民健康・栄養調査の実施に関する記述として正しいのはどれか．1つ選べ．
   (1) 疾病の罹患状況と栄養摂取量との関係を明らかにすることが，調査目的である．
   (2) 都道府県知事によって調査地区が指定される．
   (3) 個人を単位として，調査対象が選定される．
   (4) 調査項目によって，調査対象年齢が異なる．
   (5) 満40歳以上の者が，腹囲の測定対象とされる．

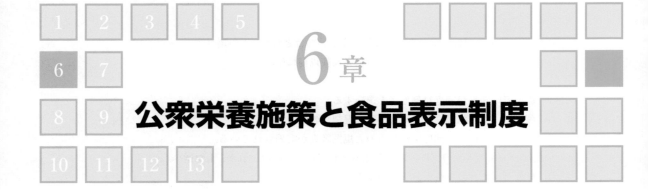

6.1　公衆栄養施策

公衆栄養施策とは，栄養関連法規，厚生労働省や消費者庁から出されている通知などに基づいて，行政が住民の健康の保持・増進をはかり，住民による健康なまちづくりを支援するために，とくに食生活に重点をおいて実施している施策である．公衆栄養施策は，おもに健康増進法に基づいて展開されている．なお，住民の健康を守る栄養行政に関する栄養関係法規には，健康増進法の他，栄養士法，地域保健法，母子保健法，食育基本法，高齢者の医療の確保に関する法律，介護保険法，食品衛生法，食品表示法，食品安全基本法，労働安全衛生法などがある．

6.1.1　健康づくり対策

(1) 健康づくり対策の変遷

わが国の健康づくり対策は，健康元年ともいわれる 1978～1987 年の第 1 次国民健康づくり対策にさかのぼる．これが 1988～1998 年の第 2 次国民健康づくり対策（アクティブ80 ヘルスプラン），2000～2012 年の第 3 次国民健康づくり対策〔21 世紀における国民健康づくり対策（健康日本 21）〕，さらに 2013～2023 年の第 4 次国民健康づくり対策〔健康日本 21（第二次）〕へ引き継がれ，現在にいたっている．健康づくり施策の基本となる健康日本 21（第二次）を踏まえ，各自治体では地方計画を策定し，健康寿命の延伸に向け，医療費の適正化など成果の見える健康づくりおよび栄養・食生活対策を推進している．わが国における健康づくり対策の変遷を表 6-1 に示す．

第 1 次国民健康づくり対策

日本の健康づくり対策は，第 1 次国民健康づくり対策として，昭和 53 年（1978）に開始された．感染症から成人病（現在の生活習慣病）へと疾病構造が変化したことに対応して，成人病の二次予防をめざし，健康づくりの 3 要素（栄養，運動，休養）のうち，栄養に重点をおいて実施された．

健康づくりは国民 1 人ひとりが「自分の健康は自分で守る」という自覚をもち，行政はこれを支援する観点から，① 生涯を通じた健康づくりの推進，② 健康づくりの基盤整備，③ 健康づくりの啓発・普及の 3 点を柱として取組みが推進された．そして，国民への啓発・

普及方法として健康づくりのための食生活指針が策定された.

第2次国民健康づくり対策

　昭和63年(1988)には人生80年時代を迎え，単に寿命を延ばすだけでなく，80歳になっても活動的な高齢者をめざす第2次国民健康づくり対策（アクティブ80ヘルスプラン）が実施された．より積極的な健康増進をめざし，健康づくりの3要素のうち取組みが遅れて

6・1 公衆栄養施策

表6-1　健康づくり対策の流れ

	対策	指針など
1978年〜	第1次国民健康づくり対策 　健康診査の充実 　市町村保健センターなどの整備 　保健師，栄養士などマンパワーの確保	・健康づくりのための食生活指針(1985年) ・加工食品の栄養成分表示に関する報告(1986年) ・肥満とやせの判定表・図の作成(1986年)
1988年〜	第2次国民健康づくり対策 　〜アクティブ80ヘルスプラン〜 　運動習慣の普及に重点をおいた対策 　(運動指針の策定，健康増進施設の推進など)	・健康づくりのための食生活指針(対象特性別)(1990年) ・外食栄養成分表示ガイドライン策定(1990年) ・健康づくりのための運動指針(1993年) ・健康づくりのための休養指針(1994年) ・特別用途食品制度(1995年) ・食品の栄養表示基準策定(1996年) ・年齢対象別身体活動指針(1997年)
2000年〜	第3次国民健康づくり対策 　〜21世紀における国民健康づくり運動(健康日本21)〜 　一次予防重視 　健康づくり支援のための環境整備 　目標などの設定と評価 　多様な実施主体による連携のとれた効果的な運動の推進 2003　健康増進法の施行 2006　制度改革関連法の成立 2008　特定健康診査・特定保健指導開始	・第六次改定日本人の栄養所要量—食事摂取基準—(2000年) ・新しい「食生活指針」(2000年) ・健やか親子21(2000年) ・健康づくりのための睡眠指針(2003年) ・日本人の食事摂取基準(2005年版)(2004年) ・食事バランスガイド(2005年) ・食育基本法施行(2005年) ・食育推進基本計画(2006年) ・健康づくりのための運動基準2006(2006年) ・健康づくりのための運動指針2006(エクササイズガイド2006)(2006年) ・新健康フロンティア戦略(2007年) ・授乳・離乳の支援ガイド(2007年) ・日本人の食事摂取基準(2010年版)(2009年) ・第2次食育推進基本計画(2011年)
2013年〜	第4次国民健康づくり対策 　〜健康日本21(第二次)〜 　①健康寿命の延伸と健康格差の縮小 　②生活習慣病の発症予防と重症化予防の徹底 　③社会生活を営むために必要な機能の維持および向上 　④健康を支え，守るための社会環境の整備 　⑤生活習慣の改善と社会環境の改善	・健康づくりのための身体活動基準2013(2013年) ・日本人の食事摂取基準(2015年版)(2014年) ・日本人の長寿を支える「健康な食事」(2015年) ・食品表示法施行(2015年) ・改定食生活指針(2016年) ・日本人の食事摂取基準(2020年版)(2020年)

厚生労働省，「健康日本21(第二次)参考資料スライド集」(2013)に一部加筆.

いた運動に重点をおいた健康増進事業が推進され，生活習慣の改善による疾病予防・健康増進の考え方が発展した．

また，国民への普及のために健康づくりのための食生活指針(対象特性別)，健康づくりのための運動指針，健康づくりのための休養指針が策定された．

第3次国民健康づくり対策

平成12年(2000)からは，少子・超高齢社会を健康で活力あるものとしていくため，一次予防である生活習慣の改善に重点をおいた，第3次国民健康づくり対策〔21世紀における国民健康づくり運動(健康日本21と略される)〕が策定され，具体的目標を掲げた施策が実施された．

この健康日本21を受けて，健康づくり施策をより一層推進するための法的基盤として，平成14年(2002)に健康増進法が制定され，平成15年(2003)に施行された．

また，平成12年(2000)に厚生労働省，農林水産省，文部科学省の3省連携により策定された新しい食生活指針は，健康日本21と連動し，栄養・食生活の分野で設定された目標達成に向けて具体的実践目標が盛り込まれている．さらに，食生活指針を具体的な行動に結びつけるツールとして食事バランスガイドが策定された．

一方で，同年から新たに取組んでいる健康フロンティア戦略では，国民の健康寿命を延ばすことを基本目標におき，生活習慣病対策と介護予防の二つのアプローチにより，政策を展開している．さらに平成19年(2007)から10か年を実施期間とする新健康フロンティア戦略を策定し，子供や女性，働き盛り世代や高齢者などの各年齢層にわたる健康づくりの総合戦略を示し，国民運動を展開している．

食事バランスガイドの活用

1日に必要なエネルギー量と摂取の目安を無関心層の人々にもアピールするために，イラストで視覚的にとらえられるように工夫されている．何をどれだけ食べたらよいかを選べることで，生活習慣病予防に役立てることができる．また，個人経営の食堂などでも手軽に表示ができるため，スーパーマーケットや飲食店など中食・外食産業で活用することにより食環境整備に役立てることができるように作成されたものである．

第4次国民健康づくり対策

わが国における健康対策の現状や健康日本21の最終評価結果を踏まえ，厚生労働省は平成24年(2012)に健康日本21(第二次)を告示した．健康日本21(第二次)の概念図を図6-1に示す．①の健康寿命の延伸，健康格差の縮小が最重要視されているほか，②以降の生活習慣病の発症予防と重症化予防の徹底などが基本的な項目としてあげられている．栄養・食生活に関する具体的な目標値と中間評価を表6-2に示す．

健康増進法に基づき，都道府県では健康日本21(第二次)をもとに，地域の実情に合わせた地方計画が策定されており，市区町村においても策定が進められている．各自治体では，地方計画に基づき，目標項目と目標値の達成に向けて地域実態に合わせた健康づくり，栄養・食生活対策が推進されている．たとえば，東京都は東京都健康推進プラン21(第二

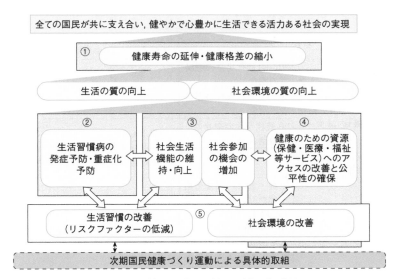

図6-1　健康日本21（第二次）の概念図

厚生科学審議会地域保健県央増進栄養部会，「健康日本21（第二次）の推進に関する参考資料」，厚生労働省，p18，90（平成24年（2012）7月）より．

次）（計画期間：平成25年度から令和5年度まで）を平成25年（2013）3月に策定し，この計画をもとに，都民の健康づくりを総合的に推進している．さらに，令和4年（2022）に最終評価を行う予定となっている．

6.1.2　食育の推進：食育基本法と食育推進基本計画

　食育基本法は平成17（2005）年に制定された．同法では，食育を知育，徳育，体育の「3育」の基礎となるべきものと位置づけ，国や地方公共団体の責務を明確にするとともに，家庭，学校，保育所，地域などを中心に，国民運動として総合的かつ計画的に食育の推進に取り組むことを目的としている．同法に基づき，国は平成18年（2006）に食育推進基本計画を策定し，都道府県，市区町村，関係機関・団体など，多様な関係者と食育を推進している．食育推進基本計画は5か年計画（2006〜2010年）で進められ，第2次食育推進基本計画（2011〜2015年），第3次食育推進基本計画（2016〜2020年）の評価を行い，その結果を反映させた第4次食育推進基本計画（2021〜2025年）が策定された．

　第4次食育推進基本計画では，持続可能な開発目標（SDGs）の達成に貢献すること，令和2年（2020）の新型コロナウイルス感染症の世界的流行による新たな日常やデジタル社会の形成に対応した食育推進が求められ，重点事項は，①生涯を通じた心身の健康を支える食育の推進，②持続可能な食を支える食育の推進，③新たな日常やデジタル化に対応した食育の推進である．第4次食育推進基本計画の目標項目と目標値について表6-3に示した．本法では，都道府県と市区町村に対して実践的な地方推進計画の策定に努めるよう求めており，目標項目と目標値の達成に向けて地域の実情に合わせた食育推進が行われている．全国的な取組みとしては，毎年6月は食育月間，毎月19日は食育の日と定め，

6・1　公衆栄養施策

表6-2　健康日本21（第二次）栄養・食生活に関する具体的な目標値と中間評価

項目		策定時のベースライン値	直近の実績値（中間評価時）	評価	目標（2023年度）
栄養状態	適正体重を維持している者の増加（肥満（BMI25以上），やせ（BMI18.5未満）の減少）	20～60歳代男性の肥満者の割合	31.2%	32.4%		28.0%
		40～60歳代女性の肥満者の割合	22.2%	21.6%	b	19.0%
		20歳代女性のやせの者の割合	29.0%	20.7%		20.0%
	低栄養傾向（BMI20以下）の高齢者の割合の増加の抑制		17.4%	17.9%	a	22.0%
食物摂取	適正な量と質の食事をとる者の増加	主食・主菜・副菜を組み合わせた食事が1日2回以上の日がほぼ毎日の者の割合の増加	68.1%	59.7%		80.0%
		食塩摂取量の減少	10.6 g	9.9 g	b	8 g
		野菜と果物の摂取量の増加　野菜摂取量の平均値　果物摂取量100 g未満の者割合	282 g　61.4%	276.5 g　60.5%		350 g　30.0%
食行動	共食の増加（食事を1人で食べる子どもの割合の減少）	朝食　小学生　　　　中学生	15.3%　33.7%	11.3%　31.9%	b	減少傾向へ
		夕食　小学生　　　　中学生	2.2%　6.0%	1.9%　7.1%		
食環境	食品中の食塩や脂肪の低減に取り組む食品企業および飲食店の登録数の増加	食品企業登録数	14 社	103 社	a	100 社
		飲食店登録数	17,284 店舗	26,225 店舗		30,000 店舗
	利用者に応じた食事の計画，調理および栄養の評価，改善を実施している特定給食施設の割合の増加	管理栄養士・栄養士を配置している特定給食施設の割合	70.5%	72.7%	a	80.0%

評価　a：策定時の値と直近値を比較し，改善している
評価　b：策定時の値と直近値を比較し，変わらない
厚生労働省，『健康日本21（第二次）中間評価報告書』（2018）より作成．

各自治体ではその月日に合わせて食育イベントなどを開催し，普及啓発活動を展開している．

6.1.3　地域における栄養改善業務の推進（行政栄養士の役割）

　栄養改善・健康づくり施策（公衆栄養活動）を支える公的機関として保健所（都道府県・政令市・特別区）および市町村保健センター（市町村）がある．

　地域における行政栄養士（都道府県や市町村において地域住民に対する栄養指導などに従事する管理栄養士や栄養士のこと）による栄養改善・健康づくり施策は，地域保健法や健康増進法，食育基本法や高齢者の医療の確保に関する法律に基づき実施される．

表6-3　第4次食育推進基本計画における食育の推進にあたっての目標（令和3年度から7年度）

目標	具体的な目標値	現状値（令和2年度）	現状値（令和7年度）
1. 食育に関心を持っている国民を増やす	①食育に関心を持っている国民の割合	83.20%	90%以上
2. 朝食または夕食を家族と一緒に食べる「共食」の回数を増やす	②朝食または夕食を家族と一緒に食べる「共食」の回数	週9.6回	週11回以上
3. 地域などで共食したいと思う人が共食する割合を増やす	③地域などで共食したいと思う人が共食する割合	70.70%	75%以上
4. 朝食を欠食する国民を減らす	④朝食を欠食する子供の割合	4.6%※	0%
	⑤朝食を欠食する若い世代の割合	21.50%	15%以下
5. 学校給食における地場産物を活用した取組みなどを増やす	⑥栄養教諭による地場産物に係る食に関する指導の平均取組み回数	月9.1回※	月12回以上
	⑦学校給食における地場産物を使用する割合（金額ベース）を現状値（令和元年度）から維持・向上した都道府県の割合	－	90%以上
	⑧学校給食における国産食材を使用する割合（金額ベース）を現状値（令和元年度）から維持・向上した都道府県の割合	－	90%以上
6. 栄養バランスに配慮した食生活を実践する国民を増やす	⑨主食・主菜・副菜を組み合わせた食事を1日2回以上ほぼ毎日食べている国民の割合	36.40%	50%以上
	⑩主食・主菜・副菜を組み合わせた食事を1日2回以上ほぼ毎日食べている若い世代の割合	27.40%	40%以上
	⑪1日当たりの食塩摂取量の平均値	10.1g※	8g以下
	⑫1日当たりの野菜摂取量の平均値	280.5g※	350g以上
	⑬1日当たりの果物摂取量100g未満の者の割合	61.6%※	30%以下
7. 生活習慣病の予防や改善のために，ふだんから適正体重の維持や減塩等に気をつけた食生活を実践する国民を増やす	⑭生活習慣病の予防や改善のために，ふだんから適正体重の維持や減塩などに気をつけた食生活を実践する国民の割合	64.30%	75%以上
8. ゆっくりよく噛んで食べる国民を増やす	⑮ゆっくりよく噛んで食べる国民の割合	47.30%	55%以上
9. 食育の推進に関わるボランティアの数を増やす	⑯食育の推進に関わるボランティア団体等において活動している国民の数	36.2万人※	37万人以上
10. 農林漁業体験を経験した国民を増やす	⑰農林漁業体験を経験した国民（世帯）の割合	65.70%	70%以上
11. 産地や生産者を意識して農林水産物・食品を選ぶ国民を増やす	⑱産地や生産者を意識して農林水産物・食品を選ぶ国民の割合	73.50%	80%以上
12. 環境に配慮した農林水産物・食品を選ぶ国民を増やす	⑲環境に配慮した農林水産物・食品を選ぶ国民の割合	67.10%	75%以上
13. 食品ロス削減のために何らかの行動をしている国民を増やす	⑳食品ロス削減のために何らかの行動をしている国民の割合	76.5%※	80%以上
14. 地域や家庭で受け継がれてきた伝統的な料理や作法などを継承し，伝えている国民を増やす	㉑地域や家庭で受け継がれてきた伝統的な料理や作法などを継承し，伝えている国民の割合	50.40%	55%以上
	㉒郷土料理や伝統料理を月1回以上食べている国民の割合	44.60%	50%以上
15. 食品の安全性について基礎的な知識を持ち，自ら判断する国民を増やす	㉓食品の安全性について基礎的な知識を持ち，自ら判断する国民の割合	75.20%	80%以上
16. 推進計画を作成・実施している市町村を増やす	㉔推進計画を作成・実施している市町村の割合	87.5%※	100%

注1）※は令和元年度の数値.
注2）追加・見直しは色アミで示した.
注3）学校給食における使用食材の割合（金額ベース令和元年度）の全国平均は，地場産物52.7%，国産食材87%となっている.
農林水産省,「第4次食育推進基本計画における食育の推進にあたっての目標」より作成.

6・1　公衆栄養施策

健康日本21（第二次）の推進を踏まえ，栄養改善・健康づくり事業の企画・立案から実施，評価までを総合的に推進し，地域住民の健康や生活の質的向上をめざして「地域における行政栄養士による健康づくりおよび栄養・食生活の改善の基本指針〔平成25（2013）年3月29日付健発0329第9号〕」が定められた．都道府県や市町村の行政栄養士（管理栄養士や栄養士）は，この業務指針に定められた業務役割に基づき公衆栄養活動を推進している．事業の推進（例）を表6-4に示す．

(1) 特定給食施設の栄養管理指導

健康増進法に基づき，都道府県，保健所設置市，特別区の保健所勤務の管理栄養士は，栄養指導員として特定給食施設（特定の者に対して継続的に1回100食以上または1日250食以上の食事を供給する施設）などの給食担当者に対し，給食施設が行うべき栄養管理基準（健康増進法第21条）に従った適切な栄養管理について必要な指導および助言を行っている．給食施設の管理者は，管轄保健所へ年1回以上栄養管理報告書を提出する．報告書を作成することで，適切な栄養管理が行われているかの自己確認を行うことができる．保健所管理栄養士は，報告書の内容を個別指導に活用するとともに，地域実態として集団指導（研修会など）に活用している．また，食を通じた従業員への健康・栄養教育の実施に関してアドバイス（給食施設指導プログラム）を行っている．保健所による給食施設指導プログラムの事例を示す（表6-5）．

給食施設における適切な栄養管理は，従業員（喫食者）の健康増進だけではなく，その家族あるいは地域の健康増進につながる重要な位置づけがされている．健康日本21（第二次）のなかでも，健康寿命の延伸・健康格差の縮小のために，社会環境の質の向上の一つとして「利用者に応じた栄養管理（利用者に応じた食事の計画，調理及び栄養の評価，改善）を実施している特定給食施設の増加」が目標に定められている．

(2) 食環境整備の推進〜外食栄養成分表示とヘルシーメニューの普及〜

食環境の整備として，健康日本21（第二次）のなかで「食品中の食塩や脂肪の低減に取り組む食品企業及び飲食店の登録数の増加」が目標に定められている．外食の機会の増加に伴い，適切な栄養情報を提供するために，都道府県など各自治体において，飲食店における外食料理の栄養成分表示の普及とヘルシーメニューの提供などが進められている．

たとえば，埼玉県では「埼玉県健康づくり協力店」として指定した県内の飲食店やスーパーマーケットと協力し，定食やお弁当として「埼玉県コバトン健康メニュー（食塩が少なく野菜の多いメニュー）」を提供している．また，おうちでも気軽に「埼玉県コバトン健康メニュー」が食べられるよう，県HP・県COOKPADでもレシピを紹介するなど，「食」による県民の健康づくりを目指した取組みを行っている．マーク（図6-2），とメニューの基準値（表6-6）を示す．

表6-4　地域における行政栄養士による健康づくりおよび栄養・食生活の改善の基本指針：都道府県，保健所設置市および特別区，市町村の業務役割とPDCAサイクルによる事業の推進(例)

都道府県(保健所を含む)	保健所設置市・特別区	市町村
1 組織体制の整備	**1 組織体制の整備**	**1 組織体制の整備**
① 関係部局との体制整備・人材確保	① 配置関係部局との情報集約・共有体制の確保	① 配置関係部局との情報集約・共有体制の確保
② 地域集団データの活用	② 未配置関係部局との施策情報の共有体制の確保	② 未配置関係部局との施策情報の共有体制の確保
③ 市町村との協働体制確保		
2 健康・栄養課題の明確化	**2 健康・栄養課題の明確化**	**2 健康・栄養課題の明確化**
(1) PDCAサイクルに基づく施策・推進	(1) PDCAサイクルに基づく施策・推進	(1) PDCAサイクルに基づく施策・推進
① 市町村健診結果の収集・整理	① 健診結果の分析	① 健診結果の分析
② 各種調査結果の収集・整理・分析	② 各種調査結果の分析	② 各種調査結果の分析
③ 計画策定・目標設定・評価	③ 分析結果に基づく計画策定・目標設定・評価	③ 分析結果に基づく計画策定・目標設定・評価
④ 市町村への支援		④ 都道府県などに情報提供を求めながらの事業展開
⑤ ネットワーク活用による専門的栄養指導の推進	⑤ ネットワーク活用による専門的栄養指導の推進	
3 生活習慣病の発症予防	**3 生活習慣病の発症予防**	**3 生活習慣病の発症予防**
(1) 重症化予防の徹底のための施策の推進	(1) 重症化予防の徹底のための施策の推進	(1) 重症化予防の徹底のための施策の推進
① 市町村や保険者等の連携による特定健診・保健指導結果の共有化・収集・整理・情報の還元	① 特定健診・保健指導結果に基づく分析・課題の明確化・計画化・目標設定・栄養指導の実施	① 特定健診・保健指導結果に基づく分析・課題の明確化・計画化・目標設定・栄養指導の実施
② 地域特性の明確化・周知・共有化	② 行動変容につなげる栄養指導の実施・評価・改善	② 行動変容につなげる栄養指導の実施・評価・改善
	③ 設定目標に対する評価・検証，戦略的取組みの検討	③ 設定目標に対する評価・検証，戦略的取組みの検討
4 自立化に向けた機能の維持・向上のための施策の推進	**4 自立化に向けた機能の維持・向上のための施策の推進**	**4 自立化に向けた機能の維持・向上のための施策の推進**
① 乳幼児・高齢者の栄養状態の実態の集約・整理・栄養情報の還元	① 次世代の健康	① 次世代の健康
② 児童生徒の課題解決のための教育委員会との調整	・健やか親子21と連動した目標設定・取組み	・健やか親子21と連動した目標設定・取組み
③ 栄養・食生活支援の取組み事例の収集・整理・情報の還元	・乳幼児健診データの集計・解析評価・個別支援	・乳幼児健診データの集計・解析評価・個別支援
	・他職種，教育委員会などとの連携による課題解決・観察・分析	・他職種，教育委員会などとの連携による課題解決・観察・分析
	② 高齢者の健康	② 高齢者の健康
	・他職種連携による栄養・食生活支援体制の確保	・他職種連携による栄養・食生活支援体制の確保
	・低栄養高齢者の実態把握・分析・計画・取組み	・低栄養高齢者の実態把握・分析・計画・取組み
5 社会環境の整備の充実	**5 社会環境の整備の充実**	**5 社会環境の整備の充実**
(1) 特定給食施設への指導・支援・評価	(1) 特定給食施設への指導・支援・評価	
① 特定給食施設への栄養士など配置指導	① 特定給食施設への栄養士など配置指導	
(2) 飲食店によるヘルシーメニューの提供等の促進	(2) 飲食店によるヘルシーメニューの提供等の促進	
① ヘルシーメニュー実践の効果検証	① ヘルシーメニュー実践の効果検証	
② 栄養表示の活用・普及	② 栄養表示の活用・普及	
③ 栄養表示販売食品の検査・収去	③ 栄養表示販売食品の検査・収去	
④ 消費者庁との連携	④ 消費者庁との連携	
(3) 地域の栄養ケアなどの拠点の整備		
① 在宅療養者の栄養・食生活の実態把握		
② 地域の関係団体との連携による整備促進		
③ 大学等との連携による栄養情報拠点の整備		
(4) 保健・医療・福祉・介護領域における管理栄養士・栄養士の養成	(4) 保健・医療・福祉・介護領域における管理栄養士・栄養士の養成	(4) 保健・医療・福祉・介護領域における管理栄養士・栄養士の養成
(5) 食に関する多領域の施策の推進	(5) 食育推進のネットワークの構築	(5) 食育推進のネットワークの構築
① 教育・福祉・農政・産業振興などの多岐領域との食育推進の計画策定・実施・評価	① 教育・福祉・農政・産業振興などの多岐領域との食育推進の計画策定・実施・評価	① 教育・福祉・農政・産業振興などの多岐領域との食育推進の計画策定・実施・評価
② 科学的根拠に基づく施策推進	② ボランティア組織の育成とネットワークの構築	② ボランティア組織の育成とネットワークの構築
(6) 健康危機管理への対応	(6) 健康危機管理への対応	(6) 健康危機管理への対応
① 発生防止等対応のためのネットワークの構築	① 発生防止等対応のためのネットワークの構築	① 発生防止等対応のためのネットワークの構築
② 災害時の栄養・食生活支援体制の整備	② 災害時の栄養・食生活支援体制の整備	② 災害時の栄養・食生活支援体制の整備

平成25年(2013)3月29日　健が発0329第4号通知「地域における行政栄養士による健康づくり及び栄養・食生活の改善の基本指針について」のまとめ(一部改変).

6・1 公衆栄養施策

表6-5　保健所における給食施設指導プログラム例「事業所給食を利用した健康づくり」

目的	新入社員が健康を維持しながら仕事をしていくために，食事からの健康づくりを一緒に考え，早期から栄養指導を行うことで，将来の生活習慣病の発症を予防する
目標	①野菜について学ぶ
	②健康管理の必要性を理解する
	③バランスの良い食事を理解し，適正量が分かる
	④1日3食摂ることができる（朝食を欠食しない）
	⑤健康を考えた食生活が実践できる
対象者	10代後半〜20代前半の新入社員
実施場所	T事業所

聞き取りシートをもとに栄養指導の進め方
1.　挨拶，自己紹介
2.　野菜についての卓上メモを見たかどうか確認する
3.　昼食に何を食べたか聞き取る
4.　普段の食事について聞き取る
5.　問題点抽出・解決策の提案をし，考えを聞く
6.　面談をまとめ，目標を1つ決める
7.　粗品をお渡しする
8.　後日，アドバイスシートを渡す

アドバイスシートの内容
・昼食内容について
・1食のエネルギー量の目安
・BMIの算出式
・油を使用した料理の品数
・昼食の食塩摂取量（1日の目安）
・昼食の野菜摂取量（1日の目安）
・対象者へのコメント

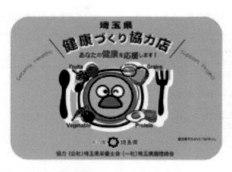

図6-2　埼玉県「健康づくり協力店」ステッカー

表6-6　埼玉県コバトン健康メニューの基準

・エネルギー：500〜700 kcal
・たんぱく質：13〜20%エネルギー
・食塩相当量：3 g未満
・野菜使用量：120 g以上
　（イモ類は除き，きのこ類及び海藻は含む）

　また，厚生労働省は平成27年（2015），生活習慣病予防その他の健康増進を目的とした食事の目安として健康な食事を提案した．これは，1食に主食・主菜・副菜を組み合わせた食事の提供であり，その推奨のためにシンボルマークの活用をよびかけている（図6-3）.

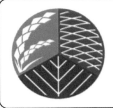

主食・主菜・副菜を組み合わせた食事の
推奨のためのシンボルマークができました

マークのデザインは，円を三分割してシンプルな線や面で，主食・主菜・
副菜の３つの料理を実現．黄色が「主食」，赤色が「主菜」，緑色が「副菜」で，
主食・主菜・副菜の組合せを意味します．

図6-3 「健康な食事」シンボルマーク

厚生労働省，「日本人のための「健康な食事」リーフレット」より．原図は，左上が黄色，右上
が赤色，下が緑色となっている．

6.1.4 母子保健対策

(1) 母子保健法に基づく公衆栄養プログラム

　妊娠，出産，育児に関する栄養指導・相談は，おもに市区町村の管理栄養士（行政栄養士）
により実施されている．妊産婦では，母親・両親学級における栄養指導・相談が行われて
いる．母体の健康と育児に関する正しい知識を身につけてもらうため，妊娠期の食生活に
ついて指導を行っている．乳児の健康診査では離乳食指導が行われている．

　1歳6か月児健康診査では，心身障害や発達障害などの早期発見，虫歯の予防，栄養・
育児指導が保護者に対し行われている．3歳児健康診査では，身体の発育，精神発達など
の面から栄養・食生活指導が家庭環境や生活環境を踏まえ実施されている．乳児のいる家
庭への訪問栄養指導なども行われている．管理栄養士・栄養士のほか，医師や歯科医師，
保健師，看護師，歯科衛生士，心理職など多職種が連携して行われている．食生活改善推

表6-7　市町村における母子保健事業例【マタニティクラス】（父親・母親教室）

目的	母子の健康と栄養，児の養育について正しい知識を身につけるとともに仲間づくりを目的とする
根拠法令	母子保健法
担当職種	管理栄養士・保健師・歯科衛生士
対象	妊娠5〜7か月の初妊婦とパパになる方
実施時間	9時15分〜14時50分
定員	20名

時間	内容
9：15〜9：20	オリエンテーション
9：20〜10：00	講義（保健師）赤ちゃんと育児について 講義（管理栄養士）妊娠期の食生活について
10：00〜12：00	調理実習（管理栄養士）
12：00〜13：00	試食をしながら座談会
13：00〜13：40	ブラッシング実習（歯科衛生士）
13：40〜14：40	口腔チェック（歯科衛生士）
14：40〜14：50	赤ちゃんの抱っこ，おむつ交換について（保健師） 質疑応答

6.1 公衆栄養施策

表6-8　市町村における母子保健事業例(乳幼児健診)

健診	4か月児健診	3歳児健診
根拠法令	母子保健法	
目的	身体の発育状況や精神運動機能発育状況，口腔状況の確認および疾病や言語，聴覚，視覚などの異常を早期発見し，治療や療養につなげる	
対象	満4か月0日～5か月10日の児	満3歳3か月～4歳児未満
内容	身体計測(身長，体重，頭囲，胸囲)，内科健診，結果説明・相談，栄養士の話	身体計測(身長，体重)，内科診察，歯科診察，集団指導，結果説明，尿検査，相談(保健，歯科，栄養，ことばや発達)
関連職種	医師，栄養士，保健師，助産師	医師，歯科医師，歯科衛生士，栄養士，保健師，臨床心理士
実施内容	①受付	①受付(検尿提出)
	②集団栄養指導	②集団栄養指導(歯科→栄養)
	③問診	③問診
	④身体計測(身長，体重，頭囲，胸囲)	④歯科健診
	⑤内科健診	⑤身体計測(身長，体重)
	⑥結果説明	⑥内科健診
	⑦相談(希望者)	⑦視力・聴力健診(希望者)
		⑧結果説明
		⑨相談(希望者)

進員によるおやつづくりなど，ボランティアの協力も欠かせない．

　離乳食指導として授乳・離乳の支援ガイド(2019年改訂版)に沿った集団指導と個別相談が行われている．市区町村における母子保健事業例を示す(表6-7，表6-8)．

(2) 健やか親子21

　健康日本21における母子保健バージョンとして，21世紀の母子保健の取組みの方向性と目標や指標を定め，関係機関・団体が一体となって取り組む国民運動計画として，平成12年(2000)に健やか親子21が策定された．前述の市区町村における母子保健事業は，健やか親子21の理念を踏まえて実施されている．

　また，妊娠前からの食生活指導も重要となっており，食育の視点から，地域や保育所，学校給食において食育基本計画に基づいた事業が展開されている．

6.1.5　成人・高齢者保健対策

　わが国は，世界に先駆けて高齢者保健対策に着手してきた．老人保健法による健康診査や健康教育などの実施をはじめ，平成12年(2000)には介護保険法による介護保険制度が開始され，平成20年(2008)からは高齢者医療確保法に基づく特定健康診査・特定保健指導などが推進されている．

(1) 特定健診・特定保健指導

　平成20年(2008)から，医療費適正化に向けた新たな生活習慣病予防対策として，内臓脂肪症候群(メタボリックシンドローム)の概念が導入された，特定健康診査(健診)・特定保健指導(保健指導)が実施されている．実施主体は医療保険者(健康保険組合や市町村など)であり，40歳～74歳の被保険者(企業の従業員ら)と被扶養者(従業員らの家族)を対象

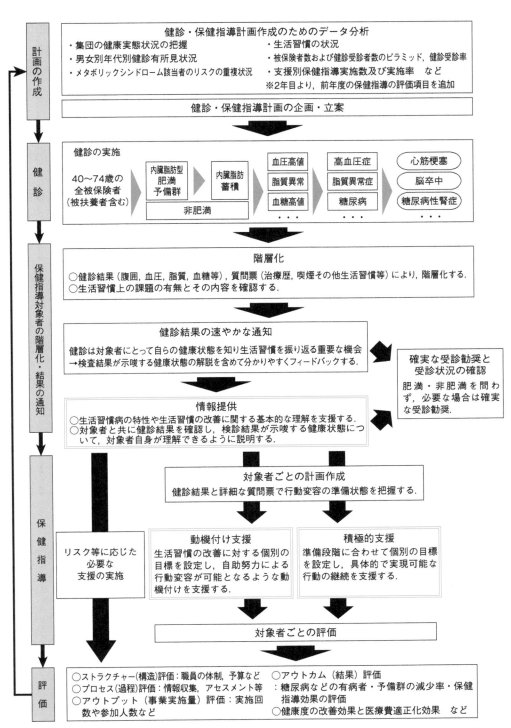

図6-4　生活習慣病予防のための標準的な健診・保健指導プログラムの流れ（イメージ）
厚生労働省,「標準的な健診・保健指導プログラム（平成30年度版）」, p18（2018）より.

に実施されている．効果的・効率的な健康診査・保健指導を実施するために，平成19年（2007）に標準的な健診・保健指導プログラム（確定版）が策定され，健診項目や保健指導の標準化がなされた．平成25年（2013）には健康日本21（第二次）と特定健康診査・特定保健指導の関係が整理され，現在の標準的な健診・保健指導プログラム（平成30年度版）に引き継がれている．図6-4にプログラムの流れを示す．

　標準的な健診・保健指導プログラムの特徴は，健診受診者全員を生活習慣病発症・重症化の危険因子の保有状況（内臓脂肪型肥満に起因するメタボリックシンドロームに着目）により階層化し，その階層レベルに応じた保健指導（情報提供，動機付け支援，積極的支援）を実施することである（表6-9）．リスク要因の保有数が多い者に対しては，医師・保健師・管理栄養士らが積極的に介入し，確実に行動変容を促すことをめざしている．現在，リスクがない者などに対しても，適切な生活習慣あるいは健康の維持・増進につながる必要な情報提供を行う．保健指導に活用する標準的な質問票を表6-10に示す．

　健診や保健指導の結果は医療保険者が管理するため，アウトプット（事業実施量）評価に加え，アウトカム（結果）評価やプロセス評価を含めた総合的な評価が行われる．また，健診・保健指導のデータとレセプトとの突合せが可能になることから，医療保険者は，対象者の健康課題を明確にした戦略的な取組みが可能となる．これらの結果を活用した効果的な公衆栄養プログラムの企画・実施が期待される．

(2) 健康づくりのための運動指針

　健康日本21（第二次）の推進に資するため，健康づくりのための身体活動基準2013年，健康づくりのための身体活動指針2013（アクティブガイド2013）が策定された．これは，ライフステージに応じた健康づくりの推進，生活習慣病の重症化予防のために，年代別の身体活動量や全身持久力の基準値が示されている．成人から高齢期にかけて，どのような運動をどのくらい実施すればよいかの目安として，保健指導の一環として活用することができる（表6-11）．

プラス・テン（+10）運動

　プラス・テン（+10）は，健康寿命を延ばすために「今よりも10分多く身体を動かそう」

表6-9　特定保健指導の対象者の階層化

腹囲	追加リスク ①血糖，②脂質，③血圧	④喫煙歴	対象 40～64歳	65～74歳
≧85cm（男性）≧90cm（女性）	2つ以上該当		積極的支援	動機付け支援
	1つ該当	あり		
		なし		
上記以外でBMI≧25	3つ該当		積極的支援	動機付け支援
	2つ以上該当	あり		
		なし		
	1つ該当			

厚生労働省，政策レポート「特定健康診査（いわゆるメタボ健診）・特定保健指導」，(2009)より．

表6-10 特定保健指導の標準的な質問項目

		質問項目	回答
1-3		現在, a から c の薬使用の有無	
	1	a. 血圧を下げる薬	①はい ②いいえ
	2	b. 血糖を下げる薬またはインスリン注射	①はい ②いいえ
	3	c. コレステロールや中性脂肪を下げる薬	①はい ②いいえ
4		医師から, 脳卒中(脳出血, 脳梗塞など)にかかっているといわれたり, 治療を受けたことがありますか.	①はい ②いいえ
5		医師から, 心臓病(狭心症, 心筋梗塞など)にかかっているといわれたり, 治療を受けたことがありますか.	①はい ②いいえ
6		医師から, 慢性腎臓病や腎不全にかかっているといわれたり, 治療(人工透析など)を受けていますか.	①はい ②いいえ
7		医師から, 貧血といわれたことがある.	①はい ②いいえ
8		現在, たばこを習慣的に吸っている. (※「現在, 習慣的に喫煙している者」とは, 「合計100本以上, または6か月以上吸っている者」であり, 最近1か月間も吸っている者)	①はい ②いいえ
9		20歳時の体重から10kg以上増加している.	①はい ②いいえ
10		1回30分以上の軽く汗をかく運動を週2日以上, 1年以上実施	①はい ②いいえ
11		日常生活において歩行または同等の身体活動を1日1時間以上実施	①はい ②いいえ
12		ほぼ同じ年齢の同性と比較して歩く速度が速い.	①はい ②いいえ
13		食事をかんで食べるときの状態はどれにあてはまりますか.	①何でもかんで食べることができる ②歯や歯ぐき, かみあわせなど気になる部分があり, かみにくいことがある ③ほとんどかめない
14		人と比較して食べる速度が速い	①速い ②ふつう ③遅い
15		就寝前の2時間以内に夕食をとることが週に3回以上ある.	①はい ②いいえ
16		朝昼夕の3食以外に間食や甘い飲み物を摂取していますか.	①毎日 ②時々 ③ほとんど摂取しない
17		朝食を抜くことが週に3回以上ある.	①はい ②いいえ
18		お酒(日本酒, 焼酎, ビール, 洋酒など)を飲む頻度	①毎日 ②時々 ③ほとんど飲まない(飲めない)
19		飲酒日の1日当たりの飲酒量 日本酒1合(180ml)の目安:ビール500ml, 焼酎25度(110ml), ウイスキーダブル1杯(60ml), ワイン2杯(240ml)	①1合未満 ②1~2合未満 ③2~3合未満 ④3合以上
20		睡眠で休養が十分とれている.	①はい ②いいえ
21		運動や食生活などの生活習慣を改善してみようと思いますか.	①改善するつもりはない ②改善するつもりである (概ね6か月以内) ③近いうちに(概ね1か月以内)改善するつもりであり, 少しずつ始めている ④既に改善に取り組んでいる(6か月未満) ④既に改善に取り組んでいる(6か月以上)
22		生活習慣の改善について保健指導を受ける機会があれば, 利用しますか.	①はい ②いいえ

厚生労働省, 「標準的な健診・保健指導プログラム(平成30年度版)」2-29, 2-30, (2018)より作成.

6・1 公衆栄養施策

表6-11　年代別身体活動の基準

血糖・血圧・脂質に関する状況		身体活動（生活活動・運動）		運動		体力（うち全身持久力）
健診結果が基準範囲内	65歳以上	強度を問わず，身体活動を毎日40分（＝10メッツ・時/週）	今より少しでも増やす（例えば10分多く歩く）	—	運動習慣をもつようにする（30分以上・週2日以上）	—
	18～64歳	3メッツ以上の強度の身体活動を毎日60分（＝23メッツ・時/週）		3メッツ以上の強度の運動を毎週60分（＝4メッツ・時/週）		性・年代別に示した強度での運動を約3分間継続可能
	18歳未満	—		—		—
血糖・血圧・脂質のいずれかが保健指導レベルの者		医療機関にかかっておらず，「身体活動のリスクに関するスクリーニングシート」でリスクがないことを確認できれば，対象者が運動開始前・実施中に自ら体調確認ができるよう支援したうえで，保健指導の一環としての運動指導を積極的に行う．				
リスク重複者またはすぐ受診を要する者		生活習慣病患者が積極的に運動をする際には，安全面での配慮がよりとくに重要になるので，まずかかりつけの医師に相談する．				

厚生労働省，「健康づくりのための身体活動指針（アクティブガイド）」，（2013）より.

という指針である．身体を動かすというのは，掃除や通勤，買い物などの日々の生活のなかでの身体活動と，日常生活の身体活動以外に行うウォーキングや筋力トレーニングなどの運動を指す．18～64歳の人では「1日60分元気に身体を動かしましょう」，65歳以上の人では「じっとしていないで1日40分動きましょう」などがある．そのなかに，筋力トレーニングやスポーツなどが含まれているとより効果的であるとしている．このような標語を用いて働き盛り世代や高齢者への健康づくりが推進されている．

(3) 成人期の公衆栄養プログラム

成人期は社会活動の中心となる年齢である．若年期は健康・栄養状態が良好な者が多いが，仕事や育児に追われて自身の健康・栄養状態を振り返る機会が少ないのが現状である．壮・中年期は健康への関心が高まる時期であるが，社会的責任が重くなり，自分の生活を振り返る余裕を持てなくなる人が多い．

近年，従業員などの健康管理を経営的な視点で考え，戦略的に実践する健康経営の考え方が重視されている．企業理念に基づき，従業員などへの健康投資を行うことは，従業員の活力向上や生産性の向上などの組織の活性化をもたらし，結果的に業績向上や株価向上につながると期待されている．健康経営は「国民の健康寿命の延伸」に関する取組みの一つであり，企業や地域における公衆栄養プログラムの実施が求められている．

集団を対象としたものでは，生活習慣病（メタボリックシンドローム）予防のための健康・栄養教室（糖尿病予防教室，高血圧予防教室，脂質異常症予防教室など）や生活習慣病全般を予防するための普及啓発講習会や健康イベントが行われている．健康イベントでは，血圧測定や骨密度測定，1日に摂りたい野菜の量を計量するなどの体験コーナーと栄養相談コーナーなどにより健康・栄養状態を振り返る機会を提供している．

また，市区町村においては，高血圧，脂質異常症，糖尿病，骨粗鬆症などの個別相談も

行われている.

　これら公衆栄養プログラムは，前述の特定健康診査や労働安全法に基づく定期健康診査などの結果を踏まえて実施されている.

(4) 高齢期の公衆栄養プログラム

　高齢者においては，低栄養と過剰栄養の問題が共存し，双方とも疾病の回復遅延や生活機能(日常生活動作：ADL)の低下と深い関係がある.　公衆栄養活動においては，介護予防，フレイル予防の観点から低栄養への対応が重要である.　地域包括ケアシステムの構築を目的に，市町村においては，介護予防のための施策として地域支援事業が介護保険法(2006年改正)に基づき実施されている.

　また，単身高齢者世帯や高齢者夫婦世帯が増加するなか，買い物や食事の準備が困難などの食事の困りごとを抱える地域高齢者への栄養・食生活支援の体制整備の推進が求められている.

　高齢者の健康支援・介護予防の取組み例を以下に示す.

①元気高齢者対策・介護予防事業

　高齢者の閉じこもりを防ぎ，共食の場を提供する「会食サロン」や，「男の料理教室」などの取組みが行われている.　要介護状態となる原因として，関節疾患や骨折・転倒が原因となる場合も多いのが現状である.　高齢者が転倒・骨折する背景とされる骨粗鬆症による骨折を防ぐための「骨粗鬆症予防教室」，「フレイル予防教室」，「低栄養予防教室」などの栄養教室や料理教室が開催されている.　介護予防には「栄養改善」だけではなく，「口腔ケア」や「運動(リハビリテーション)」が大切である.　これらは組み合わせて実施されている.　また，これら講習会は，高齢者本人や家族だけではなく，支援者支援対策としてヘルパーや介護支援専門員，看護師や歯科衛生士，薬剤師など，高齢者の保健・医療・介護に関わる専門職や食生活改善推進員などのボランティアを対象としても行われている.

②高齢者の食支援としての配食事業

　通いの場に行けない，食事づくりに困っている高齢者など地域在住高齢者の食支援として配食サービスがある.　平成29年(2017)に配食事業者向けに地域高齢者等の健康支援を推進する配食事業の栄養管理に関するガイドラインが厚生労働省から出された.

　ガイドラインでは，配食による栄養管理は，利用者の身体状況，嗜好などを考慮し，栄養素等調整食または物性等調整食の献立作成は，管理栄養士や栄養士が担当することとされている.　在宅医療・介護の連携推進の流れのなか，医療・介護関連施設と住まいをつなぐものとして，在宅療養者や介護支援を必要とする高齢者に対する栄養素等調整食を取り扱う事業者の増加が望まれる.市区町村では，地域支援事業としてサービス提供事業者と委託契約を交わし，配食サービスが必要な高齢者に提供している.厚生労働省では,同ガイドラインを活用した事業者や地方自治体における先行事例を収集し,情報発信をしている.

6.2 食品表示制度

わが国では多種多様な食品が出回っており，そのなかでも，加工食品の占める割合は近年大きくなっている．食生活が豊かになった反面，肥満や高血圧，糖尿病などの生活習慣病が増加している状況から，現在，食を通じた健康づくりへの関心が高まっている．これに対し，食品に関する表示が，食品を摂取する際の安全性および一般消費者の自主的かつ合理的な食品選択の機会の確保に，重要な役割を果している．このことから，従来の食品衛生法，健康増進法，農林物資の規格化などに関する法律（JAS法）の食品表示に関する規格を統合し，食品の表示に関する包括的かつ一元的な制度として平成25年（2013）には消費者庁から食品表示法が公布され，平成27年（2015）から施行されている．食品表示のおもな変更点は，アレルギー表示の変更，加工食品の栄養成分表示の義務化，機能性表示食品の制度の新設などである．なお，食品表示法では虚偽・誇大な広告表示と特別用途食品（特定保健用食品含む）については除外されており，これまでどおり健康増進法において規制されている．

食品表示は，保健所の管理栄養士（栄養指導員）が製造者指導や一般消費者への活用推進を担っている．また，管理栄養士などが公衆栄養活動を行う場合の重要な栄養教育ツールとなっている．とくに，栄養成分表示については，生活習慣病予防や健康増進の観点から活用推進が期待され，各自治体が普及啓発活動を展開している．管理栄養士は，それぞれの食品についてその規格基準などを十分に理解し，そのうえで対象者に合わせた適切な食品紹介や情報提供を行うことが求められる．

6.2.1　食品表示の基本表示項目

食品表示の具体的なルールは食品表示基準に規定されている．① 名称，② アレルゲン，③ 保存方法，④ 消費期限または賞味期限，⑤ 原材料名，⑥ 添加物，⑦ 栄養成分の量および熱量，⑧ 内容量，⑨ 原産地，⑩ 食品関連事業者などが表示すべき事項である．

6.2.2　アレルギー物質（アレルゲン表示）

食物アレルギー患者の健康危害の発生防止を目的として，重篤度，症例数の多い品目を特定原材料として表示を義務付けし，過去に一定の頻度で健康危害が見られた品目を特定原材料に準ずるものとして表示を推奨している．表示対象は，容器包装された加工食品および添加物である．現在，表示が義務付けられている対象品目は，特定原材料として症例数の多い5品目（卵，乳，こむぎ，えび，かに）と重篤度の高い2品目（そば，落花生）の計7品目である．また，特定原材料に準ずるものとして21品目について表示が推奨されている（表6-12）．なお，特定原材料および特定原材料に準ずる食品については，食物アレルギーの発生状況，症状が重篤であるかどうかなどの実態を把握し，その結果を踏まえ，必要に応じて見直しがなされる．

表示方法は個別表示と一括表示（例外）があるが，原則として個別表示で行われる（表6-13）．

表6-12　アレルゲンを含む食品に関する表示（食物アレルギー表示）の対象品目

表示	用語	品目（名称）	理由
義務表示	特定原材料(7品目)	えび，かに，小麦，そば，卵，乳，落花生（ピーナッツ）	とくに発症数や重篤度から勘案して表示す必要性の高いもの．
推奨表示	特定原材料に準ずるもの(21品目)	アーモンド，あわび，いか，いくら，オレンジ，カシューナッツ，キウイフルーツ，牛肉，くるみ，ごま，さけ，さば，大豆，鶏肉，バナナ，豚肉，まつたけ，もも，やまいも，りんご，ゼラチン	症例数や重篤な症状を呈する者の数が継続して相当数見られるが，特定原材料に比べると少ないもの．特定原材料とするか否かについては，今後，引き続き実態調査などによる科学的検証を行い，適宜見直しを行う．

表6-13　食物アレルギー表示の方法

【個別表示の例】　アレルギー表示は下線部（実際の商品にはありません）

原材料名	準チョコレート（パーム油（<u>大豆を含む</u>），砂糖，<u>全粉乳</u>，ココアパウダー，<u>乳糖</u>，カカオマス，食塩），<u>小麦粉</u>，ショートニング（<u>牛肉を含む</u>），砂糖，<u>卵</u>，コーンシロップ，<u>乳又は乳製品を主要原料とする食品</u>，ブドウ糖，麦芽糖，加工油脂，カラメルシロップ，食塩

【一括表示の例】　アレルギー表示は下線部（実際の商品にはありません）

原材料名	準チョコレート（パーム油，砂糖，全粉乳，ココアパウダー，乳糖，カカオマス，食塩），小麦粉，ショートニング，砂糖，卵，コーンシロップ，乳または乳製品を主要原料とする食品，ブドウ糖，麦芽糖，加工油脂，カラメルシロップ，食塩，<u>（一部に小麦・卵・乳成分・牛肉・大豆を含む）</u>

6・2　食品表示制度

6.2.3　栄養成分表示

　容器包装に入れられた一般用加工食品および添加物には，食品表示基準に基づき，栄養成分の量およびエネルギー（熱量）の表示（栄養成分表示）が義務付けられている．

　必ず表示しなければならない（義務表示）栄養成分は，エネルギー，たんぱく質，脂質，炭水化物，ナトリウム（食塩相当量で表示）である．また，推奨表示として飽和脂肪酸，食物繊維があり，その他，任意表示の表示基準も定められている．

　表示例を図6-5に示す．また，栄養成分の量およびエネルギーについて強調表示をする場合には，含有量が一定の基準を満たすことが定められている（表6-14，図6-6）．

　消費者にとっては栄養成分表示を見ることを習慣化すると，適切な食品選択や栄養成分の過不足の確認などに役立てることができ，国民の生活習慣病予防や健康の維持・増進に資することが期待される（図6-7）．

　なお，公衆栄養活動においては，消費者庁作成の啓発スライドや普及啓発リーフレットなどを活用して健康づくりを推進することが求められる．都道府県などにより，多様な公衆栄養プログラムが展開されている．

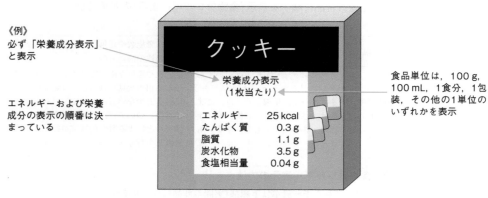

〈例〉
必ず「栄養成分表示」と表示

エネルギーおよび栄養成分の表示の順番は決まっている

栄養成分表示
（1枚当たり）

エネルギー	25 kcal
たんぱく質	0.3 g
脂質	1.1 g
炭水化物	3.5 g
食塩相当量	0.04 g

食品単位は，100 g，100 mL，1食分，1包装，その他の1単位のいずれかを表示

図6-5　加工食品の栄養成分表示の記載例
消費者庁，「初めて栄養成分表示をする方へ　食品表示基準における栄養成分表示」リーフレットを参考に作成.

栄養強調表示例①
小魚せんべい「カルシウムたっぷり」の表示がある場合

栄養成分表示 1袋（100 g）当たり	
エネルギー	350 kcal
たんぱく質	7.5 g
脂質	1.0 g
炭水化物	78 g
食塩相当量	2.0 g
カルシウム	220 mg

栄養強調表示例②
清涼飲料水（500 mL）「カロリーゼロ」の表示がある場合

栄養成分表示 100 mL当たり	
エネルギー	3 kcal
たんぱく質	0.1 g
脂質	0 g
炭水化物	0.7 g
食塩相当量	0.1 g

栄養強調表示例③
グミ「コラーゲン入り」と表示がある場合

栄養成分表示 1袋（50 g）当たり	
エネルギー	181 kcal
たんぱく質	0.1 g
脂質	0 g
炭水化物	45 g
食塩相当量	0 g
コラーゲン	200 mg

図6-6　栄養強調表示例

表6-14　栄養強調表示の基準

栄養強調表示の種類	栄養成分が多いことを強調する場合の表示の基準			栄養成分等が少ないことを強調する場合の表示の基準		
	補給ができる旨の表示			適切な摂取ができる旨の表示		
	高い旨	含む旨	強化された旨	含まない旨	低い旨	低減された旨
表現例	・高○○ ・○○豊富	・○○源 ・○○供給 ・○○含有	・○○30%アップ ・○○2倍	・無○○ ・○○ゼロ ・ノン○○	・低○○ ・○○控えめ ・○○ライト	・○○30%カット ・○○10 gオフ ・○○ハーフ
該当する栄養成分	たんぱく質，食物繊維，亜鉛，カリウム，カルシウム，鉄，銅，マグネシウム，ナイアシン，パントテン酸，ビオチン，ビタミンA，B_1，B_2，B_6，B_{12}，C，D，E，Kおよび葉酸			エネルギー，脂質，飽和脂肪酸，コレステロール，糖類，ナトリウム		

消費者庁「栄養成分表示を活用してみませんか？」p8 より.

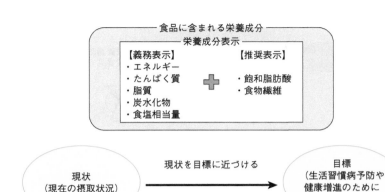

栄養成分表示を使って，なにを減らす なにを増やす

● 肥満ややせの予防のため，食品のエネルギー値と体重とチェック！

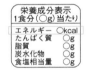
生活習慣病予防や虚弱予防のために，適正体重を維持します
☐ 食品のもつエネルギーを確認して，選ぶ
☐ 自分の体格（BMI）を知り，体重の変化を確認する

● たんぱく質，脂質，炭水化物の量を見て，食事の質をチェック！

生活習慣病予防のために，たんぱく質，脂質，炭水化物をバランス
よくとります
☐ 栄養的な特徴の違う食品を組み合わせて，選ぶ
☐ 生活習慣病予防のために食物繊維を十分に摂取する

● 高血圧予防のため，食塩相当量をチェック！

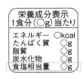
減塩は，高血圧の予防や管理に効果があります＊
☐ ふだんよく食べる食品からの食塩摂取量を減らす
☐ 調味料からの食塩摂取量を減らす

図6-7 栄養成分表示の活用例

消費者庁，「加工食品の栄養成分表示が義務化されました」リーフレットより.
日本人におけるエネルギーや栄養素の摂取について，生活習慣病予防や健康増進の観点から，なにを減らし，なにを
増やすことが必要か確認する．現在の摂取量と生活習慣病予防や健康増進のために目標とする量を比べてみると，両
者の間に隔たりがあるものがいくつかみられる.
＊「たっぷり」や「○％カット」などの栄養強調表示も参考にできる.

6.2.4 保健機能食品制度

　保健機能食品とは，いわゆる健康食品のうち，一定の要件を満たすことによって，健康
にかかわる有用性の表示を認められた食品で，食品衛生法および健康増進法に基づく特定
保健用食品と栄養機能食品，さらに食品表示法により創設された機能性表示食品に分類さ

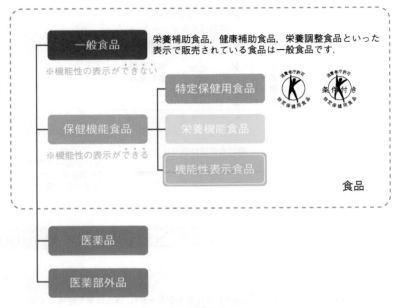

図 6-8　保健機能食品の概要

れる（図 6-8）．これらの食品に対し，過度に期待し偏重して摂取することがないよう，バランスのとれた食生活について普及啓発を図るため，平成 17 年（2005）から「食生活は，主食，主菜，副菜を基本に，食事のバランスを」の表示が義務付けられている．

(1) 特定保健用食品（トクホ）

特定保健用食品とは，健康増進法に基づく特別用途食品として，また，食品衛生法に基づく保健機能食品にも分類されている食品で，通常の食生活において特定の保健の目的で摂取する人に対し，その摂取により当該保健の目的が期待できる旨の表示ができる食品である．安全性と有効性が認められた食品であり，個別許可型，規格基準型，疾病リスク低減表示および条件付き特定保健用食品がある．

個別許可型

消費者庁において，個別に生理的機能や特定の保健の用途を示す有効性や安全性などの科学的根拠に関する審査を受け，許可を受けた食品である．例として「血糖値が高めの方に適する」，「血糖値が気になる方に適する」などの表示が許可されている．

規格基準型

認可件数が多く，科学的根拠が蓄積されたものについて，個別審査をせず規格基準の適合の有無によって許可される食品である．

疾病リスク低減表示

科学的根拠が医学的・栄養学的に広く認められ，確立されている場合に認められている．許可対象は「カルシウムと骨粗鬆症」，「葉酸と神経管閉鎖障害」の二つである（例：「この食

品はカルシウムを多く含み，将来の骨粗鬆症になるリスクを低減するかもしれません」）．

条件付き

　現行の審査で求められている，有効性の科学的根拠のレベルには届かないものの，一定の有効性が確認されるため，条件付きで許可される食品（許可表示例：○○を含んでおり，根拠は必ずしも確立されていませんが，△△に適していることが示唆されている食品です）．

(2) 栄養機能食品

　高齢化や食生活の乱れなどにより，通常の食生活を行うことが難しく，1日に必要な栄養成分をとれない場合に，栄養成分の補給を目的として利用される食品である．表示に関する規格基準に適合していれば，国への許可申請や届け出が不要な自己認証制の食品で，対象食品は，加工食品および生鮮食品である．食品表示法により定められた栄養成分の機能が表示できる．

(3) 機能性表示食品

　食品表示法の施行とともに新しく創設された．消費者庁が定めた一定のルールに基づき，事業者が科学的根拠について評価を行い，消費者庁に届出して要件が揃えば，事業者の責任で表示が可能となる食品である．「特定保健用食品とは異なり，消費者庁長官による個別審査をうけたものではありません」という打消し表示があるなど，ガイドラインで安全，品質，機能性の要件が定められている．科学的根拠は消費者庁のウェブサイトなどに公開されている．

　なお，機能性表示食品は，疾病の診断，治療，予防を目的としたものではなく，疾病に罹患している者，未成年者，妊産婦および授乳婦を対象に開発された食品ではないことに注意が必要である．

6.2.5　特別用途食品制度

　特別用途食品（特定保健用食品を除く）は，病者用食品，妊産婦，授乳婦用粉乳，乳児用調製乳，およびえん下困難者用食品（とろみ調整用食品を含む）の特別の用途について，健康増進法に基づき消費者庁の許可を受けて適する旨の表示をした食品である．表示の許可にあたっては，規格または要件への適合性について，国の審査を受ける必要がある．特別用途食品の分類について図6-9に示す．病者用食品には許可基準型と個別評価型がある．

許可基準型病者用食品

　たとえば，低たんぱく質食品の許可基準規格によると，たんぱく質含量が通常の同種の食品に含まれる量の30%以下とされ，許可される特別用途表示は「たんぱく質摂取制限を必要とする疾患（腎臓疾患など）に適する旨」である．また，医師に「たんぱく質摂取量制限を指示された場合に限り用いる旨」の表示をする必要がある．

個別評価型病者用食品

　特定保健用食品と同様に，個別に科学的評価を受けなければならない．「○○疾患に適する旨（病名）」の表示が認められ，医師に指示された場合に限って用いることができる．そのため，最新の医学，栄養学的知見にそったものとなるよう審査体制が強化されている．

6・2　食品表示制度

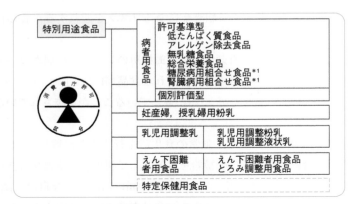

図6-9 特別用途食品の分類と許可マーク
＊1 令和元年(2019)9月から追加
消費者庁，特別用途食品に関するリーフレット「特別用途食品とは」より．

えん下困難者用食品

　えん下困難者用食品の規格基準は，硬さ，付着性，凝集性に基づいて定められている．「医師，歯科医師，管理栄養士，薬剤師，言語聴覚士などの相談指導を得て使用することが適当である旨」を表示することとなっている．

　高齢化の進展や生活習慣病の増大に伴って，食生活の適正化の一助として，特別用途食品の使用が期待される．利用者が適切な食に関する情報を得るためにも，医師や管理栄養士らによる助言指導の機会が保障される必要がある．

実習課題

1 「健康日本21（第二次）」を基本理念として各都道府県は健康増進計画を策定している．あなたの住んでいる都道府県健康増進計画の①〜⑥について調べなさい．
　① 健康増進計画名，② 計画期間，③ 健康に関する現状と課題，④ 基本方針，⑤「栄養・食生活」分野の目標（目標項目と目標値），⑥ 都道府県や保健所が実施している栄養・食生活改善に関する事業

2 各市区町村は都道府県健康増進計画を参考に，独自の基本計画と行動計画を策定している．あなたが住んでいる区市町村健康増進計画の①〜④を調べなさい．さらに，人口規模や高齢化率，産業構造などが類似している市区町村を選び，比較しなさい．
　① 健康増進計画名，② 計画期間，③ 健康に関する現状と課題，④ 国や都道府県計画と異なる市区町村独自の目標（目標項目と目標値）

3 各市区町村では地域住民に身近な保健サービスを行っている．あなたが住んでいる市区町村が住民の健康増進を図るために実施している公衆栄養プログラムの①〜④について調べなさい．
　① 母子保健，② 学童・思春期，③ 生活習慣病予防，④ 高齢者保健（介護予防）

4 都道府県では食環境整備を推進している．あなたが住んでいる都道府県が実施している外食栄養成分表示やヘルシーメニューの提供などの公衆栄養プログラムの①と②について調べなさい．さらに，①と②それぞれのa〜dを調べ，考察しなさい．
① 飲食店や中食産業，② 給食施設
a. 事業の名称，b. 事業の内容，c. 指定(認証)基準，d. マーク・ステッカー

5 毎年6月の「食育月間」では，国や地方公共団体，関係団体などが協力して公衆栄養プログラムを実施している．あなたが住んでいる市区町村で行われる食育に関するイベントや取組みを調べなさい．

6 加工食品の栄養成分表示を集め，表示の①〜③について調べなさい．そして，これら栄養成分表示を食生活改善に活かすために，どのように活用したらよいか考察しなさい．
① 同じ食品(クッキー，カレールーなど)の表示例，② 義務表示以外の表示の例(販売促進のための表示例)，③ 栄養強調表示の例とその基準値

7 あなたが住んでいる市区町村が実施している「高齢者への配食サービス」について調べなさい．

予想問題

1 「健康日本21(第二次)」の栄養食生活に関する目標項目のうち，中間評価で「改善している」と判定されたものはどれか．1つ選べ．
(1) 適正体重を維持している者の増加量
(2) 適正な質と量の食事をとる者の増加
(3) 共食の増加
(4) 食品中の食塩や脂肪の低減に取組む食品企業および飲食店の登録数の増加
(5) 適正体重の子どもの増加

2 第4次食育推進基本計画についての記述である．誤っているものはどれか．1つ選べ．
(1) 食育推進基本計画の実施期間は5年である．
(2) 持続可能な開発目標(SDGs)の達成に貢献することが明記されている．
(3) 「新たな日常」やデジタル社会に対応した食育の推進が重点事項のひとつである．
(4) 市町村は食育推進計画を策定しなければならない．
(5) 食育推進基本計画は，食育基本法に基づき食育推進会議が作成する．

3 保健所が行う公衆栄養活動に関する記述である．誤っているものはどれか．2つ選べ．
(1) 食品の栄養成分表示の普及促進
(2) 給食施設に対する適切な栄養管理に関する必要な指導および助言
(3) 母子保健法に基づく乳幼児健診における栄養指導
(4) 飲食店を対象としたヘルシーメニューの提供促進
(5) 特定健康診査・特定保健指導の実施

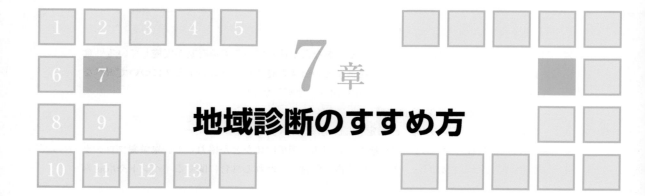

7章 地域診断のすすめ方

7.1 地域診断のすすめ方

　公衆衛生において，対象とする集団の特性を客観的に把握することは最も大切である．計画(plan)，実行(do)，評価(see)の前に，まず対象集団の把握(assessment of population health)と診断(diagnosis)が重要である．地域における集団の特性を客観的に把握することを地域診断(community diagnosis)という．事業や働きかけの評価をするうえでも，対象集団の指標に注目して，経時的に評価(monitoring and evaluation)することが肝要である．

7.1.1 健康政策のサイクル

　R. A. スパソフは著書"Epidemiologic Methods for Health Policy"のなかで，公衆衛生政策のサイクル(public health policy cycle)についてまとめている．

　このサイクルは以下の5ステップ(カッコ内の対応する疫学研究の方法などは筆者が補足)からなる(図7-1)．

① 集団の健康評価(地域診断)(記述疫学)

② 介入効果の予測(介入研究)

③ 政策の選択(効率などの観点からの意思決定)

④ 政策の実施(行政)

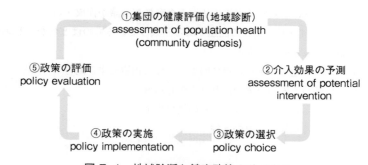

図7-1　地域診断と健康政策のサイクル

水嶋春朔，「地域診断のすすめ方——根拠に基づく生活習慣病対策と評価　第2版」，医学書院(2006).

⑤ 政策の評価（記述疫学）

　集団に対する有効な健康政策を推進していくための各種のサイクルやステップは，さまざまな表現で紹介されているが，基本的な骨格は共通しており，「集団の健康評価」から始まる点などが重視されている．

　この５ステップのなかで疫学研究の役割として重要なのは，①「集団の健康評価（地域診断）」（記述疫学）と②「介入効果の予測」（介入研究）および⑤「政策の評価」（記述疫学）である．すなわち，①「集団の健康評価」と②「介入効果の予測」を踏まえ，③「政策の選択」に関する決定を意思決定者が行い，④「政策の実施」で予算化された事業を行政の担当者が実行する．そして年度単位あるいは複数年にわたって到達目標を達成できたか，地域集団の健康状態についてはどの指標がどのように改善できたかについて⑤「政策の評価」を行う．

　これらのステップを支えるためには，十分な疫学研究が進められ，科学的根拠（evidence）として活用される必要がある．

7.1.2　地域集団の客観的評価とモニタリングの重要性 ●

　根拠に基づいた健康政策や公衆衛生を展開していくうえで最も基本的で重要なのは，対象となる集団，地域（市町村，保健所管轄区域，二次医療圏域，都道府県，国など）のきめ細かい観察や既存の保健医療統計〔人口動態統計，患者調査，疾病登録（がんや脳卒中），国民健康保険加入者の医療費調査，医療整備調査，基本健康診査，がん検診など〕を通して，地域ごとの問題や特徴を把握する地域診断である．

　なお既存の保健医療統計が十分な事実を物語っていない場合には，疫学研究（epidemiologic research）という集団における疾病の頻度，その因果関係，リスクファクター（risk-factor）を明らかにする研究方法を通して，問題の掘り起こしをすることが重要となる．こうした地域の問題設定と評価（地域診断）に基づいて，適切な処方（保健医療施策）を策定・実行し，それらがうまくいったかどうかを評価し，次の地域診断や処方にフィードバックしてつなげることが大切である．

　たとえば臨床では，①患者が自分の困っている問題（主訴）を抱えて医療機関を受診し，②医師は主訴を注意深く傾聴し，③全体的に問題を評価するために，④全身状態についても客観的に診察し，⑤バイタルサイン（vital sign：血圧，脈拍，体温，呼吸数）をとり，⑥診断のための正確な情報を得る努力をする．必要であれば⑦生活習慣の是正のアドバイスをしたり，⑧検査をしたり，⑨薬を処方したり，場合によっては⑩専門医や他科の医師の意見を聞く．

　こうした一連のプロセスは，対象が患者ではなく地域集団である場合にも，同様に重要であることはいうまでもない．

　地方自治体における地域保健医療計画などの施策も，地域集団の客観的な評価を根拠にすることは重要であり，そのためには既存行政資料を十分に理解し，活用することが基本となる．

7.1.3　地域診断のための客観的な指標

　集団の健康状態を把握・評価する指標を時系列的に総合的に理解するために，「生活習慣病川」の流れに沿って考える（図7-2）.

　生活習慣病川を上流（図の右上）から流れてくる集団がある. そのなかには地域で健診・検診を受ける人と受けない人がいる. ここで重要なのは，受けた人の健康状態（肥満度，血圧，コレステロール値など）はどのような分布なのか，データベース化しておくことである.

　個人のデータを個票として見るだけでなく，集団全体の特性を把握するために，入力してデータベース化することが必須だからである. その結果，生活習慣病川の中・下流で登場する罹患率，有病率，死亡率などとの関係を検討できることが理想的である.

　生活習慣病川を流れてくると，ある人は「罹患の滝」に落ちて病気になる. すなわち「患いに罹る」（罹患）. 一方，早期の段階に発見し，生活習慣の改善あるいは治療をすることで，早期回復，早期社会復帰が期待できる. この段階では，罹患数全体を把握することが最も重要である. たとえば，脳卒中に罹患した全数のうち，早期に回復した人，寝たきりになった人，すぐ死亡した人などがそれぞれ何人いるのかを把握し，もし追跡が可能となれば，どういう人が早期回復するのか，どういうリスクファクターがあると寝たきりになるのか，どういう背景をもった人がすぐ死亡するのかなど，詳細な全容解明も可能となる. さらに，こうした客観的な根拠を予防対策に役立てることにより，地域ごとに有効な予防や健康増進を展開できるようになる.

　一方，「罹患の滝」に落ちた人たち，すなわち患者となった人たちを把握する指標は患者数と有病率である. 長期間，患者でいる人もいるが，すぐに治ったり，あるいは寝たきり

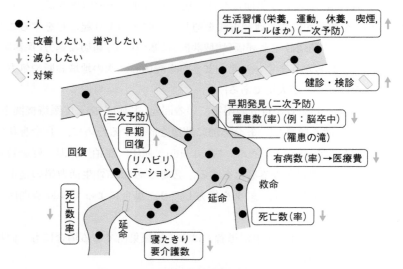

図 7-2　集団の健康状態を評価する指標
「生活習慣病川」の治水対策. 指標ごとの関係を明らかにすることが重要である.
水嶋春朔，「地域診断のすすめ方——根拠に基づく生活習慣病対策と評価　第2版」，
医学書院（2006）を一部改変.

などの要介護状態になったり，死亡したりする人もいる．患者になった人がどれだけ生きていられるかは生存率で表され，患者になって死に至る人たちの割合は致命率で表される．患者調査で患者数は把握できるが，3年に1度の抽出調査であるため，地域ごとの特性把握には向かない．しかし，国保加入者のレセプト点検によって保険病名の把握は可能になるので，活用すべきである．

また，寝たきりは，介護保険の導入などで注目されている要介護状態の代表的な状態である．介護予防という言葉もあるように，寝たきりの主要な原因である脳卒中や骨折などの予防対策を「生活習慣病川」の上流と中流で有効に展開していく必要がある．

死亡は，「罹患の滝」から落ちてすぐに死ぬ場合と，寝たきりなどの要介護状態を経て死ぬ場合などに分けられる．死亡率を下げるだけでは，単なる下流対策であって，「生活習慣病川」の流れの改善，すなわち治水対策にはならない．「罹患の滝」に落ちる人（罹患数，罹患率）を減らして，寝たきりになる人も防ぐような，上流および中流への働きかけが重要である．そして「罹患の滝」に落ちる人を減少させるために，どのような生活習慣の改善が必要なのか，集団全体へどのような働きかけをしていったらよいかを検討する．

7.2 根拠に基づく健康政策のすすめ方

昨今では，ある意思決定や判断をするにあたって，権威の意向に基づく意思決定（opinion-based decision making）と，より科学的な客観的根拠に基づいた決定や判断を行う客観的根拠に基づく意思決定（evidence-based decision making）があり，後者の考え方が重視されている．

従来型の権威の意向に基づく意思決定は，定型化した対応でよい場合や判断根拠が十分にない場合に，選択される決断・意思決定の様式である．その特徴は先例主義的，形式的，管理的および非効率的であり，正しい判断をする可能性はあまり高くない．

一方，客観的根拠に基づく意思決定は，事態の客観的評価が可能で，判断根拠が十分に蓄積され，将来の予測（シミュレーション：simulation）も可能な場合に選択される決断・意思決定の様式である．その特徴は実証主義的，革新的，抜本的，効率的であり，正しい判断をする可能性が高い．

さらに「思い」に基づく意思決定という様式もある．多くのアイデアは「思いつき」から始まるが，客観的な根拠に裏づけられないままそれに引きずられると「思い込み」や「思い過ごし」になってしまい，間違った判断をしてしまう．

客観的根拠に基づく意思決定の考え方は，アメリカやカナダ，イギリスを中心とした臨床疫学研究の発展にともなって臨床医学上の問題にも適応され，医学の領域では根拠に基づく医療（evidence-based medicine：EBM），医学判断分析（medical decision analysis），医学技術評価（medical technology assessment）として注目されている．さらに，保健サービスの提供や健康政策上の決定・判断にも応用され，根拠に基づくヘルスケア

(evidence-based healthcare)や根拠に基づく公衆衛生(evidence-based public health)として発展している．また，栄養に関しては根拠に基づく栄養学(evidence-based nutrition)という整理がなされている．

7.2.1 根拠に基づくとは——健康情報リテラシー

証拠や科学的根拠(evidence)とは，一言でいえば「あやふやな情報ではない」ということである．収集した情報が信頼しうるものか，あやふやなものではないかを理解し，読解する力を一般的に情報リテラシーということがある．リテラシーとは識字率のことであり，健康に関する情報を読み解く力を健康情報リテラシーという．

昨今の，とくに食事や栄養と健康に関する情報は混乱をきわめている．たとえば一部の情報番組や雑誌では，ある栄養素や栄養成分の「効能」を取り上げ，動物実験の結果や少数の事例報告から一足飛びに「ヒトの健康にいいですよ」と大胆な結論をだして，販売促進のために宣伝を誇張することがあるが，きわめて危険である．

有効性は「効能」ではなく，「効果」で判断されるべきである．すなわち，ある栄養素や栄養成分が健康に有効かどうかは，それらを多く摂取する集団と摂取しない集団をつくって，いろいろな関連する要因(年齢，喫煙，職業など)の影響を調整しても，ある健康指標に差がでるかどうかを介入研究により評価することが必要となる．

具体的に，健康情報リテラシーについて例を通して考えてみよう．

例1　患者の血圧が下がったのは減塩指導の効果か？

ある病院に勤務する管理栄養士から，次のような質問があった．

「高血圧で通院している患者Aさんの栄養指導を担当している病院栄養士です．初回は150 mmHg/96 mmHgあったものが，1カ月間，減塩に取り組んでいただいて140 mmHg/86 mmHgに下がりました．本人も『塩分に気をつけた』と言っていました．『栄養指導による減塩の効果がでた』と考えていいのでしょうか？」

以下は回答の例である．

「減塩できたかどうかを客観的に評価できない限り，減塩の効果があったとはいえません．減塩ができたとしても，そのほかに血圧変化に影響する偶然，慣れ，交絡因子，バイアス，平均値への回帰や季節変動，治療内容などを検討する必要があります．」

高血圧の患者や血圧の高い人には，栄養，運動，休養，アルコール，喫煙などの生活習慣の指導がとても重要であることはいうまでもない．とくに栄養指導は，適正な体重のコントロールのためにも，減塩のためにも大切で，効果的な指導により血圧のレベルを下げて，さまざまな合併症(脳卒中，虚血性心疾患，動脈硬化など)のリスクを軽減させることができる．WHO(世界保健機関)とISH(国際高血圧学会)の合同高血圧管理指針(1999年)や日本高血圧学会の高血圧治療ガイドライン2019年版でも，「生活習慣の是正」がまず必要な対策であると位置づけられている．

上記の質問は，高血圧で通院している患者の血圧の評価に関するもので，適切に回答するには，実は次のような情報が必要になる．

① 患者の性，年齢は？（性および年齢の特性）

　男性か女性かは重要である．とくに女性は月経周期の影響を受けたり，閉経期には血圧上昇が起きやすくなる．

② 患者は降圧剤を投与されているか？（治療の影響）

　薬を使い始めているのであれば，まず薬の影響で血圧が下がることが考えられる．

③ どのように血圧測定が行われたか？（測定方法の標準化，慣れ，バイアス）

　血圧値には1日に心臓の拍動の回数分の数値があるので，1分間に70回としても，1日に10万個（70回×60分×24時間＝108,000個≒10万個）の血圧値がある．10万個の血圧から1個を拾いだす作業が血圧測定になる．測定条件を標準化することが何よりも重要となる．つまり，測定の30分前から喫煙をしない（まず高血圧患者や血圧の高い人は禁煙すべきだが，わが国では指導が徹底されていない．喫煙者の多くは受診や健診の直前に一服して，血圧を上げた状態で血圧測定にのぞむ．喫煙すると末梢血管が収縮して，血圧は上がるので，不正確になる）．正しい測定条件とは，測定の前には背もたれのある椅子に深く腰かけ，5分以上安静にする．そして2回測定して，その平均値をとる（あわてて病院に飛び込んできて，あるいは初回の受診で緊張していれば，それだけで通常の血圧値よりも収縮期血圧で10～20 mmHgくらいは上昇してしまう）．

　また測定者や測定機器（自動血圧計か，水銀計か）が同じだったかどうか，室温が快適でストレスの少ない環境で測定されたのかどうかなども大切である．

④ 1回目と1カ月後の2回目の間の変化は何か？（交絡因子，季節変動）

　たとえば，体重が変わっていないか，運動するようになったか，アルコールをひかえるようになったか，睡眠時間を十分とるようになったか（睡眠不足は交感神経の緊張をもたらし，血圧を上げる），季節が暖かくなったか（寒冷であると末梢血管が収縮して血圧が上がるので，暖かくなればそのぶん血圧は落ち着く）など，考慮すべき要因はいろいろある．

⑤ 減塩の指導と減塩の評価はどのようにしたか？（評価方法）

　ただ「減塩しましょう」だけでは，多くの人には実行は難しい．しょうゆやみそ の使用は減らしても，「野菜は体にいいから」と浅漬けの漬物（確かに薄味）をどっさり食べたり，みそ汁を薄味にしても1日に3杯も飲んでいては，全体の食塩摂取量は減っていない．客観的な食塩摂取量の評価はとても難しい．意識（減塩しているつもり）と実際の摂取量（塩分摂取）がずれていることは往々にしてある．24時間蓄尿や夜間蓄尿（つまり早朝尿）から推定することも可能だが，1回だけでは推定の精度はあまり高くない．

　こうしたいろいろな情報を合わせてデータを解釈することが大切になる（表7-1）．また，初め高い値を示した人は，2回目はより低い値を示す傾向がある．これは，初め低い値を示した人が2回目は少し高い値を示す傾向があることと同じで，極端な値は平均値へ近づく現象として知られおり，平均への回帰と呼ばれる．

表 7-1　血圧値の変化を説明する要因

生活習慣(食塩摂取)の変化による真の変化
平均への回帰
季節変動
慣れ
偶然
バイアス(選択, 情報など)
交絡因子(別の説明要因による変化)　など

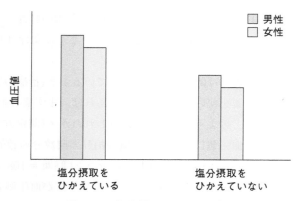

図 7-3　塩分摂取と血圧の関係

例2　「塩分をひかえていない」と回答した人の血圧は,「塩分をひかえている」と回答した人の血圧より低いから, 血圧を低くするのに減塩をしないほうがいいだろうか?

　ある地域の健康診査結果を集計し, 塩分をひかえているかどうかと血圧値の関係を調べたところ,「塩分をひかえていない」と回答した人の血圧は,「塩分をひかえている」と回答した人の血圧より低かった(図7-3). この地域では減塩しないほうがいいのだろうか?

　このような場合においては, 次にあげる要因の影響を考慮すべきである.

　① 因果関係にあるか?

　　血圧が高いから塩分をひかえている群と, 血圧が低いから塩分をひかえていない群を比較しているだけかもしれない. 図7-3を見ると, x軸側に原因があってy軸側に結果があると思い込みやすいが, 反対の関係にあることもある.

　② 意識だけ「ひかえて」いて, 実際は塩分摂取量が多くはないか?

　　「塩分をひかえている」とは意識の問題であって, 実際の塩分摂取量はわからない. 1日18gとっていた人がやや抑えて14gになったら「ひかえている」かもしれないが,「ひかえていない」と思っている1日10gの人のほうが塩分摂取量はより低い.

　　また, 血圧が高い人は塩分摂取をひかえるように常にいわれているので, 塩分摂取について聞かれると, 条件反射的に「はい, ひかえています」と回答する傾向にある. これを報告バイアスという. 肥満の人がカロリー摂取をひかえていると常に答えるのと同じである.

　③ 年齢は?

　　男女別には分けているが, 年齢構成がわからない. 年齢が高い人は血圧も高く, 健康にも注意して塩分摂取をひかえるようになるが, 年齢が若い人は血圧がまだ高くなく, 塩分摂取にも注意を払わない傾向にある. こうした年齢の差を見ているだけかもしれない.

7.2.2　地域保健サービスの有効性評価

保健サービス事業や予防医学戦略あるいは栄養, 運動, 休養, 喫煙, アルコールなどの

生活習慣に関する保健指導などに関して，それぞれの有効性の評価の確認が重視される必要がある．とくに，施策として展開する価値があるかどうかは，理想的にはこうなるはずという「効能」のレベルではなく，実際に取り組んだ集団と取り組まなかった集団における結果の差となって表れる効果のレベルで評価されるべきである．

この効果の評価は，介入研究（intervention study）という疫学研究によって客観的に数値として明らかになる．たとえば胃がん検診を評価するには，胃がん検診を毎年受診する集団（介入群）と受診しない集団（対照群）について，5年や10年といったある期間フォローして，胃がんの罹患率や死亡率を比較・検討することが重要である．胃がん検診を毎年受けている集団は，いろいろな関連する要因（年齢，喫煙，職業など）の影響を調整しても，胃がん検診を受けていない集団に比較して胃がんの罹患率はあまり変わらなくても，早期発見・早期治療により死亡率は低いとなれば，胃がん検診が有効であると結論されるからである．

なお効能と効果のほかに重要なものには，人的，予算的，時間的コストとの関係で効果をとらえる効率がある．さらに安全性，利用度（利用しやすいかどうか）なども重要である．

また，根拠に基づいた医療（EBM）を進めるために，アメリカなどでは，何を根拠にしているのかについて根拠のレベルを分類し，そのレベルに応じて健康診査の項目にいれるべきかどうか勧告のレベルを判断している（表7-2）．

表7-2 循環器疾患関連予防サービスの勧告

種類	項目	根拠の質[*1]					勧告のレベル[*2]		
		I	II-1	II-2	II-3	III	A	B	C
検診	血圧（21歳以上）	○					○		
	身長・体重	○		○	○			○	
	総コレステロール（男性35〜65歳）	○		○				○	
カウンセリング	禁煙			○				○	
	脂肪摂取の制限	○		○	○			○	
	規則的運動			○				○	

*1 I：無作為化比較試験，II-1：比較試験，II-2：分析疫学，II-3：時系列研究，III：専門家の意見．
*2 A：優れた根拠がある，B：根拠がある，C：根拠が乏しい．
米国予防医療特別委員会（USPSTF），第2版，1996年．

因果関係などを証明する能力は，研究のタイプ別には無作為比較対照試験が最も強く，ついで無作為化をしていない介入試験，コホート研究，症例対照研究，横断研究（断面調査，有病率調査），地域相関研究（生態学研究），症例・事例報告の順になる（図7-4）．

無作為比較対照試験とは，介入試験のうち，対象者を無作為に介入A群と介入B群（あるいは介入群と対照群）とに分けて介入効果を評価するもので，RCT（randomized controlled trial）と略して呼ばれる．また，介入研究のことを実験的研究ということもある．新しい薬剤の開発（治験）の場合には，どちらが新しい薬か従来の薬か対象者にも治療者（主

7・2 根拠に基づく健康政策のすすめ方

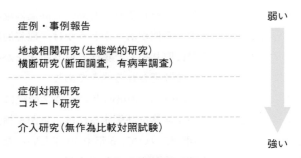

図 7-4　因果関係を証明する力

治医)にもわからないようにした二重盲検法(double-blind RCT)が用いられる厳密な研究デザインで，薬の効果が評価される．非無作為介入試験とは，無作為割付が行われていない介入試験をいう．つまり 2 群間で参加者の偏りが生じる可能性を含んでいるので，結果の解釈を慎重にする必要がある．

　保健サービス事業での介入研究の例としては，脂質異常症者を集めた健康教室で，栄養改善を主とした A コース(介入)4 週間と運動を主とした B コース(介入)4 週間の血清コレステロール値減少への効果を比較する研究があげられる．この場合には，まず脂質異常症健康教室への参加者を募る．理想的には脂質異常症者のリストから無作為に対象者を選ぶことが望ましいが，地域保健の現場では現実的ではない．集まった参加者をできるだけ無作為に 2 群に割り付ける．このとき，年齢，体重，コレステロールのレベルなどが 2 群間で同じになることが重要になる．無作為に割り付ければ，一応ばらつきが均等になることになっているが，2 群の差が極端な場合には，あらかじめ層別(40 代，50 代に分けるなど)に割り付けてもかまわない．

　次に，一方に A コース，他方に B コースを始めてもらう．そして 4 週間たった時点でコレステロール値を測定する．1 週間くらいの休憩の後，初め A コースだったグループは B コース，初め B コースだったグループは A コースを進める．さらに 4 週間たった時点でコレステロール値を測定する．このように途中でプログラムを入れ替える方法をクロスオーバーといい，入れ替えない方法をパラレルという．地域保健の現場では，参加者に対して不公平・不平等感をもたれないために何もしない対照群をつくりにくいため，クロスオーバー法によって介入としての健康教室を評価することが大切となる．

　メタ分析とは，ある関係について発表された論文を集めて，総合的に数量的に評価する手法である．つまり，たまたま目にした論文を 1 本だけ読んで，最近の論文ではこのようにいっているという思いつきのレベルではなく，過去 10 年分の論文を文献検索により網羅的に集めて，数量的な評価をする研究をいう．なおメタ分析は，発表された論文の集大成を数量的にするので，発表バイアス(いい結果がでないと発表しない)の影響を受ける．

　地域相関研究とは，複数の集団からの研究結果を 2 次元の図表(x 軸に原因，y 軸に結果．例：x 軸にコレステロール摂取量，y 軸に虚血性心疾患死亡率)に表すなどして，因果関係

を推測する研究である.

症例対照研究は,当該の病気になった患者(症例)と当該の病気になっていない対照を比較し,過去にさかのぼって病気の発生に影響を及ぼした要因を明らかにすることをいう.

なお専門委員会の報告,意見や権威者の経験は,最新の文献検索やメタ分析を踏まえているかどうかの注意が必要である.

7.2.3 予防医学のストラテジー──ハイリスク・アプローチとポピュレーション・アプローチ

(1) 予防医学のパラドックス

G. ローズは,「少数の人間が病人になったり死亡したりしないようにするために,多数の人間に注意を払わなければならないことは予防医学の宿命である」と述べ,予防医学のパラドックス(preventive paradox)という考え方として整理している.たとえば,1人の子どものジフテリアによる死亡を予防するために,数百人の子どもに対するワクチン接種が必要であること,自動車を運転するときにシートベルトをすれば死亡するリスクは半減するが,実際,事故を起こしてシートベルトの恩恵によって死を免れる人は数百人に1人の割合しかないこと,などがその例である.

予防医学のパラドックスは,「集団全体に対して多大な恩恵をもたらす予防医学も,集団を構成する個々人への恩恵となると少ない」ことと同時に,「小さなリスクを背負った多数の集団において発生する患者数は,大きなリスクを抱えた少数の集団における患者数よりも多い」ことも意味している.

さらにローズは予防医学のパラドックスを応用して,予防医学の戦略としてハイリスク・アプローチとポピュレーション・アプローチを対比し,寄与リスクや寄与割合の考え方を重視し,集団全体の罹患率や死亡率の減少に大きく貢献するポピュレーション・ストラテジーの考え方を強調している.この考え方はイギリスやアメリカにおける新しい健康増進政策の根幹に影響を与え,わが国の「健康日本21」においても重要な基本理念の一翼を担っている(図7-5).

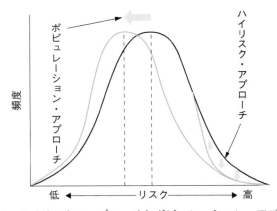

図7-5 ハイリスク・アプローチとポピュレーション・アプローチ

7・2 根拠に基づく健康政策のすすめ方

(2) ハイリスク・アプローチの限界

　ハイリスク・アプローチは，疾患を発症しやすい，高いリスクをもった個人（ハイリスク者）を対象に絞り込んだ戦略であり，集団全体へ一様に対処する場合の不経済さを避け，高いリスクをもっていない個人に対する不必要な介入を少なくすることができる．しかし，こうした限定した集団への対策は，特別の問題（リスク）をもった少数集団を，正常で問題のないとみなされる多数集団から明確に区別することを前提にしている．しかし，はっきりと区別された少数集団の特定のリスクを限定することは，明らかにリスクが二峰性の分布を示す場合や，正常集団の分布と問題のある集団の分布が分離できる場合以外には難しい．とくに，生活習慣病のリスクである高血圧や脂質異常症に対しては，連続した血圧や血清総コレステロール値の分布で便宜的にカットオフポイントを決めて，高値者の少数集団と正常値の集団を分けているにすぎないことに注意する必要がある．

　また，ハイリスク・アプローチの考え方において正常とみなされた大多数にもまったくリスクがないわけではなく，小さなリスクがあることをよく理解しておく必要がある．この大多数のなかには，際立ってリスクが高い個人は含まれないが，結果的に発症する患者の数はとても多い．

　図7-6は，1人あたりのリスクが高いハイリスク集団と1人あたりのリスクが半減している正常高値群からの患者発生（罹患）数計算のシミュレーションを示したものである．個人としてはリスクが高くてもその人数が少ないと，リスクと人数のかけ算で求められる罹患数は，より小さなリスクでもその人数が多い正常高値からの罹患数より多くなることがわかる．

　具体的には，右上がりの曲線は，ある疾病の罹患率を示している．ハイリスク集団では10人中4人の罹患があり，正常高値ではリスクは半減して10人中2人の罹患があるとする．ハイリスクと正常高値では罹患率に2倍の開きがあることになり，つまり正常高値に対し

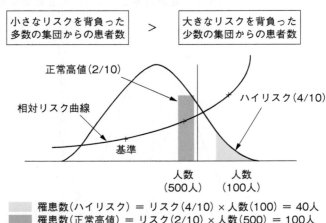

図 7-6　患者数の計算シミュレーション

水嶋春朔，「地域診断のすすめ方——根拠に基づく生活習慣病対策と評価　第2版」，医学書院（2006）．

てハイリスクの相対リスクは2になる.

　また，分布曲線の高さは度数(人数)を示す．ハイリスク群には100人，正常高値群には500人が含まれる．通常，分布の右端のハイリスクに含まれる人数は少なく，分布曲線の中央に近い正常高値や境界域の人数は多い.

　罹患数は，リスクと人数のかけ算で求めることができる．そこで，ハイリスクでは4/10×100人＝40人，正常高値では2/10×500人＝100人となって，正常高値からの罹患数のほうがハイリスクからの罹患数より多いことがわかる.

　これはあくまで仮想データを用いたシミュレーションであるが，実際のデータでも同様な結果となる．そして分布曲線の右端からの罹患数は，中央に近い正常高値からの罹患数よりも小さいことが証明できる.

(3) ポピュレーション・アプローチの効用

　特別の問題(リスク)をもった少数のハイリスク集団あるいはあるリスクの連続分布の右端に位置する対象者だけに働きかけるハイリスク・アプローチに対して，ポピュレーション・アプローチは分布全体に働きかけて適切な方向に少しずつ移動・シフトする考え方である．この場合，ハイリスク者のみならず，境界域や正常高値に含まれる多くの人もそれぞれのリスクを減らすので，全体としてのリスクの減少はたいへん大きなものになる.

　血圧と脳卒中の関係を例にして考える．ハイリスク・アプローチで，高血圧者のうちで拡張期血圧が100mmHg以上を示す要治療者を，全員を適切に治療して個人のリスクを半減させた場合，脳卒中罹患率を15％減少させることができる．一方，血圧の分布全体を5％下げるポピュレーション・アプローチによって，脳卒中罹患率を理論的に30％減らすことができる.

(4) 二次予防から一次予防へ

　通常の予防医学の考え方は従来から二次予防中心で，相対リスクを重視し，健診結果で対象者を振り分け，リスクの高い個人を対象に保健指導や医療を行う場合が多い．このハイリスク・アプローチの利点は，リスクをもった個人に対する働きかけは，働きかけるほうにも働きかけられるほうにも受容しやすいという点である.

　しかし，ハイリスク者全員の把握は困難で，実際に働きかけが可能なハイリスク者は実はごくわずかである．また1人のハイリスク者のリスクが軽減できても，生活習慣は個人の力では改善が難しく，喫煙率の高い職場で1人だけ禁煙することは困難であるように，効果は一時的であることが多い.

　一方,ポピュレーション・アプローチは一次予防や健康増進を主体とした考え方である．個人への働きかけよりも集団全体への働きかけに重点を置いている．利点は，うまく分布を動かすことができれば，集団全体としての効果，たとえば罹患率の低下，死亡率の低下，健康寿命の延長などが著明に現れる．また，集団全体で生活習慣の改善がなされるので，阻外感を感じることなく健全な生活習慣の獲得が促進される．具体的にポピュレーション・アプローチが効奏した例には，「シートベルト着用」の法制化による自動車事故での死

亡者数の減少,「うつぶせ寝予防キャンペーン」による乳幼児突然死症候群による死亡数の減少などをあげることができる.

しかし欠点としては,個人個人への恩恵は目に見えにくいという点がある.そのため個人を対象とした場合には,働きかけるほうも働きかけられるほうも動機づけを得にくいかもしれないことも理解すべきである.

このような二つの予防医学のストラテジーの特徴を把握し,客観的な集団の把握(地域診断)を踏まえ,有効な健康政策を総合的に選択あるいは組み合わせていくことが重要である.

7.3 政策疫学の理論と実際

7.3.1 機序疫学と政策疫学

疫学研究では,疾病の因果関係の解明,リスクファクターの関与の大きさ(相対リスクの算出など)の評価におもな目的が置かれることが多い.スパソフは,こうした因果関係の追及を目的として分析疫学の手法をおもに用いる疫学を機序疫学(あるいは病因疫学,etiologic epidemiology)と呼び,政策立案の方針つまり政策選択の根拠の評価や政策の評価を目的とした記述疫学などの手法を用いる政策疫学(policy epidemiology)と区別する考え方を整理している(表7-3).

表7-3 機序疫学と政策疫学

次元 (dimension)	機序疫学 (etiologic epidemiology)	政策疫学 (policy epidemiology)
方法	分析疫学	記述疫学,モデリング
目的	因果関係の追求	政策立案の方針
活動	研究	研究の体系的解釈と応用
データ	新しい(特別に収集)	既存(しばしば行政データ)
対象	抽出サンプル	全集団
時間的焦点	過去	将来
強調される妥当性	内的妥当性	内的妥当性,外的妥当性
クライアント	研究者,臨床家	政府,政策決定者
リスク指標	相対リスク	寄与リスク

水嶋春朔,「地域診断のすすめ方――根拠に基づく生活習慣病対策と評価 第2版」,医学書院(2006).

政策疫学のための重要な指標としては,因果関係の強さを表す相対リスクだけでなく,ある政策がとられたときにどれだけのインパクトが曝露集団や全集団にあるかを推定し,政策選択のうえで重要な情報となる寄与リスクや寄与割合などが用いられている.とくに重要なのは寄与割合の考え方であり,全罹患または全死亡に占めるある因子の寄与の割合,すなわち,ある因子またはある因子のあるカテゴリーの寄与の大きさを明らかにすること

である．つまり，集団全体に対する寄与の大きさを明らかにすることで，ある施策が実施されれば罹患数や死亡数がどれだけ減少するのか，何％削減できるかといった数値目標を提示できる．たとえば人口寄与割合（population attributable fraction）は「ある地域の脳卒中のうち高血圧が寄与している割合は 30％ であり，同様に喫煙は 25％，心房細動は 3％ に寄与している」という情報を与えるものであり，下記の式で求められる（図7-7も参照）．

人口寄与割合 = 要因保有率 ×（相対危険度 − 1）/｛1 ＋ 要因保有率 ×（相対危険度 − 1）｝

なお，相対危険度が大きくても，集団内での要因保有率が低ければ，人口寄与割合は必ずしも大きくはならない．反対に相対危険度が中等度でも，要因保有率が高ければ，将来的な疾病罹患に寄与する割合は大となる．

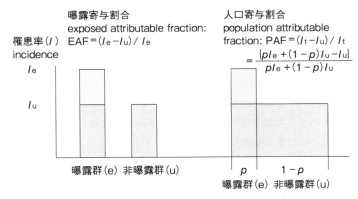

図 7-7　寄与割合（attributable fraction）

予想問題

実習課題

1　自分の居住地あるいは出身地の糖尿病に関する既存資料を系統的に集めて，地域診断をしなさい．

2　雑誌やテレビなどで取り上げられた健康と栄養に関する情報を一つ取り上げ，その根拠について批判的に吟味しなさい．

予想問題

1　更年期の女性の脂質異常症への対応を選択する際に確認すべき科学的根拠に関する記述である．正しいのはどれか．2つ選べ．
（1）ラットに高脂肪食を摂取させると心筋梗塞を起こす．

(2) 脂質異常症者の多い地域には，虚血性心疾患の罹患率および死亡率が高い．

(3) 脂質異常症の女性は虚血性心疾患を罹患するリスクが高い．

(4) 脂質異常症の女性の総コレステロール値を下げると，虚血性心疾患を罹患するリスクが下がる．

(5) 脂質異常症の A さんは，「コレサガール・ジュース」を飲んで総コレステロール値が 10 mg/dL 下がった．

2 生活習慣病対策のすすめ方に関する記述である．正しいのはどれか．2つ選べ．

(1) 生活習慣病に関する健診を頻繁に実施して，リスクが高い人を選別し，保健指導や医療などのアプローチをすることをハイリスク・アプローチといい，最も効果的な生活習慣病対策である．

(2) 集団全体の生活習慣を把握し，不適切な習慣が適切に変容するように集団全体に働きかけることをポピュレーション・アプローチといい，ハイリスク・アプローチと組み合わせることが重要である．

(3) 寄与リスクによって因果関係の強さを評価し，相対リスクや寄与割合によって介入効果を予測できる．

(4) 小さなリスクを背負った多数の集団において発生する患者数は，大きなリスクを抱えた少数の集団における患者数よりも多い．

(5) 生活習慣病に関する地域集団の客観的評価をすることは難しいため，医療機関などを訪れた患者などから聞きとり調査をすることがよい．

7章 地域診断のすすめ方

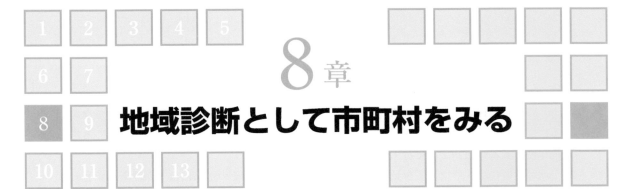

8章 地域診断として市町村をみる

8.1 根拠に基づく健康施策とは

　地域における行政栄養士(地方公共団体において地域住民に対する栄養指導などに従事する管理栄養士ら)による健康づくりおよび栄養・食生活の改善に関する施策については,保健対策において健康づくりや栄養・食生活の改善を推進することが一層重要となってきている.その健康施策は,地域保健法〔昭和22年(1947)法律第101号〕や健康増進法〔平成14年(2002)法律第103号〕,食育基本法〔平成17年(2005)法律第63号〕,高齢者の医療の確保に関する法律〔昭和57年(1982)法律第80号〕に基づく特定健康診査および特定保健指導などにより,実施されている.さらに,平成25年(2013)6月に閣議決定された日本再興戦略において,すべての健康保険組合などに対して,データヘルス計画の作成と事業実施などを求めることとされ,平成26年(2014)4月には「保健事業の実施等に関する指針の改正等」を実施した.

　今後さらに,健康日本21(第二次)の推進とともに,地域における行政栄養士による健康づくりおよび栄養・食生活の改善に対する期待が高まってくるものと考えられ,益々根拠に基づく健康施策・保健事業の展開が求められる.本章では,市町村における地域診断をしっかり学ぼう.

①　都道府県においては,管内の市町村と協働して施策の成果を得るために必要なデータの把握および整理を行い,全国や他県と比較し,特徴や課題をとらえる.保健所設置市,特別区においては,必要なデータの把握や整理を行い,全国,都道府県および類似の自治体と比較し,特徴をとらえる.さらに,それぞれの地域で施策を推進するうえで必要な資料やデータを適宜活用する.

②　市町村においては,それぞれの自治体の課題を改善するために,統計データやレセプトデータ,地域住民の生活の観察結果などをもとに,身体や食事および地域の実態との関連を構造的に整理し,取り組むべき事項を明らかにする.

③　これらを整理しつつ(PDCA),「めざす成果」につながる体制の効果的,効率的な仕組み(環境整備)や重点となる健康施策を考える.

8.2 地域診断を行うための動機づけ

8.2.1 市町村の地域診断を始める前に

　人口や社会保障など施策に取り組むうえでの基本事項や，医療費の伸びの抑制につながる疾病や食事の改善をどう測定するか，全国や県内市町村との比較によって見えてくる自治体の特徴とは何かを考える．

　地域診断には，健康指標を見ていくことが重要である．そのためには，保健衛生などのデータを活用する．

　① 既存の保健衛生統計データには次のようなものがある．
　　1．人口動態統計資料
　　2．罹病資料
　　3．有病資料
　　4．レセプトデータ
　② 各種保健衛生統計データは，役所のどこ（どの所管課）にあるのか．
　③ データが示す意味は何かについて，知るように努める．

　健康政策の基本は，さまざまな健康にかかわる計画が核となって展開されている．その策定にあたっては，まず，地域診断をして，問題を把握しておくことが重要である．あなたが住む地域について，以下のことを考えてみよう．

　　1．人口の構造と変化をみる
　　2．平均寿命と健康をみる
　　3．死亡の状況と原因をみる
　　4．社会保障給付金をみる
　　5．医療費などと疾病の関係をみる
　　6．健康の構造と変化をみる
　　7．疾病と食事，地域の関係をみる

「地域における行政栄養士の健康づくり及び栄養・食生活の改善基本指針」を実践するための資料集―成果のみえる施策に取り組むために　地域社会・食・身体の構造をみる―より抜粋．

8.3 地域診断の演習

8.3.1 演習①：人口の構造と変化をみる（国勢調査より）

　わが国の人口は，今後減少する見通しであり，2020年国勢調査による令和2年10月1日現在の人口は1億2,622万7千人と平成27年（2015）に比べ86万8千人減少（0.7％減）しており，引き続き人口は減り，さらに，2048年には1億人を割り，2060年には8,674万人になると見込まれている．性別にみると，男性は6,136万人，女性は6,486万7千人となり，女性が男性より350万7千人多く，人口性比は94.6と予測されている．性別人口

の推移をみると，戦前の昭和 15 年(1940)までは男性が女性を僅かに上回り，人口性比は
100.0～101.0 で推移していたが，戦争による男性の死亡によって，男女別構成が大きく
変化し昭和 20 年(1945)には 89.0 と著しく低下した．その後，第 1 次ベビーブームなどに
より昭和 25 年(1950)には 96.2 に上昇し，昭和 50 年(1975)には第 2 次ベビーブームの影
響で 96.9 に上昇した．しかし，その後は高齢者の増加に伴い，人口性比は緩やかに近似
している．

　人口を都道府県別にみると，東京都が 1,406 万 5 千人と最も多く，全国の 11.1 ％を占
めている．次いで，神奈川県(924 万人)，大阪府(884 万 3 千人)，愛知県(754 万 6 千人)，
埼玉県(734 万 7 千人)，千葉県(628 万 7 千人)，兵庫県(546 万 9 千人)，北海道(522 万 9
千人)となっている．これら上位 8 都道府県の人口をあわせると 6402 万 6 千人となり，全
国の 5 割以上(50.7 ％)を占めている．また，東京圏(東京都，神奈川県，埼玉県，千葉県)
の人口は 3,693 万 9 千人で，全国の約 3 割(29.3 ％)を占めており，平成 27 年(2015)に比
べて 80 万 8 千人増加している．一方，最も人口が少ないのは鳥取県で 55 万 4 千人となっ
ている．

8・3　地域診断の演習

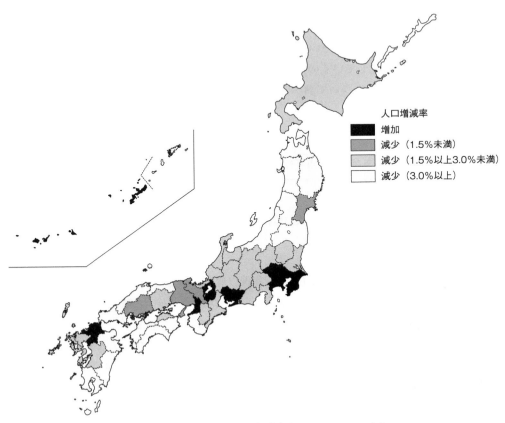

図 8-1　都道府県別人口増減率(2015 ～ 2020 年)

　人口を区市町村別にみると，東京都特別区部が974万5千人と最も多く，次いで横浜市，大阪市，名古屋市，札幌市，福岡市，川崎市，神戸市，京都市，さいたま市，広島市，仙台市と続いており，これら12の市が人口100万人以上となっている．また，12大都市の人口増減率をみると，特別区部が5.1%と最も高く，次いで福岡市(4.9%)，さいたま市(4.8%)などとなっている．全国1,719市区町村について，2020年時点での5年間の人口の増減をみると，人口が増加したのは302市町村で，全体の17.6%を占めている．

　人口が減少したのは1,416市町村で，全体の82.4%を占める．とくに5%以上人口が減少した市町村の割合は50.9%と半数を超える．

　人口階級別にみると，人口5万人未満の市は272市から290市に増加，人口5,000人未満の町村は267町村から290町村に増加し，市町村の人口規模は小さくなっている．また，市町村数の46.1%を占める市が，人口の91.8%を占めている．

　平成26年(2014)の年少(0～14歳)人口比率は12.8%である．現状を基準にした国立社会保障・人口問題研究所の中位推計では，令和42年(2060)には年少人口比率は9.1%まで低下し，その後，同程度の水準で推移し続けることが見込まれる．

　一方，高齢化率(65歳以上の人口の割合)は，平成22年(2010)の23.0%から，50年後の2060年には39.9%になることが予想されている．なお，65歳以上の人口は，団塊の世代および第二次ベビーブーム世代が65歳以上の人口に入った後の2042年にピークを迎え，その後は一貫して減少に転じ，2060年には3,464万人となる見込である．各都道府県においても，高齢化率は変化していくので，どのくらいの割合で上昇していくのか見てみよう．

●あなたの住む市区町村について調べて，空欄をうめよ

```
┌─────────────────────────────────────────────────────┐
│  あなたの区市町村の名：_____               │
│    総人口は  [      ]  万人  高齢化率は  [      ]  %  │
│      あなたの区市町村の高齢化率の年次推移は……          │
│    [    ]% ⇒ [    ]% ⇒ [    ]% ⇒ [    ]%            │
│                                                      │
│    あなたの区市町村と人口規模，高齢化率が似ている自治体は？ │
│      [        ]                                      │
└─────────────────────────────────────────────────────┘
```

　また，高齢化率の変化が少なくても，世帯状況の変化をおさえておくことが大切である．人口の変化が少なく，世帯数が多くなれば，核家族化がすすみ一人暮らしや老夫婦のみの世帯，あるいは単身世帯など，食生活の問題が複雑になる．令和2年(2020)国勢調査の結果によると，わが国の世帯数は5,572万世帯，1世帯あたり人員は2.27人で引き続き減少している．世帯数は前回調査の平成27年(2015)に比べて，227万1千世帯増加(4.2%増)している．47都道府県別の世帯増加率は，沖縄県が9.3%と最も高く，41都道府県で世帯数が増加している．そして，1世帯あたり人員は2.27人で引き続き，全ての都道府県で減少している．

　市区町村別のデータとしては，人口動態，健康，医療（レセプト），介護など各種データが入手できる．健康日本21（第二次）の地方計画推進のために，どうすればこうしたデータを見える化し，施策づくりに活かせるか，各種データをグラフで見える化し，グラフからどんなことが読み取れるかを考えるには，手がかりとなる資料が必要となる．さらに，現状とともに今後の変化を見据え，全体を包括的・構造的にとらえ，効率的・効果的に健康づくりに取り組み，施策の成果が最大に得られるような工夫をしていく視点が管理栄養士にも求められる．

8.3.2　演習②：平均寿命と健康をみる

(1) 平均寿命を見てみる

> あなたの市区町村における平均寿命の都道府県内順位は……
>
> 男性：　　　　位　　女性：　　　　位　（令和　　　年）

(2) 健康寿命を見てみる

> あなたの市区町村における健康寿命の都道府県内順位は……
>
> 男性：　　　　位　　女性：　　　　位　（令和　　　年）

　平均寿命と健康寿命との差は，日常生活に制限のある「不健康な期間」を示す．介護予防事業の企画においては，健康寿命と同時に不健康な期間も考慮に入れる必要がある．不健康な期間が短縮できれば，住民のQOLの向上につながる．平均寿命と健康寿命（日常生活に制限のない期間）の差は，平成22年（2010）で，平均男性9.13年，女性12.68年となっている．

　今後，平均寿命の延伸に伴い，こうした健康寿命との差が拡大すれば，医療費や介護給付費の多くを消費する期間が増大することになる．疾病予防と健康増進，介護予防などによって，平均寿命と健康寿命の差を短縮することができれば，個人の生活の質（QOL）の低下を防ぐとともに，社会保障負担の軽減も期待できる．

　ただし健康寿命には，いろいろな算出方法があるので，比較する場合には注意が必要となる．

> あなたの市区町村と都道府県を比較すると，
> 平均寿命と健康寿命の差は……
>
> 男性：差 ☐ 歳　　　　女性：差 ☐ 歳

8.3.3　演習③：死亡の状況と原因をみる

　65歳以上人口の増大により，死亡率は上昇を続け，令和37年（2055）には17.3（人口千対）になると推計されている．性・年齢階級別に死亡者数を見ると，男性は壮年期から徐々に死亡者数が増加し，女性では70代頃から死亡者数が増加する．地域の健康に関する状況は，時間の経過とともに変化している．その変化の法則性は，10〜20年などの長いスパンを

見ることによって明確になる.

　とくに，人口規模が小さい町村や，値の変化が少ない市町村については，経年変化を長い期間でとらえることが必要となる.

(1) 年齢調整死亡率を見てみる

　年齢調整死亡率を用いることによって，年齢構成の異なる集団について，年齢構成の相違を気にすることなく，より正確に地域比較や年次比較をすることができる（厚生労働省「都道府県別にみた死亡の状況─都道府県別年齢調整死亡率─」を参考に）.

```
あなたの市区町村の年齢調整死亡率とその順位は……
　　男性：年齢調整死亡率は 　　　　　　, 　　　 位
　　女性：年齢調整死亡率は 　　　　　　, 　　　 位

あなたの市区町村のおもな疾患の年齢調整死亡率は……
　　悪性新生物: 　　　　　　　　心疾患: 　　　　　
　　脳血管疾患: 　　　　　

経年的な変化は？
　　　　　　　　今年　　　　5年前　　　10年前
　　悪性新生物: 　　　　　　　　　　　　　　　　
　　心疾患: 　　　　　　　　　　　　　　　　　　
　　脳血管疾患: 　　　　　　　　　　　　　　　　
```

8.3.4　演習④：社会保障給付費の構造をみる

(1) 社会構造の姿をとらえてみる

　日本では今後，人口構造が急速に変化していく．現在は，1人の高齢者を2.6人で支えている社会構造になっている．さらに，少子高齢化が一層進行する令和42年（2060）には1人の高齢者を1.2人で支える社会構造になると想定されている.

　一方,「健康日本21（第二次）」では，すべての国民が健やかで心豊かに生活できる活力ある社会を実現し，その結果，社会保障制度が持続可能なものとなることをめざしている.

```
あなたの市区町村では,10年後は,
1人の高齢者を 　　　　　 人で支える社会構造になると想定される
```

　社会保障給付費の総額は，社会保障制度の整備や人口高齢化の進行などを反映して，充実・増大し，平成29年（2017）の日本の社会保障給付費は120兆円，社会支出は124兆円である．国民一人あたりでは，社会保障給付費94万円，社会支出費98万円となっている．国家予算が約100兆円で，その3割程度の30兆円強が社会保障関係費である．そのうち「年金」および「医療」で約76％を占める．社会保障給付費を賄う財源の構成を見ると，保険料

負担（被保険者が支払う保険料および企業などが支払う事業主負担）が約60%，税負担（国および地方公共団体が税収を財源として支払う負担）が約40%となっている．

(2) 要介護認定者の状況を見てみる

要介護認定を受けている人は，令和3年（2021）4月末現在で約687万人となっており，制度開始時から約469万人，約3倍（315%）増加している．第1号被保険者に占める認定者の割合は，全国平均で18.7%となっている．

あなたの住む市区町村での要介護認定者の数は……　[　　　　　　]

第1号被保険者に占める要介護認定者の割合とその順位は……

[　　　　　　]　%，　[　　　　　　]　位

8.3.5　演習⑤：医療費などと疾病の関係をみる

法的根拠がある母子保健の健診以外は，成人・高齢者分野における事業内容のプログラムは各市区町村で異なる．一律となると，各市区町村の人口の現状および疾病の状況を分析することによって，よりよい保健事業の企画立案ができる．

(1) 医療費を見る

生活習慣病は，平成22年度（2010）国民医療費（一般診療医療費）の約3割を占めている．年齢階級別では，65歳以上が55.4%（約20兆円）を占めている．疾患別では，悪性新生物が最も多く3兆円（11.1%）を占め，次いで高血圧性疾患，脳血管疾患の順となっているのが現状である．

あなたの市区町村で，医療費が高率を占める疾患およびその額は……

1位：疾患 [　　　　　]，[　　　　　] 円
2位：疾患 [　　　　　]，[　　　　　] 円
3位：疾患 [　　　　　]，[　　　　　] 円

---

(2) 重症化予防のために特定健診・特定保健指導のメリットを活かす

特定健診・特定保健指導の実施率の向上をはかりつつ，分析に基づく取組みを実施していくことは，健康日本21（第二次）を着実に推進し，社会保障制度を持続可能なものとするために重要である．

とくに，データの分析を行うことで，個々人や各地域・職場において，解決すべき課題や取組みが明確となり，それぞれにメリットが生じる．こうしたメリットを活かした具体的取組みを実施することで，高血圧の改善，糖尿病有病者の増加の抑制，脂質異常症の減少，さらに虚血性心疾患・脳血管疾患の年齢調整死亡率の減少，糖尿病腎症による新規透析導入の減少に結びつけていくことも可能となる．一方，未受診者への受診勧奨などを通

じ，健康格差の縮小に寄与することも可能となる．

8.3.6 演習⑥：健康の構造と変化をみる

(1) 肥満の割合を見てみる

　肥満者（BMI ≧ 25 kg/m²）の割合は男性 33.0%，女性 22.3% であり，この 10 年間でみると，女性では有意な増減はみられないが，男性では平成 25 年（2013）から令和元年（2019）の間に有意に増加している．

　やせの者（BMI < 18.5 kg/m²）の割合は男性 3.9%，女性 11.5% であり，この 10 年間で見ると男女とも有意な増減はみられない．また，20 代女性のやせの者の割合は 20.7% である．65 歳以上の高齢者の低栄養傾向の者（BMI ≦ 20 kg/m²）の割合は男性 12.4%，女性 20.7% であり，この 10 年間でみると男女とも有意な増減は見られない．年齢階級別に見ると男女とも 85 歳以上でその割合が高い．量的なデータとともに肥満者の特徴（背景にある生活習慣など）の質的データもあわせて見る必要がある．

```
あなたの住む市区町村における肥満者の割合は……
   男性 [          ] %        女性 [          ] %
あなたの住む市区町村の年代別に見た肥満の特徴は……
   男性：

   女性：
```

(2) 子どもの肥満・食習慣・運動習慣の状況を見てみる

　肥満傾向児の割合，朝食欠食率の割合，運動習慣の状況（運動しない者の割合）を，小学 5 年生と中学 2 年生で比較すると，都道府県によっては，これら三つの割合がいずれも多い自治体がある．

　規則正しい食事，運動習慣といった望ましい生活習慣を獲得し，肥満傾向児の割合を抑制していくことが重要となる．

```
子どもの肥満の割合は……
   3 歳児  男子 [          ] %    女子 [          ] %
   小学生  男子 [          ] %    女子 [          ] %
   中学生  男子 [          ] %    女子 [          ] %
```

(3) 高齢者の肥満と低栄養傾向の状況を見てみる

　65 歳以上では，男女とも低栄養傾向の者と肥満の者が存在する．また，80 歳以上では，低栄養傾向の者の割合が増加している．64 歳以下と比べてどのような特徴があるのかを見てみよう．

あなたの市区町村の 65 歳以上の方および 80 歳以上の方の肥満・食習慣・運動習慣の特徴は……

男性：肥満

食習慣

運動習慣

女性：肥満

食習慣

運動習慣

8.3.7 演習⑦：疾病と食事，地域の関係をみる

(1) 疾病の状況を見てみる

高血圧性疾患，脂質異常症，虚血性心疾患の患者数がどういう状況にあるのか，糖尿病，糖尿病腎症，新規透析導入の患者数がどういう状況にあるのか，それぞれの関連について，他の市区町村の状況も合わせて見てみよう．

特定健診の結果については，翌年の 11 月までに社会保険診療報酬支払基金へ報告されることとなっている．対象となる 40 〜 74 歳のデータが年間約 2,000 万人分収載されている特定健診データを用いることで，循環器疾患・糖尿病対策を考えるときのヒントを得ることができる．最近では，レセプト分析も行われるようになってきている．

あなたの市区町村の循環器疾患や糖尿病など主要疾患の状況から見えてくる健康課題の特徴は……

(2) 地域と食事の関係を見てみる

野菜や食塩などの摂取量には，市区町村別で見ると違いが見られる．野菜の摂取量は，最も多い地域と最も少ない地域で 100 g 以上の差が見られ，食塩の摂取量では 3 g 以上の差がある．

あなたの市区町村の平成＿＿＿＿年の野菜摂取量とその順位は……

男性：＿＿＿＿ g/ 日，＿＿＿＿ 位

女性：＿＿＿＿ g/ 日，＿＿＿＿ 位

あなたの市区町村の平成＿＿＿＿年の食塩摂取量とその順位は……

男性：＿＿＿＿ g/ 日，＿＿＿＿ 位

女性：＿＿＿＿ g/ 日，＿＿＿＿ 位

8・3 地域診断の演習

(3) 食料品へのアクセス状況をみてみる

　年平均1か月間(二人以上の世帯)の食料費は，昭和38年(1963)の1万5,600円から平成24年(2012)では6万7,500円と増加しており，総消費支出に占める食料費の割合では，昭和38年の38.7%から平成24年では23.6%と約15%減少している．

　また，食料費の内訳を見てみると，総食料費に占める穀類の割合は経年的に減少しており，外食の割合は増加している．

> あなたの市区町村の食料費の総額は……　□□□□□□円
> 総消費支出に占める食料費の割合は……　□□□□□□%
> あなたの市区町村で，他と比べ，食料費に占める割合が多い品目は何でしょう……

(4) 地域の特性を踏まえて，食事の実態とからだの実態を結びつけてみてみる

　健診結果からみえてきた身体状況の改善を図るには，食事のどこに課題があるのか，どういう食事にすればよいのか，栄養素や食品の摂取量だけでなく，食べ方や地域の食習慣も含めて，からだと食事のそれぞれの実態を結びつけて考えてみる必要がある(図8-2)．

　健診結果から得られる実態，統計データから得られる実態，地域住民の生活を観察することで得られる実態などを総合的にとらえ，その関連を整理してみよう．

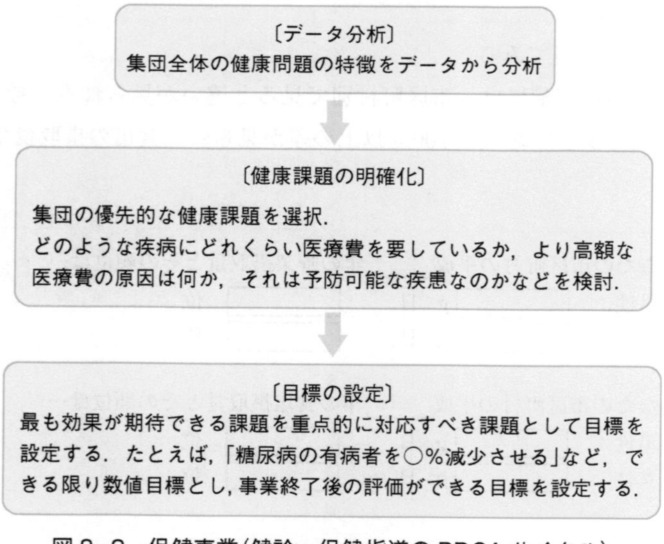

〔データ分析〕
集団全体の健康問題の特徴をデータから分析

↓

〔健康課題の明確化〕
集団の優先的な健康課題を選択．
どのような疾病にどれくらい医療費を要しているか，より高額な医療費の原因は何か，それは予防可能な疾患なのかなどを検討．

↓

〔目標の設定〕
最も効果が期待できる課題を重点的に対応すべき課題として目標を設定する．たとえば，「糖尿病の有病者を○%減少させる」など，できる限り数値目標とし，事業終了後の評価ができる目標を設定する．

図8-2　保健事業(健診・保健指導のPDCAサイクル)
厚生労働省健康局「標準的な健診・保健指導プログラム(改訂版)」, p.9(2013).

〈ここがポイント〉

1. データの分析の注意点

　市区町村における地域診断は，統計解析などの学術的分析だけがデータの分析方法ではない．日常の活動から得た気づきも分析に活かす．そのため，職場の他職種と議論し，専門職のみならず，全員で分析を行うことが重要である．その分析の過程が地域を見る目や知る力などを育て，保健担当者の力量をアップさせる．

2. フィールドに根づいた地域診断

　健康課題は，過去にも増して，高度化・複雑化している．それぞれの地域がどうなっているのか，人々の生活はどうなっているのか，地域の問題や課題を解決する力はどうなっているのか，健康で生活するための課題は何か，どうしていきたいか，それぞれ専門職ができること，住民がすることは何かなど，動きだすことが大切である．

　複雑な現実に戸惑い，現実を白か黒かで過度に合理化（数字化）してしまうと，その間の多様なグレーの存在を見失うことのないようにしよう．その結果，もし，社会の動きや人々の健康に齟齬を生じさせることになれば，誤った地域診断になり，成果は見込めないことになる．フィールドにしっかり根づき，「主体は住民」である視点・姿勢を崩さないようにしよう．

8.4　地域診断の実際

　臨地実習では，都道府県や市区町村の健康課題を調べる課題が出されることがある．二つのワークシート（p.128〜129）を使って，実際に始めてみよう．

8章　地域診断として市町村をみる

地域シート（量的データ）　　　　　　作成日　　　年　　月　　日
　　　　　　　　　　　　　　　　　　記入者

1. 地域の特徴

2. 人口

3. 人口動態
　　出生

　　死亡

4. 死因
　　主要死因

　　死亡率

5. 平均寿命

6. 健康寿命

7. 健診データ

8. 介護保険認定度、医療費の動向からわかること

9. 社会資源の状況

10. 地域の状況

地域シート（量的データ）記入上の注意　　作成日　○○○○年○○月○○日
　　　　　　　　　　　　　　　　　　　　記入者　○○○　○○○

1. 地域の特徴　面積、世帯数、核家族率、主要な交通機関、医療機関など

2. 人口　人口の推移や将来推計の指標は、社会経済情勢に大きく影響を受けるため、保健医療施策を進めるうえで重要な要素となる。

3. 人口動態
　　出生　出生や死亡に関するデータは、地域集団の動向を把握するうえで必要な要素となる。
　　死亡

4. 死因
　　主要死因　死因や死亡率に関わる健康指標には、年齢調整死亡率、粗死亡率、乳児死亡率、周産期死亡率などがある。
　　死亡率

5. 平均寿命　生命表において、出生時（0歳）における平均余命のことをいい、保健福祉水準の総合的指標として広く活用されている。

6. 健康寿命　病気やけがによって通常の日常生活に介護を必要とする期間を平均寿命から差し引いた、自立して活動的な生活ができる期間をいう。

7. 健診データ　各種検診、特定健診の受診率、特定保健指導実施率など。

8. 介護保険認定度、医療費の動向からわかること　保健福祉医療などのサービスの量、施設の配置状況などを見る。

9. 社会資源の状況　保健福祉医療などの各種機関の整備などの社会資源の機能や人的社会資源（自治会、婦人会、食生活改善推進員など）の状況を把握。

10. 地域の状況　各統計データの集計結果などを踏まえて、どういう地域であるのか、どんな健康課題があるのかなどを職場内で話し合い、結果を記入。

8・4 地域診断の実際

地域シート（質的データ）　　　作成日　年　月　日
　　　　　　　　　　　　　　　記入者

1. テーマ

2. 気づきのきっかけ

3. 現状分析

4. 要因分析

5. 関連要因分析

6. 関連する社会資源

7. 地域の現状と課題

8. 目標と根拠

9. 今後の取組み

10. 評価

地域シート（質的データ）記入上の注意　　作成日　○○○○年○○月○○日
　　　　　　　　　　　　　　　　　　　　記入者　○○○　○○○

1. テーマ

2. 気づきのきっかけ
　テーマの理由に関する情報

3. 現状分析
　本当にそうなのか、現状の確認をする。
　専門職の意見のみならず、住民との対話から得られた現状も重視する。

4. 要因分析
　どうしてそのような状況になっているのか、
　いつごろからなのか。
　原因・要因はどこにあるのか。

5. 関連要因分析
　疾病の要因や健康づくりの方法などの科学的根拠を調べ、関連があると分析したときは記載。この地域にこの現状があるのはどうしてなのか、を考える。

6. 関連する社会資源
　協働できる社会資源はあるか。
　健康に関する社会資源の把握は、医療機関、福祉施設、保育施設、学校などの数だけでなく、サービスの量や質も重要な情報となる。医療や福祉に関わる人的な資源にも目を向ける。

7. 地域の現状と課題
　テーマの健康課題に対して今までどのような対策がなされてきたのか、その評価はどうだったのか。

8. 目標と根拠
　目標は実現可能か、
　テーマに関わる保健対策の法的根拠、市町村の計画やプランなどの位置づけ、事業の要領や要綱なども確認しよう。

9. 今後の取組み
　目標に向けて、今後どのような取組みをしていくか、都道府県や市町村のほかの計画とも整合性を図る。

10. 評価
　取組みの評価指標を何にするか、話し合おう。

実習課題

1 あなたの住んでいる市区町村の既存資料を集めて地域診断をしなさい.

予想問題

1 地域診断のための情報源に関する資料の組合せで, 正しいのはどれか. 1つ選べ.
   (1) 死因別死亡率 ------------------ 患者調査
   (2) 介護が必要となった原因 ------- 国民健康・栄養調査
   (3) 糖尿病有病者数 --------------- 国民生活基礎調査
   (4) 乳幼児身体発育値 ------------- 学校保健統計調査
   (5) 出生率 ---------------------- 人口動態統計調査

2 生活習慣病対策のために, 住民の意見を収集することにした. 誤っているのはどれか. 1つ選べ.
   (1) 限られた予算の中で全体の傾向を調べるため, 無作為抽出調査を行う.
   (2) 自記式質問紙による調査の回収率をあげるため, 無記名で実施する.
   (3) 住民の自由な発想に基づく意見を聞くため, グループワーク法を用いる.
   (4) 対象者のプライバシー保護のため, 面接調査員の選出を地元の町内会に依頼する.
   (5) 調査を面接法で行うと, 質問の意図が対象者に理解されやすい.

3 K市保健センターに勤める管理栄養士である. K市の健康推進プランの策定を担当することになった. K市は勤労世代において, 国民健康保険加入者の割合が他の自治体と比較して高い. 次の表は, 昨年のK市と県全体の40歳から65歳までの三大主要支援と各々の志望者数である. K市, 県全体のこの年代の人口は, それぞれ5万人と20万人であり, 人口構成はほぼ同じである. 各死因の死亡率比を求めたところ, 悪性新生物(a), 心疾患(b), 脳血管疾患(c)であった. ( )に入る正しいものの組み合わせはどれか. 1つ選べ. ただし, 基準を1(県全体)とし, 小数点第2位を四捨五入すること.

表1　K市および県全体の主要死因の死亡者数(40歳から65歳)

	K市の死亡数(人)	県全体の死亡者数(人)
悪性新生物	200	1,000
心疾患	150	400
脳血管疾患	120	300

   　　　　 (a)　　　 (b)　　　 (c)
   (1) 0.2 —— 0.4 —— 0.4
   (2) 0.8 —— 1.5 —— 1.6
   (3) 1.0 —— 0.4 —— 0.3
   (4) 1.3 —— 0.7 —— 0.6
   (5) 2.0 —— 1.5 —— 1.2

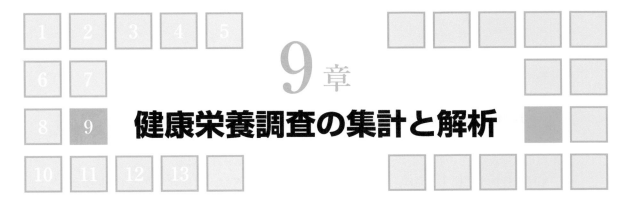

9.1　健康栄養調査とは

　根拠に基づいた健康政策や健康日本 21 の地方計画を進めていくには，地域などの集団に関するさまざまな客観的データを集計したり，解析したりすることが必要となる．この章では，健康栄養調査などのデータの集計と解析を実習する．

9.1.1　調査の目的

　健康栄養調査を含めた調査には，一般的に次の二つの目的がある．それぞれ調査の対象，方法，質問項目の構成，集計，解釈などが異なる．

- ・特性把握（地域診断，健康診査の結果把握など）
- ・仮説検証（喫煙と健康状態，生活習慣と健康診査結果など）

　調査の第一の目的は，集団から得られたデータを集計・解析することにより，その集団の特性を把握することである．具体的には，死亡統計を利用して地域ごとの急性心筋梗塞の死亡率を算出して，地域差を検討したり，ある年度の健康診査参加者の結果を集計して，性別・年齢階級別に収縮期血圧，拡張期血圧などの平均値や標準偏差（ばらつきを表す指標）をだすことなどが含まれる．地域診断の第一歩は，こうした地域集団の特性を，指標を用いて客観的に把握することである．

　調査の第二の目的は仮説の検証である．仮説とは，ある要因とある要因に関係がある（因果関係は関係の一種）と仮定したものである．たとえば「肥満と血圧は正の関係がある」という仮説は，「体重が重い人ほど血圧が高い」という仮定を前提にしている．A 集団でこの関係が見られても，B 集団では見られないかもしれない．そうしたときに，B 集団でも「体重が重い人ほど血圧が高い」かどうか検討することを「仮説を検証する」という．健康教室などの事業を評価するとは，たとえば「脂質異常症教室に参加した集団のほうが，脂質異常症教室に参加しない集団よりも総コレステロール値が低い」という仮説を検証することである．

9.1.2　調査の段階

　調査は，いきなり目の前にあるデータを整理することではなく，どのようなデータを集めるかについて計画を立案するところから始まる．保健サービス事業であっても，調査研究の組立てとしてとらえ，あらかじめどのような集計と解析をしたいかはっきりさせるこ

とが大切となる．つまり，①計画の立案(plan)，②準備と実施(do)，③集計と解析(統計処理)(see)および④報告(action)と活用の4段階が重要である．

　健康診査結果の把握は，参加者の成績を整理するだけでなく，参加者が属している地域集団(母集団)の特性を推測するために重要である．アンケート調査にしても，たまたま回答してくれた人の回答の整理だけではなく，回答者が所属する特定の集団(乳幼児健診に参加した母親など)の特性やニーズを予想するための貴重な材料となる．

　集団の特性を把握する際に，検討の必要がある項目としては，対象者の設定，母集団と標本の明確化，抽出率，参加率，カバー率などである．どの指標について集計と解析をしたいのか，そのためにどのようなデータ収集の仕組みをつくればよいか，どのように報告し，保健事業計画や次年度の予算請求にどのように活用できるのかなどを，はっきりさせることが重要となる．

9.1.3　母集団と標本

　ある集団の特性を明らかにするのに最もよい方法は，対象となる集団を構成する全員についてのデータを収集して，集計・解析することである．対象となる集団全体を母集団という(これはもちろん母親の集団のことではなく，おおもとになる集団という意味である)．

　この母集団を構成する全員について調べる方法を全数調査といい，集団の規模が大きい場合には，とてもコストがかかる．全数調査の具体例には，日本の総人口について5年に1度調べる国勢調査〔日本に定住している人口の個人調査(性，年齢，配偶，就業，従業地など)や世帯調査(人員，種類，住居など)〕がある．

　母集団全員について調べられない場合には，一部を対象として調査する．この一部のことを標本という．母集団から標本を選ぶことを「抽出する」といい，万遍なく抽出することを無作為抽出という．無作為とは「作為なく意図せずにする」という意味で，まったく何もしない「不作為」とは違う．無作為抽出には，一連の番号が振られた住民台帳や選挙人名簿を利用し，乱数表を用いて抽出する方法や，出生順，受診順，奇数番号のみ，10人ごとなどのように系統的に抽出する方法がある．

　無作為抽出された標本は「母集団からの代表性がある」といい，標本集団の集計・解析結果から元の母集団について推測することが可能となる．逆に無作為抽出されていないと，

表9-1　平日昼間に行われる基本健康診査への参加者の偏り

	男性	女性	
40歳未満	稀	少	
40～49歳	少	いる	本来の
50～59歳	少	多い	ターゲット
60～69歳	いる	多い	
70～79歳	いる	いる	受療中が
80歳以上	いる	いる	多い層

健診結果を他の自治体と比較する場合は，50歳代，60歳代の女性同士を比較するなど，性・年齢階級別に慎重に行う．

母集団からの代表性があるとはいえず，標本集団の結果から，そのまま「わがA市ではこうした傾向にある」と単純にはいえないので，慎重な解釈が必要となる．

たとえば，地域において平日の昼間に行われる基本健康診査に参加できる人は，自営業者や昼間家にいる人などに限られてしまうために，地域集団を代表した参加者とはいえない．そこで表9-1のように年齢階層に偏りが生じる．ただし偏りがあるからといって，集団の評価に使えないということではなく，性・年齢階級別に集計して他の集団と比較することは可能である．むしろ同じような性・年齢階層（女性の40代，50代）を地域ごとに比較することで，母集団についても地域差があるか推測するうえでとても参考になる．「この事業の参加者については，母集団の代表性がないから，集計・解析する意味がない」などとして放っておいたりするのは，もったいない話である．

表9-2に母集団と標本についてまとめる．

表9-2　母集団の特徴と標本（全数調査と標本調査）

母集団	国民全体：国勢調査は全数調査 学校保健：全数調査が可能 地域保健：対象によって特徴がある 母性保健（妊婦）：高い参加率 小児保健（4カ月，1歳6カ月，3歳）：高い参加率（90%） 基本健康診査：女性の40代，50代多い，全体で20〜30% がん検診：全体で10〜20% 産業（職域）保健：全数調査が可能
標本	抽出標本調査（母集団を代表する標本の調査）： 国民生活基礎調査，国民健康・栄養調査，住民アンケート調査など

9.1.4 統計処理（集計と解析）の進め方

集団の特性を把握するうえでより重要なのは，平均値や中央値などの代表値を求めることではなく，分布を度数分布表やヒストグラムで把握することである．

同じ平均値であっても，低値者と高値者の二峰に分かれている場合，一部の高値者が平均値を引っぱっている場合と，左右対称な分布になっている場合では，対策はまったく違ってくる．

健康診査結果についても，血圧，総コレステロール値，肥満度などの平均値にただちに目を向けてはいけない．たとえば，一部の高値者によって引き上げられていないか，逆に一部の低値者によって引き下げられていないか度数分布表で確かめて，ヒストグラムを作成して視覚によって確認する必要がある．

次の段階では，基礎統計量を算出する．基礎統計量には，代表値とばらつきを表す数値がある．

その次の段階が集計である．全体の基礎統計量をだしたりすることを単純集計という．一方，性別，年齢階級別，あるいは他の要因に関して列方向と行方向でクロスさせて集計

することを<ruby>クロス集計<rt> </rt></ruby>という.

　さらに母集団の情報を推定(母平均, 母比率, 区間推定)することが必要となる. 次に分布の形〔正規分布を示すならパラメトリック検定, 正規分布でないならノンパラメトリック検定. 頻度の差についてはX^2(カイ2乗)検定など〕を考慮した複数の群に差があるかを検定することが大切である.

　集計結果を解釈することは, 公衆衛生学上で最も重要である. 二つの母集団について何らかの差があると統計的にわかっても, それが保健サービス・公衆衛生学的に意味のある差なのか, 対策をすぐ必要とする差なのか, さらに詳細な調査研究を必要とする差なのかを検討することも重要となる.

　これらの統計処理の6段階を表9-3にまとめる.

表9-3　統計処理の6段階

① 分布を知る
　　度数分布表, ヒストグラム
② 基礎統計量を求める
　　代表値：平均値, 中央値, 最頻度値, 比率
　　ばらつき：範囲(最大値, 最小値, 四分位偏位)
　　分散(標準偏差, 標準誤差)
③ 集計する
　　単純集計, クロス集計(分割表)
④ 母集団の情報を推定する
　　母平均, 母比率, 区間推定
⑤ 母平均, 母比率の差を検定する
　　パラメトリック検定, ノンパラメトリック検定など
⑥ 結果の意味を解釈する
　　偶然, バイアス, 交絡因子, 標本数を考慮する

9.2　表計算ソフトを用いた健康栄養調査の集計

　表計算ソフト(Microsoft Excel)には, ピボットテーブルという自動集計機能があるので, 実際に自分で活用できるようになるとたいへん便利である. ただし, 扱うデータ量が数千以上に多くなると表計算ソフトでは煩雑になるので, その場合はSPSSやSASなどの統計パッケージソフトを利用することが望ましい.

　本節では, Excelのピボットテーブル(自動集計機能)を使って, ある健診受診者のデータから性別・年齢階級別の受診者数, 高血圧者の数, 総コレステロール値の平均値などの集計を5分程度でできるようになることをめざし, 操作の順に実例を示しながら説明する.

　この実習のポイントは次の3点である.

　・ピボットテーブルのウィザードに慣れる.
　・ピボットテーブルを使って, 健診受診者数を性別・年齢階級別に計算できるようになる.

・ピボットテーブルを使って，健診データのさまざまな単純集計ができるようになる．

9.2.1 集計にピボットテーブルを用いる

ピボットテーブルを習得すれば，2人ペアになって一方が数字を読み上げ，他方が「正」の字を書くといったことは必要なくなる．

ピボットテーブルを利用すると，カテゴリー（性，年齢階級，喫煙習慣の有無など）別に合計，データの個数，平均，最大値，最小値，積，数値の個数，標本標準偏差，標準偏差，標本分散，分散を求めることができる．

集計の方法には，一つの項目（例：性別）に関する集計である単純集計と，複数の項目（例：性別×年齢階級別）の関係を見る集計であるクロス集計があるが，いずれもピボットテーブルを利用できる．

まず性別と年齢階級別の2項目をかけ合わせた（クロスさせた）健診受診者数の集計（クロス集計）を例にとって，ピボットテーブルの初歩を練習する．

9.2.2 性・10歳年齢階級別参加者数を集計する

集計したいデータの範囲内にあるセルをどれかクリックし（アクティブにするという），メニューバーの「挿入」メニューから「ピボットテーブル」を選択する（図9-1①，②）．すると「ピボットテーブルの作成」画面が現れる．

まず，データ範囲を指定する．健診データ内のいずれかのセルをあらかじめクリックしてアクティブにしておくと，「テーブルまたは範囲を選択」の「テーブル／範囲」に自動的に健診データ範囲全体（$A$1:$U$101）が指定される．自分の選択したい範囲が正しく表示されているか確認する．次に，ピボットテーブルの作成先を指定する．ここでは「新規ワークシート」を選択して「OK」をクリックする（図9-1③）．

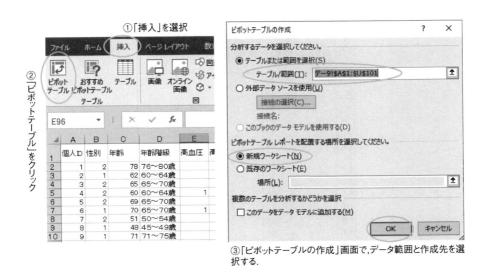

③「ピボットテーブルの作成」画面で，データ範囲と作成先を選択する．

図9-1　ピボットテーブルの作成画面

9・2 表計算ソフトを用いた健康栄養調査の集計

(1) つくりたいテーブル（表）をイメージして集計表を作成する

新規ワークシートに，いよいよテーブルのレイアウトが現れる．ここでは集計項目の行，列，値フィールドを「ピボットテーブルのフィールド」のリストから選んで，それぞれにドラッグ（左クリックをしたまま動かして離す）をする〔リストの下にあるボックスにドラッグしてもよい（図9-2④）〕．

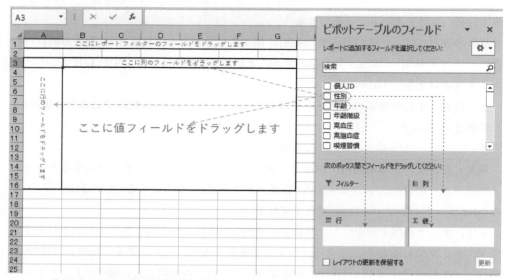

④列に「性別」，行に「年齢」，値に「性別」をドラッグする．「ピボットテーブルのフィールド」ウィンドウの下にあるボックスにドラッグしてもよい．

図 9-2　ピボットテーブルの列，行，値に項目をドラッグ

	A	B	C	D
1	ここにレポート フィルターのフィールドをドラッグします			
2				
3	合計 ／ 性別	性別 ▼		
4	年齢　　　▼	1	2	総計
5	43		2	2
6	44	1		1
7	45		2	2
8	46		4	4
9	47		2	2
10	48	1	4	5
11	50		2	2
12	51	2	4	6
13	53	2		2
14	54	1		1
15	55	1	2	3
16	56	1	4	5
17	58		2	2
18	59		2	2
19	60		10	10

図 9-3　性別・年齢別の性別（男：1，女：2）の合計が自動的に集計される

9章　健康栄養調査の集計と解析

「性別」を選んで列にドラッグし，「年齢」を選んで行にドラッグする．さらに値フィールドには，「性別」を選んでドラッグする（値には，「データの個数」を示すものであれば何でもいい）．ただし，そのままでは集計項目が「合計」となってしまい，性別・年齢別の性別（男 = 1，女 = 2）の合計が自動的に集計されてしまう．ここでは 1 歳年齢刻みの長い集計結果がでている（図 9-3）．

データの個数がほしいので，「合計」を「個数」に変更する．「合計 / 性別」のセルを右クリックして，「値フィールドの設定」を選択（あるいは「合計 / 性別」のセルをダブルクリック）すると，集計方法を変更できる画面が現れるので，「合計」の代わりに「個数」を選択する．そして性別・年齢別のデータの個数（つまり参加者数）が集計される（図 9-4 ⑤）．

(2) 年齢のグループ化をして 10 歳年齢階級をつくる

1 歳刻みの参加者数がわかっても集計とはいいがたいので，10 歳ごとに，かつ性別で何人の参加者があったのか調べる．「年齢」のセルを右クリックして，「グループ化」を選択する（図 9-5 ⑥）．するとグループ化の画面が現れるので，先頭の値「43」を切りのいい「40」に修正し，末尾の値は「91」のままにしておいて，単位（年齢階級）を「10」として，「OK」をクリックする（図 9-5 ⑦）．

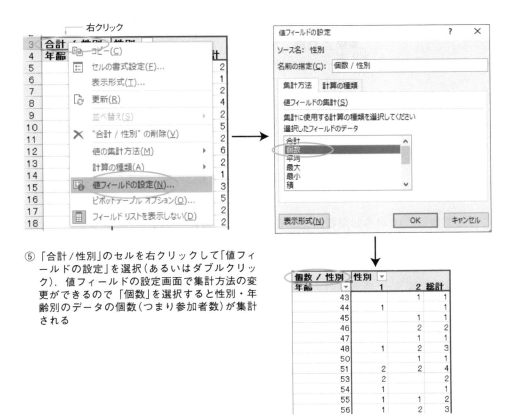

⑤ 「合計 / 性別」のセルを右クリックして「値フィールドの設定」を選択（あるいはダブルクリック）．値フィールドの設定画面で集計方法の変更ができるので「個数」を選択すると性別・年齢別のデータの個数（つまり参加者数）が集計される

図 9-4　集計方法を「合計」から「個数」へ変更

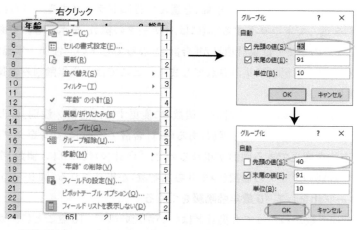

⑥「年齢」のセルを右クリック
して，「グループ化」を選択

⑦ グループ化の画面が現れるの
で，先頭の値「43」を切りの
いい「40」に修正し，単位（年
齢階級）を「10」にして「OK」
をクリック

図 9-5　年齢のグループ化

個数 / 性別	性別 ▼		
年齢 ▼	1	2	総計
40-49	2	7	9
50-59	7	8	15
60-69	11	26	37
70-79	20	12	32
80-89	4	2	6
90-99		1	1
総計	44	56	100

図 9-6　性別・10 歳年齢階級別受診者数の集計が完了

　こうして性別・10 歳年齢階級別受診者数の集計表ができあがる（図 9-6）．慣れれば 3
分以内でできるようになる．

9.2.3　性別に BMI の平均値を求める

　ここでは性別に BMI〔体重（kg）/ 身長（m）²〕の単純集計をする．

　ピボットテーブルのフィールドリストから「性別」を選んで列にドラッグし，また「BMI」
を選んで値フィールドにドラッグする（図 9-7 ①）．

　図 9-8 の上に示されたように，そのままでは合計の集計をしてしまうので，集計方法
を「平均」に変更する．「合計 / BMI」のセルを右クリックして，「値フィールドの設定」を選
択（あるいは「合計 / BMI」のセルをダブルクリック）すると集計方法を変更できる画面が現
れるので，「合計」ではなく「平均」を選択して「OK」をクリックする．すると平均が集計さ
れる（図 9-8 下）．

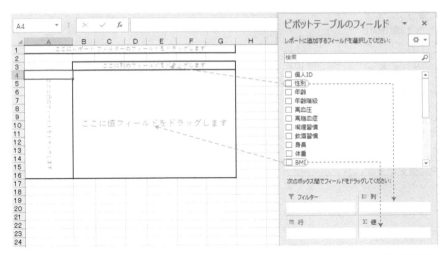

① ピボットテーブルの作成を進め，フィールドを選択する画面がでたところで列に「性別」，
値フィールドに「BMI」をピボットテーブルのフィールドリストから選択してドラッグ

図 9-7　ピボットテーブルの列とデータフィールドに項目をドラッグ

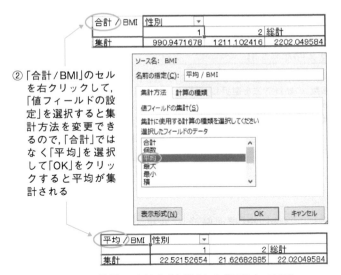

② 「合計／BMI」のセル
を右クリックして，
「値フィールドの設
定」を選択すると集
計方法を変更でき
るので，「合計」では
なく「平均」を選択
して「OK」をクリッ
クすると平均が集
計される

図 9-8　集計の方法を「合計」から「平均」へ変更

　これで健診参加者の性別の BMI の平均値が求められる．以上の①，② がピボットテー
ブルによる単純集計の基本操作である．

(1) 標準偏差，最大値，最小値，データの個数を求める

　次に，BMI の平均のほかに，標準偏差などの集計もしてみる．

もう 1 回「BMI」をピボットテーブルのフィールドリストから選択して，値フィールドにド
ラッグする（すでに集計してある「平均」の上あたりにドラッグしてかまわない）．すると「デ

③データフィールドにもう1回「BMI」をピボットテーブルから選択してドラッグ．すると「データ」がもう1行挿入されて再び「合計／BMI」の集計結果が現れる．②と同様に，「合計」から「標準偏差」など他の集計方法に変更できる

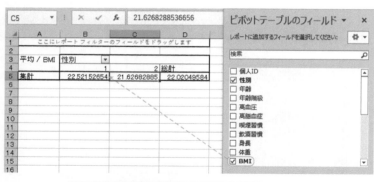

データ	性別		
	1	2	総計
平均 / BMI	22.52152654	21.62682885	22.02049584
合計 / BMI	990.9471678	1211.102416	2202.049584

図 9-9　集計の方法を「合計」から「標準偏差」へ変更

データ	性別		
	1	2	総計
平均 / BMI	22.5	21.6	22.0
標準偏差 / BMI	3.0	3.2	3.1
最大 / BMI	28.6	28.7	28.7
最小 / BMI	16.7	14.3	14.3
個数 / BMI	44	56	100

②と③の手法を繰り返して，「平均」のほかに「標準偏差」，「最大」，「最小」，「個数」の集計方法を選択し，少数点以下の桁数を「書式」—「セル」—「セルの書式設定」（あるいはツールバーの「桁下げ」）を利用してそろえれば，BMI に関する単純集計が完成

図 9-10　BMI に関する単純集計の完成

ータ」が「平均」の集計結果の下にもう1行加わって，再び「合計／BMI」の集計結果が現れる（図9-9③）．

　ここで②と同様に，「合計」を「標準偏差」に変更する．「合計／BMI」のセルを右クリックして，「値フィールドの設定」を選択する（この場合は「合計／BMI」のセルをダブルクリックしても通じない）と集計方法を変更できる画面が現れるので，「合計」ではなく「標準偏差」を選択して「OK」をクリックする．すると標準偏差が集計される．

　同じように最大値，最小値，データの個数もだしてみる．②と③の手法を繰り返して「最大」，「最小」，「個数」の集計方法を選択すればよい．

　仕上げに少数点以下の桁数を「書式」—「セル」—「セルの書式設定」（あるいはツールバーの「桁下げ」）を利用してそろえれば，BMI に関する単純集計が完成する（図9-10）．

実習課題

1 国民健康・栄養調査の実施方法，集計結果について調べ，その要点をまとめなさい．
2 ある集団の健診結果（仮想データも可）と，ピボットテーブルを用いて，性・年齢階級別の参加者数，BMI の平均値，標準偏差を求めなさい．また肥満度別（やせ，普通，肥満）の血圧値の平均値，標準偏差を求めなさい．

予想問題

1 健康栄養調査などに関する記述である．正しいのはどれか．2つ選べ．
 (1) 調査の目的には集団の特性把握とある関係の仮説検証があり，目的によって調査の対象，方法，質問項目の構成，集計，解釈などが異なる．
 (2) 集計解析では，まず男女を合わせた平均値をだすことが重要である．
 (3) 食塩摂取量の平均値に 1 g の差があっても，大きな差ではない．
 (4) 調査対象とする集団の母集団と標本の関係，実際の参加者については，性・年齢階級別の分布を把握することが大切である．
 (5) 集計解析は難しいので，なるべく専門家に依頼すべきである．
2 健康栄養調査などの集計に関する記述である．正しいのはどれか．2つ選べ．
 (1) 集計解析では相関係数を求めることが最も重要である．
 (2) 性・年齢階級別に平均値や比率などの基本統計量を求めることが重要である．
 (3) 相関係数が高ければ因果関係があると判断できる．
 (4) 統計学的に有意差があっても因果関係があるとは限らない．
 (5) エクセルなどの表計算ソフトでは集計作業はできない．

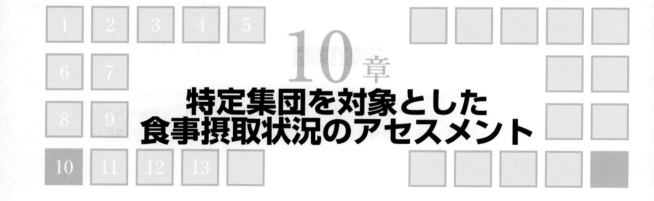

10章 特定集団を対象とした食事摂取状況のアセスメント

10.1 公衆栄養活動におけるアセスメント（第1回）

　本章では, 180分×6回分の実習例（表10-1：第1〜6回）の内容を紹介する.

　公衆栄養活動では, 対象集団の状況を把握するために各種社会調査（文献調査や実態調査）を実施し, さまざまな情報を収集しながらアセスメントを行う（図10-1, 図10-2）.

　実態調査を実施する場合, いきなり調査するのではなく, 既存資料（原著論文や国の統計資料など）に基づき対象集団の健康・栄養問題を把握することが基本となる（2章「公衆栄養学の情報の検索方法」参照）. その際に押さえておくポイントとして, ① 既存資料のデータがどのような方法で得られたものか, ② 考えられる偶然誤差, 系統誤差（各種バイアス[†1, †2]）は何か, などがある. 既存資料で示された結果の解釈に十分に留意した上で活用することが重要である.

表10-1　特定集団を対象とした食事摂取状況のアセスメントの展開例（180分×6回分）

第1回	公衆栄養活動におけるアセスメント〜健康情報リテラシー, 栄養の指導時の根拠（エビデンス）とは〜 ➡ 2章　公衆栄養学の情報の検索方法
第2回	食事調査結果の解釈, 既存資料（国民健康・栄養調査など）から健康・栄養問題の現状と課題について考える. ➡ 4章　食事調査の種類と具体的な方法, 5章　国民健康・栄養調査
第3回	実態調査（食事調査）の実施〜簡易型自記式食事歴法質問票（BDHQ）*から, 対象集団の現状（問題・課題）を把握する〜 ➡ 9章　健康栄養調査の集計と解析（ピボットテーブル）
第4, 5回	科学的根拠に基づいた課題改善計画（事業案） BDHQ結果のアセスメント結果から, 課題改善計画（事業案）を提案する. ➡ 1, 2回の授業内容を振り返り, ロジックに事業案を提案する. ➡ 13章　プレゼンテーション
第6回	プレゼンテーション

* BDHQ：brief-type self-administered diet history questionnaire

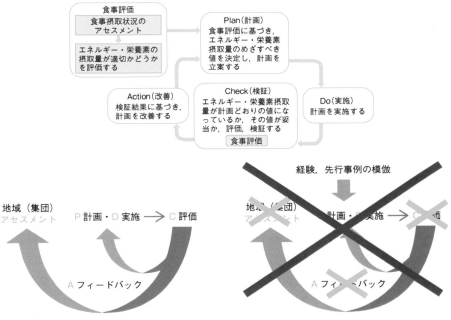

図 10-1　公衆栄養活動におけるアセスメント

図 10-2　食事摂取基準の活用とPDCAサイクル

厚生労働省,「日本人の食事摂取基準(2020年版)スライド集」策定検討会報告書, p.23, 図6を一部改変.

10・1　公衆栄養活動におけるアセスメント(第1回)

　　既存資料はさまざまなパターンがあるが, 政府統計の総合窓口(e-Stat)から, 各府省が公表する統計データを活用することが出来る(2章, 図2-9を参照). 国民生活基礎調査,

†1 **選択バイアス(selection bias)**：研究対象者を決める時点で生じるバイアスで, 要因と結果の関係が歪められてしまう現象をいう. たとえば, 既存資料として用いる国民健康・栄養調査の対象者は一般国民から層化無作為抽出されているのに対し, 実際の対象者は管理栄養士養成校の学生だとすると, 前者と比較し, 後者の対象者は「一般人より食生活に関心がある者」など特性の偏った集団である可能性が高いため, 結果の解釈に注意が必要である.

†2 **情報バイアス(information bias)**：要因と結果に関する情報の測定方法に問題があるため, 両者の実際の関連が誤って評価されてしまう現象である. たとえば, 精度(再現性)は高いが, 正確度の低い食事調査法を実施した場合, 真の値から外れた値を拾ってしまうことがある.

国民健康・栄養調査結果などを用いて，対象者(集団)の背景(健康問題の現状と課題など)
となり得る情報を把握しておくことが重要である．

10.2 食事調査結果の解釈，既存資料(国民健康・栄養調査など)から健康・栄養問題の現状と課題について考える(第2回)

　食事調査法は，4章の通り食事記録法，食事思い出し法，食物摂取頻度法，食事歴法などがあり，各食事調査の特徴と限界点などを見極めたうえで結果を活用する必要がある．また，既存資料を活用する際は，どのような方法で得られた結果なのか，よく理解したうえで結果を解釈することが重要である．

　ここでは，5章の国民健康・栄養調査を例に，既存資料を活用した健康問題・課題の抽出を行う(表10-2)．

10.3 実態調査(食事調査)の実施(第3回)～簡易型自記式食事歴法質問票(BDHQ)から，対象集団の現状(問題・課題)を把握する

10.3.1 食事摂取状況の評価

　食事摂取状況の評価は，食事調査によって得られる摂取量と食事摂取基準の各指標で示されている値を比較することによって行うことができる(ただし，エネルギー摂取量の過不足の評価には，BMIまたは体重変化量を用いる)．その際，食事調査や食事摂取基準の特徴と限界を理解すること，対象者をとりまく背景(生活習慣，環境など)や臨床症状・臨床検査値などのデータを踏まえ，ギャップ(問題点)の原因を考える必要がある．数あるギャップ(問題点)のなかから，エネルギーや栄養素摂取量を適切にするための優先課題を抽出し，エビデンスに基づいた効果的な事業を計画することが重要である(図10-3)．

　ここからは，日本人を対象に開発された食事調査票で，妥当性・再現性についての研究結果が国際論文化されている数少ない調査法の1つである簡易型自記式食事歴法質問票(brief-type self-administered diet history questionnaire：BDHQ)を用いた食事摂取状況のアセスメントの進め方の事例について紹介する．

10.3.2 BDHQとは(調査票の特徴，入手方法と利用手続)

　自記式食事歴法質問票(self-administered diet history questionnaire：DHQ)は，約40種類の栄養素と150種類の食品の摂取量を推定することを可能にした質問票である．BDHQは，DHQの簡易版として開発され，約30種類の栄養素と約50種類の食品の摂取

表 10-2　国民健康・栄養調査などをもとに対象集団の特徴を整理する

1．国民健康・栄養調査の方法
いつ，どこで，誰に，どのような方法で調査したものですか．
2．「令和元年国民健康・栄養調査結果の概要」の項目を例に，対象集団の特徴を整理してください．
第1部 社会環境と生活習慣等に関する状況
1．食習慣改善の意思
2．健康な食習慣の妨げとなる点
3．食生活に影響を与えている情報源
4．外食，持ち帰りの弁当・惣菜，配食サービス，健康食品の利用状況
5．運動習慣改善の意思
6．運動習慣の定着の妨げとなる点
7．非常用食料の用意の状況
第2部 基本項目
第1章 身体状況および糖尿病等に関する状況
1．肥満およびやせの状況
2．糖尿病に関する状況
3．血圧に関する状況
4．血中コレステロール値に関する状況
第2章 栄養・食生活に関する状況
1．食塩摂取量の状況
2．野菜摂取量の状況
第3章 身体活動・運動および睡眠に関する状況
1．運動習慣者の状況
2．歩数の状況
3．睡眠の状況
第4章 飲酒・喫煙に関する状況
1．飲酒の状況
2．喫煙の状況
3．禁煙意思の有無の状況
4．受動喫煙の状況
第5章 歯・口腔の健康に関する状況
1．歯・口腔の健康に関する状況
第6章 地域のつながりに関する状況
1．地域社会のつながりの状況
≪参考≫ 栄養素・食品群別摂取に関する状況
1．栄養素等摂取量
2．食品群別摂取量

厚生労働省，「令和元年国民健康・栄養調査結果の概要」目次より抜粋．

量が算出される．

　BDHQ の質問票（A4 サイズの 4 頁）の平均回答時間は約 15 分である（図 10-4）．集団の食事摂取状況をアセスメントする場合は，栄養価計算データ（CD-ROM）中に収載されているデータベースを用い，アセスメントを行うと便利である．解析目的に応じて書式や内容を適宜アレンジし用いるとよい（図 10-5）．BDHQ への回答から得られたエネルギー摂

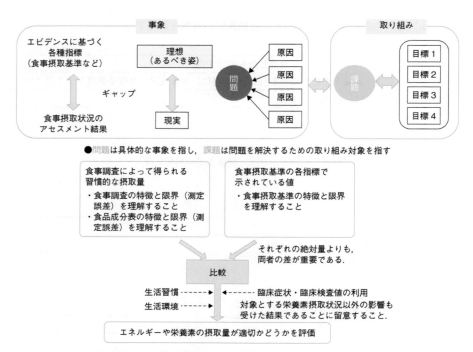

図10-3　食事摂取基準を用いた食事摂取状況のアセスメントの概要

「日本人の食事摂取基準」策定検討会,「日本人の食事摂取基準(2020年版)」策定検討会報告書, 厚生労働省, p.24, 図7より引用して作成.

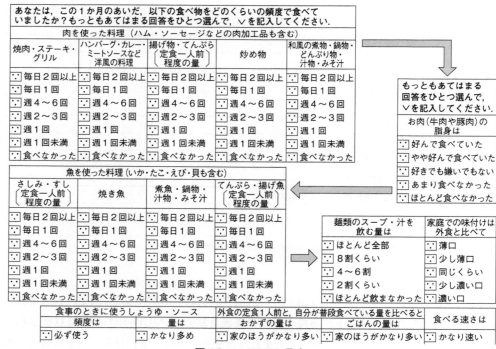

図10-4　BDHQ見本

EBNJAPAN DHQサポートセンターホームページ
http://www.ebnjapan.org/sitsumon/pdf/cyousahyo/120420_BDHQ_2012(sample)140619.pdf(閲覧日：令和3年8月7日)より抜粋.

	A	B	C	D	E	F	G	H	I	J
1	1	2	3	4	5	6	7	8	9	10
	ID1	ID2	ID3	性	年齢	身長	体重	身体活動レベル（ふつう2に固定）	推定エネルギー必要量	エネルギー
3	解析年月日	2011	4	26	歳	cm	kg	level	kcal/日	kcal/日
4	BDHQ型	1								
5	ID1	ID2	ID3	SEX	AGE	BH	BW	PAL	EER	EN
6	1	0	0	2	21	162.0	55.0	2.0	2062.5	1517.7311
7	2	0	0	2	21	168.1	55.1	2.0	2062.5	754.63691
8	3	0	0	2	21	155.0	46.0	2.0	2062.5	2121.1982
9	4	0	0	2	21	153.6	44.8	2.0	2062.5	1183.8445

bdhq1_1dat / nutr / food / f.nutr1 / f.nutr2 / f.nutr3 / signal / nf.nutr1 / nf.nutr2 / nf.nutr3 / 個人結果出力用 / OCR_DATA

① 栄養価計算データ（CD-ROM）オリジナルデータ

	A	B	C	D	E	F	G
1	ID1	性	年齢歳	身長cm	体重kg	BMI	エネルギーkcal/日
2	1	2	21	162.0	55.0	21.0	1518
3	2	2	21	168.1	55.1	19.5	755
4	3	2	21	155.0	46.0	19.1	2121
5	4	2	21	153.6	44.8	19.0	1184

ピボットテーブル用に項目を1行にまとめ，BMIなど新たな項目を加えた

② アレンジ済み

図 10-5　BDHQ 栄養価計算データの一例

取量は，回答の信頼度を判断する資料としてのみ用いるため，真のエネルギー摂取量として評価しないことを勧める．また CD-ROM 内の粗データを解析する際はエネルギー調整（たとえば密度法：エネルギー比率（%），1,000 kcal 当たりの栄養素摂取量，推定エネルギー必要量当たりの栄養素摂取量など）してから評価することを勧める．

　なお BDHQ については「日本人の食事摂取基準（2020 年版）策定検討会報告書」p.25 の食事歴法にその特徴が掲載されている．また「日本人の食事摂取基準（2015 年版）策定検討会報告書」の p.24 に BDHQ に関する詳細な記載がある．調査票や栄養価計算データの入手方法，他詳細については EBNJAPAN DHQ サポートセンターホームページ（http://www.ebnjapan.org/）を参照されたい．

10・3 実態調査（食事調査）の実施（第3回）〜簡易型自記式食事歴法質問票（BDHQ）から，対象集団の現状（問題・課題）を把握する

10.3.3 Excel 機能を用いたデータベース解析事例

データを解析するときに統計解析ソフトを用いることが多いが，ここでは Excel 機能のみを用いてどのようなまとめが可能かを，以下を事例として紹介する．

(1) 代表値

Excel の場合，代表値（4 章参照）は，①〜④のいずれかの方法で算出できる（図 10-6）．

① 関数の直接入力：セルに関数を入力し，範囲指定する．

② ツールバー上の「数式」→「fx 関数」から該当の関数を指定し，範囲指定する．

③ ピボットテーブル機能を用いる（9 章参照）．

④ ホームツールバー右側のΣから指示する．

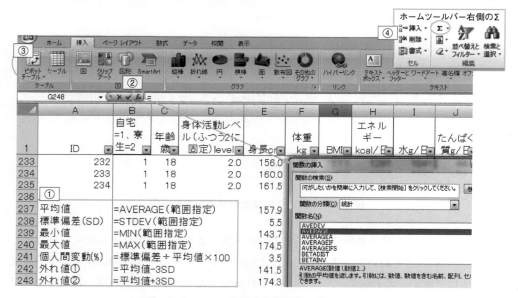

図 10-6　Excel を用いた代表値の求め方事例

標準偏差：STDEVP（標本データの場合は STDEV）．
正規分布においては，平均値 ±1 SD の範囲内に全データの 68.26%，±2 SD では 95.44%，±3 SD では 99.73% が含まれるため，外れ値の有無を検討する場合に役立つ．

(2) データのばらつきをグラフに表示する

棒グラフで平均値を比較することがある．そのとき，誤差をグラフ上に表現することが重要である．

棒グラフをクリックするとツールバーに「グラフツール」がでてくる．「レイアウト」→「誤差範囲」→「その他の誤差範囲オプション」→「誤差範囲の書式設定」→「表示：示したいスタイルを選択」→「誤差範囲：ユーザー設定」→「値の指定」→「正の誤差の値」と「負の誤差の値」に標準偏差の値を入れると，図中に誤差範囲が表示される．

(3) 分析ツールに含まれる機能一覧

Excel では関数や分析ツールを用いて統計解析で比較的よく使われる F 検定や t 検定な

どが行える．分析ツールはExcelのアドインプログラムであり，OfficeまたはExcelをインストールすると利用可能になる．

(4) 相関係数

相関係数は，二つの変量の比例的な関係性を示すもので，用いるデータの単位に関係なく常に－1 以上 1 以下となる．特徴は以下の通りである．

(1) 正の相関が強いほど相関係数は 1 に近づく

(2) 負の相関が強いほど相関係数は－1 に近づく

(3) 相関係数が 1 または－1 の場合，完全相関という

(4) 相関係数が 0 の付近は相関がない（無相関）といえる

(5) 食品群別の寄与率

BDHQ の栄養価計算データ（CD-ROM）中には，図 10-7 のようなデータベースが含まれるため，エネルギーや各栄養素について食品群別の寄与率を求めることができる．

B182 =B181/SUM($B$181:$P$181)*100

	A	B	C	D	E	F	G	H	I	J	K	L	M	N	O	P
1		エネルギー														
2		kcal	kcal	kcal	kcal	kcal	kcal	kcal	kcal	kcal	kcal	kcal	kcal	kcal	kcal	kcal
3	ID	穀類	いも類	砂糖・甘味料類	豆類	緑黄色野菜	その他の野菜	果実類	魚介類	肉類	卵類	乳類	油脂類	菓子類	嗜好飲料類	調味料・香辛料類
178	175	1054	94	53	108	43	42	84	60	150	78	92	150	329	245	102
179	176	369	34	24	38	37	19	96	157	170	57	620	39	30	14	74
180																
181	平均値	657	44	16	37	28	34	46	107	139	54	101	94	189	32	55
182	寄与率(%)	40.2	2.7	1.0	2.3	1.7	2.1	2.8	6.6	8.5	3.3	6.2	5.8	11.6	1.9	3.4
183																
184		寄与率(%)＝各項目の平均値÷(各項目平均値の合計)×100														
185		(例)穀類の寄与率=B181/SUM($B$181:$P$181)*100=40.2%														

図 10-7　寄与率の計算例

(6) 食事摂取基準に基づくアセスメント

2, 4, 7, 9 章で学んだ内容や，前述の事例を参考に BDHQ のデータをまとめる．そのとき食事摂取基準に基づくアセスメント（図 10-8）としてピボットテーブル機能などを用いて図 10-9 のようにまとめてもよい．

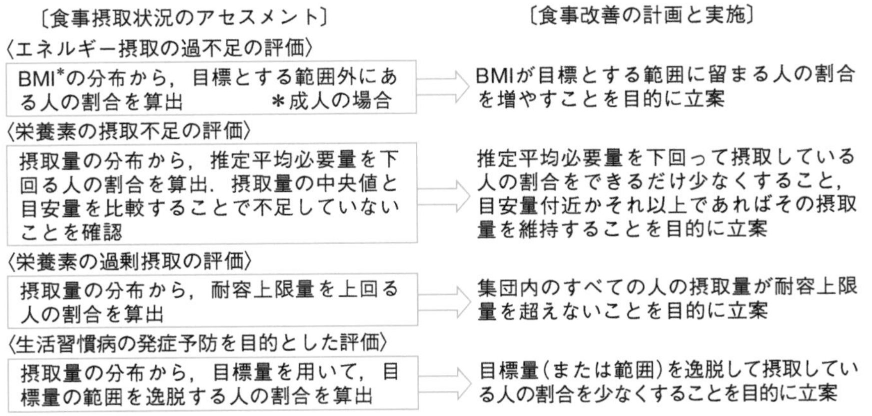

図 10-8　食事改善（集団）を目的とした食事摂取基準の活用による食事改善の計画と実施
厚生労働省，「日本人の食事摂取基準（2020年版）」策定検討会報告書，p.24，図20より抜粋．

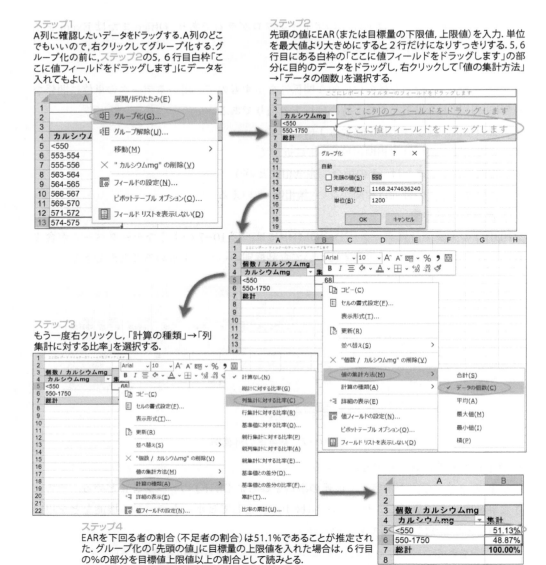

ステップ1
A列に確認したいデータをドラッグする.A列のどこでもいいので,右クリックしてグループ化する.グループ化の前に,ステップ2の5, 6行目白枠「ここに値フィールドをドラッグします」にデータを入れてもよい.

ステップ2
先頭の値にEAR（または目標量の下限値, 上限値）を入力. 単位を最大値より大きめにすると2行だけになりすっきりする. 5, 6行目にある白枠の「ここに値フィールドをドラッグします」の部分に目的のデータをドラッグし, 右クリックして「値の集計方法」→「データの個数」を選択する.

ステップ3
もう一度右クリックし,「計算の種類」→「列集計に対する比率」を選択する.

ステップ4
EARを下回る者の割合（不足者の割合）は51.1%であることが推定された. グループ化の「先頭の値」に目標量の上限値を入れた場合は, 6行目の%の部分を目標値上限値以上の割合として読みとる.

食事摂取基準（2020年版）指標						対象集団のBMIの分布状況	
エネルギー摂取量の評価		目標とするBMIの範囲					
BMI	（kg/㎡）	18.5以上25未満				18.5未満：20.2%、25以上：5.3%	
栄養素摂取量の評価		推定平均必要量 EAR	推奨量 RDA	目安量 AI	耐容上限量 UL	目標量 DG	目標量に達していないか、範囲を逸脱する者の割合（%）	不足者の割合（%）（EARからの推定）
たんぱく質	g	40	50					0
	%E					13-20	13未満：12.5 20以上：5	
カルシウム	（mg）	550	650		2500			51.1

図10-9　ピボットテーブルでカルシウム摂取量の不足者を割り出す手順と, 食事摂取基準を活用した集団（20代女性）の栄養アセスメントの事例

10.4　科学的根拠に基づいた課題改善計画 （事業案）（第4,5回）

　食事摂取状況のアセスメント結果から，いくつかの食事摂取基準などに示された値とのギャップ・問題点が見えてくる（図10-3）．その中から優先課題を絞り，課題改善案をまとめる．ロジックモデル[†3]の様に，提案する事業の効果（インパクト）をエビデンスに基づいて考えることが重要である（図10-10）．

　プレゼンテーション資料作成のポイントは，13章を参照していただきたい．

10.5　プレゼンテーション（第6回）

10.5.1　剽窃（ひょうせつ）・盗用防止対策

　プレゼンテーションの際，既存資料を引用する場合があるが，著作権者に無断で利用するなど「知的財産権」（図10-11）を侵害しないように注意することが大切である．表10-3に示す通り，一定の条件に従えば，著作権者らに許諾を得ることなく著作物を利用できる（著作権法第30条～第47条）が，引用する場合は，以下の事項にも注意が必要である．

　① 他人の著作物を引用する必然性があること．

　② かぎカッコをつけるなど，自分の著作物と引用部分とが区別されていること．

　③ 自分の著作物と引用する著作物との主従関係が明確であること（自分の著作物が主体）．

　④ 出所の明示がなされていること（著作権法第48条）．

10.5.2.　各種指針の順守と倫理審査の必要性について

　調査結果を研究成果として公にする場合は，①「個人情報の保護に関する法律（個人情報保護法）」（2003年制定）や②「人を対象とする生命科学・医学系研究に関する倫理指針」（2021年制定）などの各種指針を順守すると共に，調査などの実施前に倫理審査を受けなければならない（たとえば，特定健康診査・特定保健指導のデータをまとめ，学会発表する場合や，大学の授業用に収集したデータを，後からまとめ論文発表する場合など）．倫理審査の申請書式は機関によって異なるが，基本項目は以下の通りである．また同意書の例を図10-12に示す．

　「研究テーマ」，「研究目的」，「研究従事者」，「研究実施計画：実施期間，実施場所，調査対象，調査内容，調査実施者など」，「倫理的配慮：侵襲性の有無，データ（個人情報）の管理方法，インフォームド・コンセントまたはインフォームド・アセント，利益相反，モニタリング・監査に関する規定など」，添付資料：アンケート調査用紙，同意書など」．

---

†3 **ロジックモデル**：ヘルスプロモーション活動展開のためのモデルとして，プリシード・プロシードモデルが知られているが，近年，国連をはじめ，日本の各省庁の政策や地方自治体の健康関連政策などでは，ロジックモデルが採用されている．2019年度に各府省などで作成されたロジックモデルの一部は，首相官邸HP内でも公表されており，1府10省および9つの庁・院・委員会で合計25事業のロジックモデルが掲載されている．（https://www.kantei.go.jp/jp/singi/it2/ebpm/dai5/sankou1.pdf）.

10章　特定集団を対象とした食事摂取状況のアセスメント

ロジックモデルのイメージ

| 現状
課題の前提と
なる背景状況 | 課題
解決すべき
優先的課題 | インプット
資源投入
予算など | アクティビティ
事業の
活動内容 | アウトプット
事業の実績 | 短期
アウトカム
短期的(直接的)な成果 | 長期
アウトカム
他事業の影響を含めた成果 | インパクト
最終的
社会的影響 |

【厚生労(動)省】一般介護予防事業のロジックモデル

（現状・課題）　（インプット）

【現状把握のエビデンス】

◆「健康寿命延伸プラン」において，わが国の健康寿命を2040年までに75歳以上にする目標を掲げている。2016年時点で，健康寿命はこの延伸が必要。
男性：72.14年
女性：74.79年
(2016年)

◆健康寿命延伸に向けて，一部の科学的な実証研究では「通いの場」の必要性が指摘されている。

しかし2018年度時点で参加率は5.7%にとどまっている。

[課題]
令和元年度予算額
1,941億円の内数

（アクティビティ）

市町村で行われる以下の事業について，交付する。

■介護予防把握事業
地域の実情に応じて収集した情報等の活用により，閉じこもり等の何らかの支援を要する者を把握し，住民主体の介護予防活動へつなげる。

■介護予防普及啓発事業
介護予防活動の普及・啓発を行う。

■地域介護予防活動支援事業
市町村が介護予防に資すると判断する地域における住民主体の通いの場等の介護予防活動の育成・支援を行う

■一般介護予防事業評価事業
介護保険事業計画に定める目標値の達成状況等の検証を行い，一般介護予防事業の事業評価を行う。

■地域リハビリテーション活動支援事業
地域における介護予防の取組を機能強化するために，通所，訪問，地域ケア会議，サービス担当者会議等へのリハビリテーション専門職等の関与を促進する。

（アウトプット）

事業実施市町村数
令和元年度
■介護予防把握事業
XXXX市町村
■介護予防普及啓発事業
XXXX市町村
■地域介護予防活動支援事業
XXXX市町村
■地域リハビリテーション活動支援事業
XXXX市町村

※令和元年度の数値については，まとまり次第公表予定

（短期アウトカム）

○通いの場への参加率の増加
2020年度末までに6%
2040年度末までに15%
参考：平成30年度5.7%

（長期アウトカム）

健康寿命の延伸
2040年までに男女ともに3年以上延伸し，75歳以上にする。

2

エビデンス
わが国の介護予防の推進に係る評価やPDCAサイクルの推進に関しては，「一般介護予防事業等の推進方策に関する検討会」(第3回：令和元年7月19日)において，取りまとめがなされ，今後エビデンスを構築することが求められた。

─般介護予防事業等の推進方策に関する検討会
─般介護予防事業等の推進方策について今後求められる機能やPDCAサイクルに沿った更なる推進方策等の検討を集中的に実施し，介護保険部会の議論に資するため，検討会を開催。令和元年12月13日に取りまとめを公表

関連する研究データ
1

■効果について
・「通いの場」への参加が虚弱(フレイル)の発症リスクを半減させる研究事例(※出典：厚生労働省「一般介護予防事業等の推進方策に関する検討会」(第3回))
・多様な介護予防サービスと「通いの場」等の効果を組み合わせて実施することが参加率の高い先行事例(※H25年度厚生労働省老人保健健康増進等補助金 老人保健事業推進費等補助金 老人保健健康増進等事業分介護予防を推進する地域づくりに関する調査研究事業)
※H25年度老健補助事業データを元に令和元年度のEBPM推進事業において行った分析

■必要性について
✔高齢者の筋肉は毎年1%程度減少，筋力低下が要介護につながるため，継続的に運動ができる身近な場所が必要(※研究事例参考：日本老年医学会雑誌2009; 46: 279−285)
✔高齢者の虚弱への入り口は「社会性」の低下にある。虚弱の予防に社会参加機会が必要(※研究事例参考：虚弱・サルコペニアモデルおよび社会生活支援の枠組みと包括的介護予防プログラムの考案および検証とした高齢者食生活支援研究：平成24年度−平成26年度総合研究報告書：厚生労働科学研究費補助金長寿科学総合研究事業)

図10-10　ロジックモデルのイメージと事業計画例

内閣官房，行政改革推進本部事務局令和2年5月「各府省の取組みにおいて作成されたロジックモデルの例」, p.26(令和元年度).

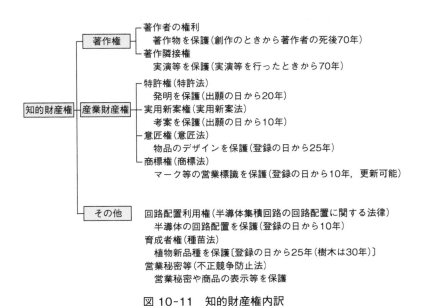

図 10-11　知的財産権内訳

文化庁ホームページより抜粋.
http://www.bunka.go.jp/seisaku/chosakuken/seidokaisetsu/chitekizaisanken.html（閲覧日：令和 3 年 8 月 7 日）

表 10-3　著作権者等に許諾を得ることなく利用できるケース

1	著作権法の保護の対象外（著作権法第 13 条）	
	例）国の法令，地方自治体の条例，裁判所の判決など	
2	ある一定の条件下で自由に利用することができるもの	
	例）「私的使用のための複製」，「引用」，「学校における複製」，「試験問題としての複製」，「点字による複製」，「営利を目的としない上演・演奏・上映・口述」	
3	その他自由に利用できるもの	
	①保護期間の切れた著作物，条約上わが国で保護の義務を負わない外国の著作物 （ただし外国人の著作物の保護期間については，若干の特例があるため注意）	
	著作物の種類	保護期間
	無名・変名（周知の変名は除く）の著作物	公表後 70 年（死後 70 年経過が明らかであれば，その時点まで）
	団体名義の著作物	公表後 70 年（創作後 70 年以内に公表されなかったときは，創作後 70 年）
	映画の著作物	公表後 70 年（創作後 70 年以内に公表されなかったときは，創作後 70 年）
	②フリー画像のように使用の自由が示されているもの 例）クリエイティブ・コモンズ・ライセンス：著作物の利用条件を意思表示するために国際的に利用されているツール〔クリエイティブ・コモンズジャパン HP 参照（https://creativecommons.jp）〕	

文化庁「著作権テキスト〜初めて学ぶ人のために〜令和 3 年度」, p.8, p.55, p.58 を参考に作成.
URL：https://www.bunka.go.jp/seisaku/chosakuken/seidokaisetsu/pdf/93293301_01.pdf（閲覧日：令和 4 年 2 月 3 日）

> 「女子大学生の生活習慣と食事摂取状況に関する研究」協力への同意書
>
> <u>所属　○○○○○</u>
> <u>研究代表者　○○○○○</u>
>
> 　私は女子大学生を対象にした「女子大学生の生活習慣と食事摂取状況に関する研究」について下記の通り説明を受けました.
> ・研究の目的
> ・研究内容と方法
> ・研究への参加は自由意思によること
> ・同意した後でも不利益を受けることなくいつでも同意を撤回できること
> ・個人情報の保護に関すること
> ・研究結果の公表の有無
> ・研究に関する問い合わせ・苦情の申出先
>
> 以上の説明を十分に理解し, 調査に協力することに同意しましたので, 次の①～③の事項について承諾します.
> ① 本事業期間中のアンケート調査の実施・回答・提出
> ② 試験期間中におけるすべての調査事項に対する協力
> ③ 個人情報はわからないようにした調査結果の報告書などによる公表
>
> 記入年月日　　令和　年　月　日
> 署名(自署)　　　　　　　　　　住所
>
> あなたが未成年である場合は保護者の方のご署名もお願いいたします.
> 保護者氏名(自署)　　　　　　　住所

図 10-12　同意書の内容(例)

実習課題

1　国民健康・栄養調査などの既存の統計調査の特徴を調べ, バイアスについてまとめなさい.
2　自分が実施しようとしている実態調査(食事調査など)の特徴と, 結果を解釈する際の限界点をまとめなさい.

予想問題

1　日本人の食事摂取基準(2020 年版)における集団の食事改善計画の基本的な考え方である. 正しいのはどれか. 1つ選べ.
　(1) エネルギーの過剰摂取を防ぐために, エネルギー摂取量の平均値を推定エネルギー必要量(EER)未満にする.
　(2) エネルギー摂取の過不足を防ぐために, BMI の平均値を正常範囲内に留める.
　(3) 栄養素の摂取不足を防ぐために, 集団の平均摂取量を推定平均必要量(EAR)付近まで改

善させる.

(4) 栄養素の過剰摂取を防ぐために，集団全員の摂取量を耐容上限量(UL)未満にする.

(5) 生活習慣病の一次予防のために，集団の平均摂取量を目標量(DG)の範囲内にする.

2 栄養疫学の実施に関する記述である．正しいのはどれか．1つ選べ.

(1) 介入研究の場合，同意書は不要である.

(2) アンケート調査の場合，倫理審査は不要である.

(3) 未成年を対象とした調査では，インフォームド・コンセントは不要である.

(4) 無作為抽出よりも有意抽出の方がデータの信頼性が高い.

(5) 妥当性が高く，事例も多いアセスメント法を採用する.

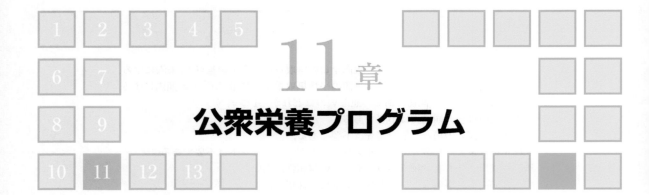

11章

公衆栄養プログラム

11.1 公衆栄養活動とマネジメントサイクル

　地域における公衆栄養活動は，地域住民の健康の保持・増進と疾病の予防，さらに地域全体の健康水準の向上を目的とし，市町村保健計画のなかの公衆栄養プログラムによって展開される．市町村の行政栄養士は栄養の知識，技術面だけでなく，マネジメントサイクルの手法を用いた公衆栄養マネジメントサイクルのプロセスに沿って，アセスメント・計画・実施・評価・改善を繰り返しながら目的・目標に近づいていく公衆栄養活動を展開し専門性を発揮していくことが必要である（図11-1）．

　本章では，公衆栄養マネジメントサイクルのプロセスのうち，おもにアセスメント，公衆栄養プログラム計画について作成演習を行い，目的・目標設定の意義，技法について学びながら，地域における公衆栄養活動について理解を深める．

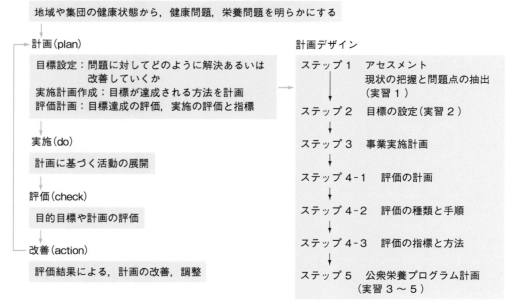

図11-1 公衆栄養活動のマネジメントサイクル

11.2　公衆栄養プログラムの実際

11.2.1　計画作成の進め方

次のような要領により，計画をグループで考え，作成する．

話し合いのルール

参加者に共通する課題の解決に向けて，作業を行う．

人数：1グループ10人程度．

道具：模造紙，小カード，サインペンを用意する．

役割：リーダーと記録係を決める．

手　順

① 出された課題に対して自分が思った言葉をカード1枚に1行で書く．1人1〜3枚．

② 出されたカードを同じ意味のグループごとに仕分ける．

③ グループ化したカードに表題をつける．

④ 各グループを課題に沿って並べ，順位づけ，選択などを行う．

⑤ 次の課題に進み，作業を繰り返したり，検討しながら話し合いをつめる．

11.2.2　実習課題——K町の成人の肥満対策

　K町は人口16,315人，65歳以上の高齢化率32%の町である．「健康日本21（第二次）」の市町村計画である「健康K町21（第二次）」の推進では，「健康寿命を伸ばそう」を基本目標にし，重点項目の一つに「生活習慣病予防」があげられている．

　そこで，生活習慣病を引き起こすリスク因子として共通する肥満について，予防対策を計画する．目的は「自分の適正体重を知り，コントロールできる人が増える」である．

　この目的を達成するために，K町住民に対してどのような公衆栄養プログラムを実施できるか，ステップ1〜5のプロセスをたどって計画を作成する（11.2.3項参照）．まず，K町の健診結果と食および生活習慣状況を表11-1に示す．住民の健康水準の現状を知るには，死亡率，受診率，基本健康診断結果など町の衛生統計，健康・栄養調査結果などを分析し，国や県の衛生統計や健康・栄養調査も参考にする．また，他市町村の公衆栄養プログラムなども参考にする．図11-2には，K町の健康づくり事業の流れを示す．

　なお，町で行われる健診などは，おもに健康増進法に基づく39歳以下の健康診査と高齢者の医療の確保に関する法律による40〜74歳の国保加入者に対して行う特定健康診査・特定保健指導等があげられる．公衆栄養プログラムは，ポピュレーション・アプローチとハイリスク・アプローチを組合わせて健康意識・行動の改善をめざす．ポピュレーション・アプローチは，住民の各年代層に通じた健康づくりの啓発普及を考え，健康に関心のない人や生活習慣病の予備群でありながら自覚のない人も含めて，広い年代層への健康づくりの意識の高揚を働きかけるものとする．

　この実習では，ポピュレーション・アプローチを主体とした計画を作成する．

表 11-1　K町の健診結果と食および生活習慣状況

・人口　16,315 人　・特定健診対象者　4,315 人　・健康診査受診者　2,234 人

1. BMI 25 以上の人の割合（％）

性別 / 年齢階級	男性	女性
20 〜 29	18.3	12.7
30 〜 39	29.5	14.0
40 〜 49	40.0	27.1
50 〜 59	38.8	26.1
60 〜 69	35.4	32.1
70 歳以上	29.6	39.2

2. 腹囲男性 85 cm 以上，女性 90 cm 以上の人の割合（％）

性別 / 年齢階級	男性	女性
20 〜 29	30.4	5.2
30 〜 39	38.6	8.3
40 〜 49	60.0	8.3
50 〜 59	52.0	18.0
60 〜 69	52.7	28.9
70 〜	56.0	41.2

3. 収縮期血圧 130 mmHg 以上および拡張期血圧 85 mmHg 以上の人の割合（％）

性別 / 年齢階級	男性	女性
20 〜 29	18.4	11.1
30 〜 39	20.0	10.1
40 〜 49	31.3	23.9
50 〜 59	51.4	37.8
60 〜 69	59.7	50.2
70 〜	61.9	60.5

4. 中性脂肪 150 mg／dL 以上の人の割合（％）

性別 / 年齢階級	男性	女性
20 〜 29	21.4	6.2
30 〜 39	44.0	14.1
40 〜 49	50.0	21.1
50 〜 59	48.0	27.4
60 〜 69	45.0	30.2
70 〜	35.7	31.6

5. HbA1c 5.2% 以上の人の割合（％）

性別 / 年齢階級	男性	女性
20 〜 29	6.8	10.8
30 〜 39	18.7	15.7
40 〜 49	40.8	30.2
50 〜 59	45.6	32.2
60 〜 69	50.6	47.9
70 〜	48.8	55.8

6. 夕食後に間食を取ることが週に 3 回以上ある人の割合（％）

性別・肥満度 / 年齢階級	男性 腹囲<85	男性 腹囲≧85	女性 腹囲<90	女性 腹囲≧90
20 〜 29	31.3	42.9	19.0	16.4
30 〜 39	23.7	2.7	15.9	20.0
40 〜 49	15.4	16.7	23.9	20.0
50 〜 59	16.6	15.0	15.5	16.9
60 〜 69	12.7	9.6	6.6	14.9
70 〜 79	6.8	9.7	9.9	9.0

7. 飲酒頻度"毎日飲む"人の割合（％）

性別・肥満度 / 年齢階級	男性 腹囲<85	男性 腹囲≧85	女性 腹囲<90	女性 腹囲≧90
20 〜 29	25.0	0.0	4.8	0.0
30 〜 39	42.4	27.0	12.3	10.0
40 〜 49	44.2	34.8	9.8	10.0
50 〜 59	45.7	51.0	7.6	5.6
60 〜 69	46.4	50.5	6.6	4.1
70 〜 79	38.4	42.3	2.4	0.7

8. 1 回 30 分以上汗をかく運動を，週 2 回以上，1 年以上している人の割合（％）

性別・肥満度 / 年齢階級	男性 腹囲<85	男性 腹囲≧85	女性 腹囲<90	女性 腹囲≧90
20 〜 29	12.5	0.0	4.8	16.7
30 〜 39	30.5	21.6	14.4	15.0
40 〜 49	21.2	30.3	26.1	40.0
50 〜 59	25.8	26.1	28.1	26.8
60 〜 69	45.8	45.0	38.6	38.5
70 〜 79	58.2	53.6	46.7	42.1

9. 主食，主菜，副菜をそろえて食べるようにしている人の割合（％）

性別 / 年齢階級	男性	女性
20 〜 29	47.9	62.2
30 〜 39	62.0	75.0
40 〜 49	79.1	74.1
50 〜 59	87.5	77.8
60 〜 69	88.1	76.7
70 〜	79.1	69.7

※国民健康・栄養調査結果，県民健康・栄養調査結果などを参考にする.

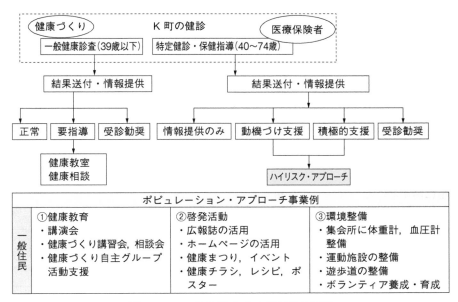

図 11-2　K町の健康づくり事業の概要

11.2.3　計画(plan)

ステップ1　現状の把握と問題点の抽出

(1) 現状の把握：K町や県，国などの情報を収集し，資料を分析する(表11-1参照)．
　　① K町の肥満，腹囲，中性脂肪，血糖値異常，高血圧者の状況
　　② 食習慣および生活習慣の意識・行動

(2) 問題点の抽出：資料から，肥満や健康の現状について気づいた問題点をあげる(県や国の健康・栄養調査結果などを参考にする)．
　　どのような人に(性別，年齢，ライフステージ，その他)，どのような問題があるかまとめる．

(3) ターゲットを絞る：対象を誰にするのか決める．
　　住民全体，ライフステージ別(学童，働き盛り，高齢者など)，生活習慣病予備群など

(4) 栄養・食生活に起因する問題点の抽出：(2)であげた問題点のなかで，対象者に関する栄養・食生活や生活習慣に関して，気づいたことをあげる．

(5) 問題点の明確化：あげられた問題点を分類し，明確にする．
　　分類例：
　　A. 健康に関すること
　　B. 知識，態度，行動に関すること
　　C. 環境に関すること

実習 1

① (1) の資料を読んで気づいたこと，とくに (2) 肥満や健康の現状についての問題点を 1 人 3 枚までカードに書いて出す．

② 同じ内容のカードをグループ化し，多い順に並べ，表題をつける．

③ グループ化した表題が問題点となるように言葉を整え，表にまとめる（図 11-3）．

④ 対象については，話し合いで選ぶ．

⑤ 抽出した問題点のうち，栄養・食生活や生活習慣に関し，気づいたことをあげる．

⑥ 問題点を分類例（「A. 健康に関すること」「B. 知識，態度，行動に関すること」「C. 環境に関すること」）に沿って分類する．

テーマ	K 町の成人の肥満対策
目　的	自分の適正体重を知り，コントロールできる人が増える
対象者	
① 資料から肥満，健康の現状で気づいたこと	・ ・
② 栄養・食生活や生活習慣で気づいたこと	・ ・ ・
問題点の分類	A. 健康に関すること ① ② ③ B. 知識，態度，行動に関すること ④ ⑤ C. 環境に関すること ⑥ ⑦

図 11-3　現状の把握と問題点の抽出

ステップ 2　目標の設定

(1) ステップ 1 で A. 健康に関すること，B. 知識，態度，行動に関すること，C. 環境に関することとして分類したそれぞれの問題点について，その原因（なぜそうなるのか）を考える．

(2) (1) であげた原因となる行動を望ましい姿，態度，行動に変換して目標案をつくる．

例：分類した問題点の「食べ過ぎる」の原因となる行動として「満腹になるまで食べる」が考えられる．この行動を望ましい姿，態度，行動に変換すると，「腹八分目を意識して食べる」となる．これが目標案となる．

(3) 目的を確認して，目標を設定する．

優先順位，効果的な手法(効果の見える化)などを考慮する．

「目的に向かって解決・改善すべきことはどんなことか」を確認し，(2) の項目から，目標としたい項目を選ぶ(いくつでもよい)．目標の選定には，次の RUMBA を用いてスコア化する．これらを参考に，目的に沿った目標を設定する．

・Real(実際的，具体的である)

・Understandable(住民，対象者に理解できる)

・Measurable(達成目標をできるだけ数値で測定できる)

・Behavioral(生活や習慣などの行動の変容に結びつく)

・Achievable(努力すれば達成できるもの)

また，目標の優先順位決定マトリックスを用いる方法もある．

実習 2-1(図 11-4 ①)

① 「A.健康に関する問題点の原因となること」を，問題点一つにつき 1 枚のカードに書く．次に同じ意味のカードをグループ化し，多い順に並べ，表題をつける．「B.行動に起因する問題点の原因となること」，「C.環境に関する問題点の原因となること」についても同じ作業をする．

② グループで話し合いながら，A，B，C の原因が望ましい姿，態度，行動となる言葉に変換する．

③ ②の項目を RUMBA に沿ってグループで話し合い，スコア化する．

④ ③の各項目の合計点を見て，目標とする項目，目的に沿った目標を設定する．

実習 2-2(図 11-4 ②)

① 実習 2-1 の①，②で示した内容を行う．

② 実習 2-1 の②で出た意見を，目標の優先順位決定マトリックスを使って，重要度と実現(改善)可能性からどこに区分されるか話し合う．

④ 目的に沿った目標の優先順位を決定する．

ステップ 3　事業実施計画

公衆栄養活動において目標を達成していくためには，住民(対象者)に対して，広報活動，キャンペーン，講演会，講習会，相談，イベントなど，さまざまなアプローチがある．目標が一つの事業だけで達成できるとは限らない．どの程度の成果が得られるかも考慮して，複数の事業の組合せも検討する．また，K 町の健康づくり事業の概要(図 11-2 参照)にある事業例も参考に，想像力を働かせて事業をイメージする．

問題点の原因と望ましい姿(個人の行動)	原　因	→	望ましい姿，態度，行動に変換				
	① 満腹になるまで食べる ② ③ ④		① 腹八分目を意識して食べる ② ③ ④				

目標の選定…RUMBA に沿って数値化する							
3 → 高い　2 → 中くらい　1 → 低い	計	R	U	M	B	A
① 腹八分目を意識して食べる ② ③ ④ ⑤	13	3	2	3	2	3

目的に沿った目標設定 ① 腹八分目を意識して食べましょう ② ③ ④ ⑤

図 11-4①　目標の設定

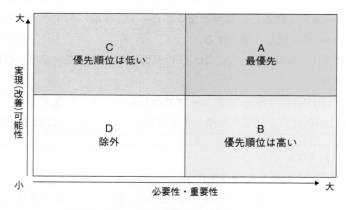

図 11-4②　目標の優先順位決定マトリックス

(1) どんな方法やスキルで行えば，目標に近づき，達成できるか.
　・意識づけ(広報，ホームページ，キャンペーン，祭り，イベント)
　・知識，情報の提供(広報，ホームページ，健康講演会，パンフレット，ビデオ)
　・体験(料理講習会，運動講習会，ウォーキング大会)
　・知識，実践，自己評価の組合せ(健康教室，個別相談)
　・環境づくり支援(健康サークル，早朝ウォーキング会，飲食店栄養表示)
(2) メニューを選び，具体的な計画を立てる.
　　事業名，事業のねらい(目標をどこまで達成するか，何のためにするか)，期間，回数，
　　媒体，対象者，内容，スタッフ，連携，経費など.

ステップ4-1　評価の計画

　評価とは，プログラム実施の進行状況や，目的・目標をどのくらい達成したかの効果判定を行うことである．評価は，目標の修正や活動方法の改善につなげ，次のプログラムをステップアップさせるために重要なことであり，計画の段階でその方法を考えておく．

ステップ4-2　評価の種類と手順

　公衆栄養プログラムは，経過評価，影響評価，結果評価の3段階で評価される．各項目について，どのような情報をいつ収集して評価するのかを計画する必要がある．

(1) 経過評価：事業（プログラム実施）の期間

　　・事業は計画通り開始されているか．

　　・事業の利用状況はどうか．

　　・利用者の反応はどうか．

　　・スタッフ，関係者の反応，連携はどうか．

(2) 影響評価：プログラムに盛り込んだ各目標について，どのような影響があったか，おもに知識，意識，行動について評価する．

　　・健康に関して，知識，意識，価値観が変わったか．

　　・健康的な生活習慣を実践するための技術を習得したか．

　　・周囲の支援を得られやすくなったか．

　　・環境要因が改善されたか．

　　・対象者の生活習慣や保健行動が改善されたか．

着目した側面		評価指標の例
1. セルフケア能力	① 保健知識 ② 保健行動	知識の有無（適正体重） アルコール摂取量，禁煙，食事（減塩に関すること，野菜，減脂肪に関すること，エネルギーなど），睡眠時間，社会的役割，運動習慣
	③ 保健態度	減塩（薄味，みそ汁制限），満足度，モラル
2. 客観的健康度	① 検査所見 ② 診察所見 ③ 計測値 ④ 保健統計	健康診査結果，尿中の食塩排泄量，心電図，眼底検査など 高血圧，腫脹，浮腫，心雑音，不整脈など 血圧（最大，最小），肥満度，体脂肪率，体重，腹囲など 死亡数，罹患者数など
3. 主観的健康度	① 自覚症状 ② QOL	痛い，つらい，食欲がない，眠れないなど 全般的な生活への満足度，身体的健康，日常生活動作など
4. 社会支援環境	① 家族や知人への情報提供	情報提供の経験の有無，回数など
	② 住民自主組織の育成	組織化の有無
	③ ソーシャルサポートの拡大	手段的サポート
5. 経　済	① 医療費など	入院医療費，外来医療費，入院日数

図11-5　健康教育効果の評価指標の分類

猫田泰敏，健康増進事業の評価指標，保健婦雑誌，54(2)，1998の改変．

(3) 結果評価：このプログラムが目的を達成したのか評価する．

　　・住民の健康指標（肥満者の割合など）が改善されたか．

　　・客観的および主観的な健康問題が解決したか．

　　・QOL を評価する指標は改善したか（例：体重をコントロールできるのは楽しい）．

ステップ4-3　評価の指標と方法

　評価項目について，何を見て，何を測って判断するのかなど，指標になるものを確認する．たとえば，経過評価では出席人数なども指標となる．また方法としては，観察，面接や聞き取り，アンケート，調査，資料に基づく評価などがあげられ，事業に合わせて主観的，客観的な指標を作成していく（図11-5は前ページ）．

ステップ5　公衆栄養プログラム計画

　K町の肥満対策は，二つの事業計画で進められることになった．

　　・ポピュレーション・アプローチ（啓発普及事業）：事例（図11-6）

　　・ハイリスク・アプローチ（健康実践モデル事業）：事例（図11-7）

実習3　事例の経過評価を作成する（図11-6）．

実習4　目標（ねらい）などを細かにいれる（図11-7）．

実習5　実習2で設定した目標に沿って影響評価と結果評価の指標を作成する（図11-8）．

テーマ	K 町の肥満対策	
目　的	自分の適正体重を知り，コントロールできる人が増える	
事業名	健康は M サイズで！キャンペーン	
啓発普及　内容		経過評価指標
(1) 目標（ねらい）：肥満度 BMI によって，自分の適正体重を知っている住民を 60% 以上にする．		例
(2) 期　　間：年間をとおして随時．		
(3) 対象者：町民 15 歳以上全員．		
(4) 方　　法：		(4)
a. 町広報に BMI による適正体重の指数と計算法を掲載する．（7月から 12 月まで）		a. 例　アンケート
b. 町保健センターに BMI チェックコーナーを設置する．		b. 例　利用者数
c. 健康講話時に適正体重の話を盛り込む．		c.
d. 町内公民館に BMI 計算方法と適正体重パンフを配布する．		d.
e. 高校の養護教諭と連携して高校生に普及する．		e.
f. 町のイベント，祭りなどで体重や腹囲の測定を行う．		f.
(5) 媒　　体：パンフレット，宣伝旗，ポスター		
(6) スタッフ：管理栄養士，保健師，看護師，食生活改善ボランティアなど		
(7) 経　　費：媒体制作費，アンケートなど評価調査分析経費		

図 11-6　啓発普及事業事例と評価計画

テーマ	K町の肥満対策
目　的	自分の適正体重を知り，コントロールできる人が増える
① 事業名	ダイエット成功セミナー

プログラム内容	経過評価指標
② 目標(ねらい)：参加者の70%が適正体重を知って，体重をコントロールできるようになる。 ③ 期間，回数：9月〜翌年1月，6回コース ④ 対象者，条件，人数，募集(周知)方法 ⑤ 内　容：各項目を組み合わせて6回の計画表を作成する	③ 満足度(アンケート)，出席状況 ④ 申込み数 　住民への周知状況 　肥満者の参加状況

場面	項　目	目標(ねらい)	スタッフ	
1	身体計測，血圧，体力テスト，生化学検査	例　自分の身体状況を理解する	医師，保健師，健康運動指導士	・検査結果 ・体重，血圧経過状況 ・理解度，意識調査
2	・食事調査， ・弁当チェック		管理栄養士	・栄養摂取量 ・知識，意識，行動の変化
3	栄養講話	例　肥満と栄養の関係を理解する	管理栄養士	・理解度テスト ・アンケート
4	調理実習		管理栄養士，食のボランティア	・食事記録 ・塩分濃度測定
5	運動講話と実習		健康運動指導士	・満足度 ・参加意欲
6	個別指導(面接，メール)	例　個人の実践支援	管理栄養士，保健師	・セルフモニタリングの確認

⑥ 媒体：ビデオ，テキスト，フードモデル，レシピ ⑦ スタッフ，連携：医師，保健師，健康運動指導士 ⑧ 経費：調理実習費，テキスト代，講師料，印刷費など ⑨ その他	⑥ 受講者の理解度，満足度 ⑦ 作業チェック表 ⑧ 経理簿

図 11-7　健康実践モデル事業例と評価計画

実習2で設定した目標	影響評価の指標
目標1：腹八分目を意識して食べる． 目標2： 目標3：	・食事の量をコントロールできるようになる．

結果評価の指標
　・K町の肥満者の割合

図11-8　影響評価と結果評価の指標の例

11.2.4　実施，評価，改善，次の計画

(1) 事業の実施(do)

　事業は計画に沿って実施し，経過評価を行い，調整しながら進めていく．

(2) 評価(check)

　事業終了後，実習5の評価計画に沿って情報を抽出し，影響評価や結果評価を行う．

(3) 改善（action）

評価を行った後，計画の改善調整を行う．

(4) 次の計画へ（plan）

「図11-1　公衆栄養活動のマネジメントサイクル」の計画（plan）にもどる．

　以上のように，公衆栄養プログラムは，実践，展開されていく．机上の計画作成であるが，マネジメントサイクルのなかで最も重要なのは，計画（plan）である．

　地域において住民や集団への健康対策を考える場合，きっかけとなること，知識，意識，行動，習慣化へとつなげていくプログラムは，一つの事業だけでは完成しない．知識を提供すれば，意識が育つ．次に住民にどんなニーズが生まれるか，求められるサービスはどのようなものか，住民のQOLを満足させ，健康水準を上げていく．このように公衆栄養活動は時間のかかるものである．5年後，10年後の健康的な生活習慣の実現をめざしながら，さまざまな機会をとらえて展開することが望ましい．

実習課題

1 自分の住む地域（区市町村）の保健計画では，栄養・食生活について，どのような目標と事業計画があるか調べ，実践的な公衆栄養活動について考察しなさい．

2 健康日本21（第二次）では，20歳代女性の低体重（やせ）の割合の現状値（2010年）は29％であり，目標値（2022年）は20％に設定されている．この課題に対して，栄養・食生活から見た問題点をあげ，地域において，どのような対策が考えられるか検討しなさい．

予想問題

1 影響評価に関する記述である．正しいのはどれか．2つ選べ．
  (1) 生活習慣病の有病率，死亡率などが改善した．
  (2) 栄養指導を受けて，自分に適した食事量を摂取できるようになった．
  (3) 肥満教室受講者の募集方法では，町の広報紙が一番効果的だった．
  (4) 肥満教室において，ダイエットの意味を正しく理解した人は85％だった．
  (5) 減塩の指導を受けて，薄味にしたら，家族全体が薄味を意識するようになった．

2 目標設定の基本的注意事項であるRUMBAの記述である．正しいのはどれか．2つ選べ．
  (1) 理想的であること．
  (2) 事業主催者（自治体）の方針に沿っていること．
  (3) その達成指標ができるだけ数値で測定できること．
  (4) 正しい知識により，意識が変容すること．
  (5) 達成可能であること．

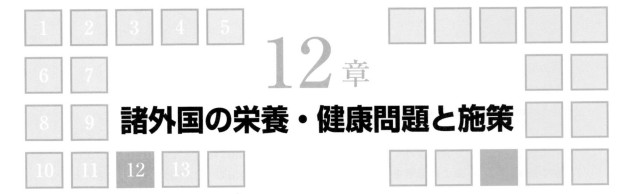

12章
諸外国の栄養・健康問題と施策

12.1　国レベルでの栄養政策および　　プログラム開発

12.1.1　栄養に関する世界宣言（1992年），第二回栄養に関する世界宣言（2014年）をふまえた栄養政策およびプログラムの開発

　平成4年（1992）12月，初の全世界規模の国際栄養会議（WHO/FAO主催）が開催された．世界中の国を代表する大臣や全権大使が参加した．

　国際栄養会議では，世界の人々の栄養状態改善のための行動計画と宣言文を検討し，「栄養に関する世界宣言」として採択された．宣言には「安全で栄養的にのぞましい食物へのアクセスは1人1人の権利である」ことが確認され，各国とも，世界中に栄養的に良好な状態（nutritional well-being）をもたらし，食物摂取行動を改善するためにふさわしい戦略と，そのためにとるべき行動について合意した．

　具体的には，10年間に次のことを克服するために全力を尽くすことである．① 飢饉とそれに関連した死亡，② 自然や人為的災害による被災地域での飢餓や栄養欠乏性の疾患，③ ヨードやビタミンA欠乏症などの減少，④ 飢餓と蔓延している慢性的空腹状態，低栄養，とくに子どもや女性，高齢者にみられる低栄養，⑤ 鉄欠乏を含む重要な微量栄養素欠乏症，⑥ 食事に由来した伝染性・非伝染性疾患，⑦ 適切な母乳栄養を妨げる社会的，その他の諸要因，⑧ 安全でない飲料水を含む不適切な衛生設備や劣悪な衛生状態などである．

　この会議から22年後の平成26年（2014），第2回栄養に関する世界会議が，再びローマにて開催された．会議においては，低栄養と肥満の二重の負荷が，地球規模における主要な死因や機能不全の要因のひとつとなっていることが確認された．現在でも栄養不良者は，5歳以下で命を落とす年間280万人もの子どもたちの死亡要因の約45%を占め，20億人以上の人々が，ビタミンやミネラル不足による微量栄養素の欠乏，あるいは隠れ飢餓に陥っている．

　一方で，肥満者は急速に増大し，全世界の約5億人が肥満であり，さらに通常体重の3倍の肥満に陥っている人々も多い．肥満の子ども達（5歳未満）は，既に4,200万人にも及ぶ．この低栄養とともに過栄養の問題がみられる状況を栄養不良の二重の負荷（double burden of malnutrition）と表現する．

　この状況において，各国政府に対し，飢餓・微量栄養素欠乏・肥満を含むいかなる栄養不良も予防するよう義務づけている．また，栄養問題や課題に対処するためには，市民社会や民間セクターおよび影響を受けたコミュニティなど，幅広い利害関係者との対話の上で，各国政府が主要な役割と責任を有している枠組みが承認された．署名国政府はこの枠組みを，国民の栄養，健康，農業，教育，開発，投資の計画に盛り込み，令和7年（2025）までに，妊産婦や幼児の栄養改善並びに糖尿病・心臓疾患やある種のがんなど，非感染性疾患における，栄養に関連した危険因子を減らすという，既存の目標を含めた具体的な結果を達成しなければならないとしている．また，新たな視点として「健全な食生活のための持続可能な食料システム」や「母親や乳幼児，子どもに向けた取組み」が加わった．

　さらに，平成25年（2013）の栄養サミット（N4G）をきっかけに生まれた世界栄養報告は，関係組織などの取組み状況を評価するために作成されており，データに基づいた評価を継続的に行っている．令和2年（2020）の報告では，世界で9人に1人が栄養不足であり，3人に1人が過体重であることや，すべての人々には，健康的で入手可能な食事を摂り，質の高い栄養ケアを受ける権利があるが，実際は，交通アクセスや経費などの問題によって，必ずしも享受できていないことが報告されている．

　したがって，食料や健康のシステムを公平で持続可能なものにしていくこと，（とくに最も影響を受けやすい人々の）栄養支援を強化すること，国際的な協力を行うことなどを求めている．具体的には，食料システムについては，健康的な食料へのアクセスが困難な，あるいは支援の届きにくい集団を念頭において，生鮮食品の輸送のための公共輸送計画およびサプライチェーンの短縮化を行うこと，また，母親と乳幼児の栄養や食事に関連する保健医療サービスについては，過体重・肥満・その他食生活関連の非感染性疾患（生活習慣病）を含む，あらゆる形態の栄養不良を対象とした栄養サービスを展開・拡充し，維持することなどがあげられている．

12.1.2　国レベルでの栄養政策の開発の手順

　国レベルでの栄養に関わる政策（食生活指針など）の開発については，WHO/FAO合同専門家会議により，以下の9ステップが提案されている．

① ワーキンググループには，農業，保健，食品科学，栄養学，消費者，食品産業，マスコミ，人間学など，多様な分野から代表を入れて構成する．

② 専門技術的焦点を適切に絞る．また，それによって，その国の栄養に関連した疾病，食物の入手可能性，食物摂取パターンについて資料を得ることができる．そして，ワーキンググループのメンバーは，栄養の目標を提案するように求められる．

③ ワーキンググループまたは委員会は十分に検討し，栄養に関わる政策が，栄養に関連

した主要な保健問題を明らかにするために役立つか．さらに，ワーキンググループは最近の栄養政策の施行，資金，政府の他の政策や問題を考慮することによって，食料全般の生産や供給状況を評価し，食物ベース食生活指針が現状下で実施できるかどうかを判断する．

④ 食生活指針を作成する．

⑤ それぞれの食物ベース食生活指針の趣意書を作成し，ワーキンググループの全員に回覧する．

⑥ ワーキンググループは会合を重ね，趣意書を詳細に検討し，改訂する．食生活指針の用語は消費者グループにパイロットテストし，必要箇所を改訂し，慎重にチェックして完成する．

⑦ 最終的な趣意書案は，その国の関心あるグループへ送り，コメントを求める（国際的なアドバイザーからコメントを得ることもある）．

⑧ ワーキンググループまたは委員会は，受け取ったコメントに基づき，変更すべき点を考察するため再び会合をもつ．

⑨ 最後に，ワーキンググループの幹事は最終報告書案をまとめる．グループは最終案を決定・採用し，公表・配布する．

12.2　国レベルでの生活習慣病予防のための栄養施策を進めるプロセス

12.2.1　手法について

ここでは，子どもの肥満予防に焦点をあてた栄養プログラムを紹介する．

本プログラムは，世界保健機関（WHO）の西太平洋地域事務所と日本の国立保健医療科学院（NIPH）との協力で開発された LeAd-NCD（Regional Workshop on Strengthening Leadership and Advocacy for the Prevention and Control of Noncommunicable Diseases）の一部を抜粋し，管理栄養士や栄養士養成教育用に若干修正したものである．

糖尿病，がんによる死亡者が増加している西太平洋地域の各国において，生活習慣病（NCD）の予防と対策は喫緊の課題である．NCD 行政担当官の育成および予算の獲得のためのアドボカシーの強化を目指している．

WHO は，NIPH と協力して子どもの肥満への包括的な対策を進めるために，平成 28 年（2016）に各国の政府，非政府組織，民間パートナーなどに対して，0～19 歳の子どもたちの肥満予防を進めるためのワークショッププログラムを開発した．

12.2.2　国レベルでの子どもの肥満予防に焦点をあてた栄養アセスメント・評価の演習

このプログラムは，西太平洋地域の各国において，子どもの肥満予防のための栄養政策・

施策について，中核的な役割を担う担当官などを対象として開発されたものである．その内容は，彼らの技術と能力を向上させることが目的であり，以下の4ステップを進める．

(1) わが国の生活習慣病予防（子どもの肥満に焦点をあてる）の推進状況を把握する．

(2) 子どもの肥満予防の取組みに影響力のある組織・団体（利害関係者）を検討して，リストを作成する．

(3) リストに基づく関係者分析を行う．

(4) 関係者分析の結果をもとに，取組み予算を獲得するため，アドボカシーメッセージ[†1]を作成し，発信する．

12.2.3 具体的な方法

ワーク1

(1) わが国の生活習慣病予防（子どもの肥満に焦点をあてる）の推進状況を把握する．

　① わが国や他国の基本情報（人口，経済水準），教育，環境，健康・栄養に関する状況を表12-1を用いて把握する（ユニセフ年次報告書などに，世界各国の関連状況が報告されている）．

　② 子どもの肥満予防に焦点をあてて，「栄養不良（不足と過剰）と生活習慣病の概念的枠組み」の内容を確認する．

表12-1　国の基本情報および保健・栄養に関する状況

国名	人口	経済	教育	水環境	健康・栄養													
					妊娠期	新生児・乳幼児期					成人期							
	総人口	1人当たりのGNI	初等教育就学率	衛生的な飲料水（%）	妊産婦死亡率	低出生体重児の割合	完全母乳育児の割合	5歳未満の発育阻害	5歳未満の消耗症の割合	5歳未満の肥満傾向の割合	肥満者の割合	不十分な身体活動者の割合	アルコール依存症の割合	高血圧者の割合	喫煙習慣のある者の割合	高血糖または糖尿病歴者の割合	NCD年齢調整死亡率	その他の指標
日本																		

[†1] アドボカシーとは，公衆栄養活動の目標の達成を妨げる構造的な障壁を克服し，関係する人々に影響を与え，上流の変化を生み出す政策志向のプロセスを指す．すなわち，個人の知識，態度，行動の変容ではなく，個々の知識，態度，行動の変容が起こるための立法，財政，物理的および社会的環境に関する上流へのアプローチを意味する．

12章　諸外国の栄養・健康問題と施策

③ ②の枠組みを使って，わが国の推進の状況をアセスメントする．以下の事項について，わが国の状況（結果：重大な問題あり，何らかの問題あり，問題なし，など）を記入する（図12-1，図12-2）．

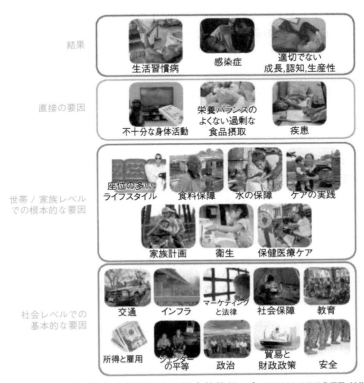

図12-1 栄養不良（不足と過剰）と生活習慣病の概念的枠組み（ASEAN, UNICEF, WHO, 2016年）

世界保健機関（WHO）西太平洋地域事務局：Fourth Regional Workshop on Strengthening Leadership and Advocacy for the Prevention and Control of Noncommunicable Diseases（LeAd-NCD），2016 より．

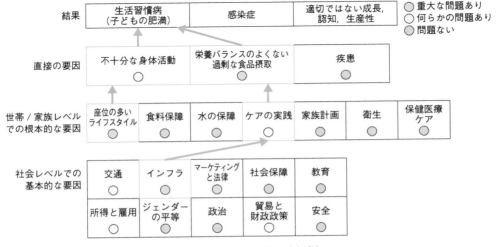

図 12-2 XYZ 国の分析例

・わが国の子どもの健康・栄養問題に関する状況(不足・過剰).

・子どもの肥満者数の増加に影響を与えている要因に関する状況(結果に直接関わる要因,世帯／家族レベルでの根本的な要因,社会レベルでの基本的な要因).

④ わが国における子どもの肥満予防のための栄養政策・プログラムはあるか.栄養プログラムを進めるための資源(人・物・予算)に課題はあるか.

⑤ 他国の状況についても知り,自らの国の特徴について理解する.

ワーク2

(2) 子どもの肥満予防の取組みに影響力のある組織・団体(利害関係者)を検索して,リストを作成する.

① プロジェクトに何らかの形で関わっている個人・団体・機関を列挙し,分類する.

・カード(付箋)を活用して,情報を整理する.

・この作業は,3〜5名程度のチームで行うと効率的である.

② 関係者がどのような利益・不利益を受けるかについて分析し,影響力と合わせて評価する.

・単なる利害関係の把握だけでなく,影響力による重み付けを行う.

③ 関係者リストに記入し,一覧表を作成する(表12-2).

・関係者の情報の整理を行う.具体的には,3以降は3段階で評価する.

1.組織(＋役職) → 影響力の把握に役立つ

2.内部／外部 → 意外と(職場での)内部連携ができていないかも…

3.当該領域の知識取得状況:高い・普通・低い

4.当該領域の利害状況:利益あり・利害なし・不利益 → 重要

5.人的資源(マンパワー量):多い・中等度・少ない

6.財的資源(予算):多い・中等度・少ない

7.影響力:大きい・中等度・小さい → 重要

8.リーダーであるか(リーダーシップを発揮できるか):はい・どちらとも言えない・いいえ

表12-2 関係者リスト一覧表の事例(事業名:子どもの肥満予防の推進)

個番	グループ	組織・役職	内部・外部	知識レベル	利害	資源の量	影響力	リーダーシップ
A	行政	県庁／保健衛生部長	内部	高い	利益あり	人的・財的資源とも中等度	大きい	はい
B	民間企業	食品会社	外部	普通	利益・不利益双方あり	人的・財的資源とも多い	中程度	いいえ
C	児童福祉施設関係者	支援事業所・支援専門員	外部	高い	利益あり	人的・財的資源とも中等度	中程度	はい

12章 諸外国の栄養・健康問題と施策

ワーク3

(3) リストに基づく関係者分析を行う.

　プロジェクトの成功にむけて，関係者へのアプローチ戦略（行動計画）を立てるために分析を行う．なお，PDCAサイクルでのP段階で実施し，地域の人的資源の可視化を行う（図12-3，図12-4）.

　① 重要な関係者（キーパーソン）は，取組み（事業）に関わっているか.

　② 取組みに関連する関係者の知識・経験レベルはどうか.

　　・知識や経験の不足による誤解がないか.

　　・不足がある場合 → 改善を図るために，どのようなアプローチが可能か.

　③ 取組みの関係者において，とくに利害が絡んでいる分野があるか.

　　・不利益を被る（と感じる）関係者がどの程度いるか.

　④ どの関係者同士がまとまりそうか.

　　・味方を増やし，事業を拡げていくためには重要な視点である.

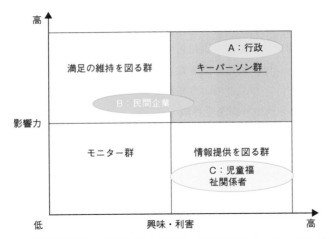

図12-3　関係者分析　「影響力」と「興味・利害」からキーパーソンを探す

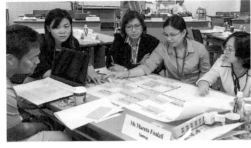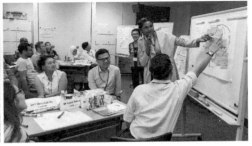

図12-4　関係者分析を行う各国の栄養政策担当官（左），重要な関係者（キーパーソン）について議論する（右）.

世界保健機関（WHO）西太平洋地域事務局：Fourth Regional Workshop on Strengthening Leadership and Advocacy for the Prevention and Control of Noncommunicable Diseases（LeAd-NCD），2016より.

12・2　国レベルでの生活習慣病予防のための栄養施策を進めるプロセス

ワーク4

(4) 関係者分析の結果をもとに，取組み予算を獲得するため，アドボカシーメッセージを作成し，発信する．

　たとえば，ユニセフでは「子どもの権利条約」に定められている，さまざまな子どもの権利の実現を目指して複数のアドボカシーメッセージを作成し，発信している．子どもへの暴力撲滅のため，インターネット関連事業者や相談・支援機関らとともに公開セミナーや懇談の場を設け，関係諸機関に国際会議への参加を働きかけている．また，企業に社会的責任ある行動を進めてもらうために「子どもの視点から国内企業の取組みをマッピングする作業」をニューヨークのユニセフ本部の専門家を招聘し進めている．

　アドボカシーメッセージ作成の手順を以下に示す．

① わが国の子どもの肥満予防の取組みを進めるための資金を獲得する必要性とは？

② 資金は限られており，他の健康課題との競争になることも考えられる．

③ これまでの成果を活用し，予算配分を検討している組織(部署)に対して，"子どもの肥満の収束"の重要性を伝えるためのアドボカシーメッセージを作成しよう．アドボカシーメッセージ作成における留意点は次の通りである．

　・子どもの肥満に関わる関係者の誰に対するメッセージか？

　・あなたのメッセージは，彼らが聞きたいメッセージになっているか？

　・そのメッセージを，いつ，どのように彼らに届けるか？

　・彼らが，あなたのメッセージを受け取ったか否かをどのように知ることができるか？

　・彼らは，あなたのメッセージ以外に，どのようなメッセージを聞くと思うか？

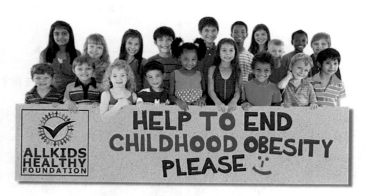

図 12-5　アドボカシーメッセージの例

世界保健機関(WHO)西太平洋地域事務局：Fourth Regional Workshop on Strengthening Leadership and Advocacy for the Prevention and Control of Noncommunicable Diseases (LeAd-NCD), 2016 より．

12章　諸外国の栄養・健康問題と施策

謝辞：本章は，第3版まで西田美佐先生が担当され，その内容の一部を参考にした．ここに謝意を示す．

実習課題

1 数か国を選び，以下の事項について調べなさい．
- ・どのような健康・栄養問題があるか．
- ・その健康・栄養問題に影響を与える要因は何か．

2 **1** で調べた国について，以下の事項についても調べなさい．
- ・栄養に関わるどのような政策(例：食生活指針，生活習慣病対策，母子保健政策など)があるか．
- ・具体的にどのような栄養プログラムが行われているか．

予想問題

1 第2回栄養に関する世界会議に関する記述である．正しいのはどれか，2つ選べ．

(1) 1992年に開催された第1回栄養に関する世界会議以降，各国の懸命な努力により栄養不足への対策には，よい進展がみられ，多くの目標はほぼ達成された．

(2) 各国政府に対し，飢餓・微量栄養素欠乏・肥満を含むいかなる栄養不足も予防するよう義務付けた．

(3) 食料が生産され，加工・流通・販売そして人間に消費される食料システムの役割は，栄養課題の解決のために極めて重要であり，栄養不足に対する取組みを推進した．

(4) 持続可能で多様かつ健全な食生活を促進する食料システムを確立するために，女性のエンパワーメントに注目して，主に地元の小規模農家や家族農家による食料生産と加工を強化することを推奨した．

(5) 妊娠前と妊娠中の母親，並びに受胎から5歳までの乳幼児の栄養ニーズに対応するための，特別な取組みを施行することを求めた．

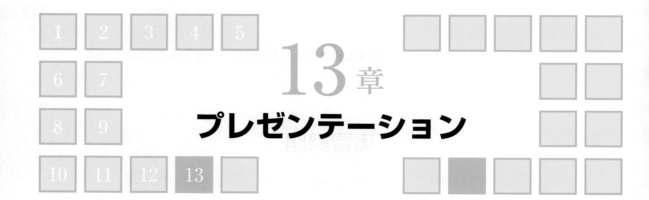

13章 プレゼンテーション

13.1 プレゼンテーション

プレゼンテーションとは，既成の事実，自分の考え，思いなどを相手にしっかり，正確に伝えることである．けっして，一方的に情報を発信するのではない．いかにやさしく伝えるかが重要である．たとえ難しい内容であっても，相手の反応や理解状況を正しくつかみながら（確認）行う，コミュニケーションの一つである．

昨今の管理栄養士や栄養士業務のなかでも，プレゼンテーションの必要性が増してきている．たとえば病院では，患者やその家族に病状や治療方法をわかりやすく伝えたり，NST（栄養サポートチーム）でほかの職種の人に食事療法などの治療方法を詳しく説明したりする機会が増えている．小・中学校では，児童・生徒に栄養の大切さを伝えたり，PTA の会合などで保護者の方へ，食事と成長や発育などについて説明したりしている．保健所でも，市町村の管理栄養士や栄養士に対して，支援活動の際に，情報提供を行っている．また，特定給食施設の管理者または管理栄養士や栄養士などに対してわかりやすく，かつ具体的な改善方法などを紹介したりしている．市町村の保健センターに勤務する管理栄養士や栄養士は，一般の住民に対し，個人あるいは集団を対象として，具体的な食事の改善方法などの説明を行っている．保育所や一般の集団給食施設などにおいても，ただ給食を提供するだけでなく，給食の意味や効果などについて，対象者に応じた内容で話をしている．すなわち，従来は給食の運営管理が主であった管理栄養士や栄養士業務のなかに，対人サービスの一環として，情報の提供およびそれに伴う行動変容をめざした，プレゼンテーションが行われている．

栄養や食事の改善は，知識の伝達だけではなく，行動に変化が現れなければ（行動変容），その効果は半分である．そのためには，わかりやすく，なおかつ正しい情報の提供が必要となる．専門的な内容をいかにわかりやすく伝えるかは，いろいろな工夫によって成り立つものである．そしてこの能力は，天性のものではなく，繰り返しの訓練によって，誰でも得ることができる．その訓練について学び，実習することにより，プレゼンテーション能力を高めることが，本章の目的である．

13.2 プレゼンテーションを成功させる ためには

プレゼンテーションを成功させるためにはいくつかの注意事項がある．その事項を理解してから行った場合，相手に対して，興味をもたせ，その行動を実行に導く（行動変容）ことも可能になる．具体的には，(1)誰に，何を伝えるのかを明確にする，(2)明確な目標設定を行う，(3)適切な原稿をつくる，(4)話し方の工夫をする，(5)視覚に訴える，(6)時間配分や全体の進行について考える，(7)その他に分けることができる．

(1) 誰に，何を，いつ，どこで，どんな方法で伝えるのかを明確にする

　6W1Hとは，When＜いつ＞⇒時・時期，Where＜どこで＞⇒処・場所・場面，Who＜誰が＞⇒主体，Whom＜誰に＞⇒対象，What＜何を＞⇒内容，Why＜なぜ＞⇒理由・目的，そして How＜どのように＞⇒方法・手段を示したものである．要領よく話すには，文章を吟味し，相手に理解してもらう話し方が大切である．そのためには，まず，話す相手について知ることが重要である．話す相手の基礎情報（たとえば，性，年齢，人数，地域など），話す内容，知識レベル，興味を示す分野，場所，時間等々を事前に調べておくことが求められる．

　対象：人は，自分にとって重要，プラスとなると思われることについては聴き耳を立てるものである．逆に，自分にとって必要と思わないことについては，たとえそれが客観的に重要なことであっても，耳を傾けない傾向がある．いかに「自分ごと化するか」が大切であり，そのためには対象となる個人あるいは集団について，話す相手の基礎情報（たとえば，性，年齢，人数，地域など）を十分に調べておくことが大切である．対象者が小児であれば，小児でも理解でき，興味を示す内容を考えることが重要である．一方，高齢者であれば，長生きに関する話題が興味を示すと思われる．

　時期：もともとその気がないときにどんなに多くのメッセージを発信しても，あまり意味がない．冬にはビーチパラソルが売れないのと同じことである．生活習慣を改善してもらうメッセージも，それを発信するタイミングが重要である．暖かくなる季節に向けて「運動」を動機づけるようなメッセージ，夏野菜がおいしくなる時期に「野菜を食べよう」のメッセージなどの季節性を考慮にいれておくだけで効果が違ってくる．

　場所：どこにメッセージを送るか．それも重要なコツである．たとえばスーパーの野菜売り場に「1日350ｇで生活習慣病予防効果」というメッセージがあれば，店舗の売り上げ増との相乗効果が見込める．女性が集まるところには，「禁煙」の啓発メッセージを発信するなど，場所を考慮したうえで行うことが効果的である．メッセージを発信する場所は「誰がいる場所か」を考えてみることである．

　機会：よりピンポイントの機会にターゲットを狙う方法もある．何かのスポーツイベント会場で「運動」メッセージを発信すれば，そもそも運動に興味のある人々が集まる場所であるから，当然，効果も倍増する．料理コンテスト会場で「野菜摂取量」のメッセージをだ

せば，駅前でメッセージを発信するよりも効果および効率はよいはずである．関連づけて発想できそうなオケーション（機会）をいつも意図することが大切である．

(2) 明確な目標設定を行う

万人向けのメッセージは，とかく最大公約数をねらいがちである．より多くの人々に届いたほうがよいと考えるからである．しかし実際には，そのメッセージ内容は「広く浅く」なりすぎてしまい，あまり印象にのこらない「一般的な言い方」になってしまう．つまり，すべての人に届くようなメッセージは，逆に「ある個人」には届きにくいものである．理由は簡単である．「自分ごと化しにくい」からである．総花的で要点を絞っていないメッセージや，なるべく反対がでにくいように考えられたメッセージは，結局だれにも有効でないものになってしまう．

先述のように，Who → ターゲットを絞る，What → メッセージを絞る，How → 印象に残る方法で伝える．上記の三つのポイントを事前に整理しておくだけでも「啓発メッセージ」は見ちがえるほど有効なモノに変わっていく．

その具体的な方法としては，

① 上から目線にならない．たとえば，「生活習慣を改善して一人ひとりが，より豊かな生活を送る」というメッセージは正しいことだけに，「正論を打ってしまう」と，かえって反発を買いかねない．受け手と同一目線で，なるべくわかりやすく語りかけることが必要である．考え方を変えてもらうには，まず「アプローチする態度」が重要である．なるべく具体的なイメージを伝えることが大切である．理屈で説得しようとするコミュニケーションは有効ではない．それではむしろ受け手に「変えない言い訳」を想起させてしまう．

② なるべく具体的な表現を心がけるべきである．たとえば，「野菜 350 g はどれくらいの量なのか」について，実際に写真で見せることも大切である．「百聞は一見に如かず」である．

③「気づき」を与えられるように気をつける．われわれは，自らから気づいたことはやってみようとするものである．誰かに命令されてやるよりも，ハードルの高低が気にならなくなるからである．行動変容を促すコミュニケーションの要点は，気づきをあたえられるような「ヒント」をいかに伝えるかである．

(3) 適切な原稿をつくる

文章は「起承転結」があることが望ましい．「起」は導入（動機づけ）で，述べたい事項を示す．そのためには，目的を明確にすることである．「承」は「起」を受けることにより，話を発展させる．その際，必要な視覚媒体や資料を用いて展開する．大部分の時間がこれに費やされる．「転」は「起」，「承」と流れてきた話を一転させ，違った角度からの話を入れる．「結」は整理，総括，まとめの部分であり，今まで話してきた内容をまとめる．そして，最後の結論を繰り返して話すと印象に残りやすい．

別の分け方をすると，Ⅰ．序論，Ⅱ．本論，Ⅲ．結論という分け方である．「序論」は，助

走の段階で，いかに興味をもたせ，話題に引き込むかが重要になる．そのためには，身近な話題，興味ある出来事，最新情報，驚きのあるデータなどを考え，いかに自分にとって，役立つことなのか（自分ごと化する）のインパクトを与えることが大切である．最初が肝心である．

「本論」は一番大切な部分で，話の内容のわかりやすさ，実行することでどんな変化やメリットがあるかなどにつき，具体的に例をあげたりして，説明する部分である．

「結論」は，聞き手の頭のなかに，いかに印象に残せるかが重要であり，大切なことは，数回繰り返して話すことも大切である．

いずれの方法でも，文章の内容などにつき，以下のチェックをすることが大切である．(a)目的は明確であったか，(b)主語，述語は明確であったか，(c)話に結論があったか，(d)内容はわかりやすく，時間内に納まっていたか，(e)言葉遣いに誤りはなかったかなどの点についてチェックしてみることが重要である．ただ単なる既存の知識のみを話すのではなく，各自の意見などもつけ加えることができれば，さらによいものとなる．

(4) 話し方の工夫をする

話すときの話すスピードや声のだし方も重要である．あまりにも速いスピードで話すと，視聴者はしっかりとした理解ができず，せっかく大切な話をしても，相手には伝わらないことの事例はたくさんある（自己満足）．

プレゼンテーションとして，人に話すときは，一般的には，1分間に400文字（原稿用紙1枚ほど）で話すと聞き取りやすいといわれる．当然，その対象が小さな子どもであればさらにゆっくりと，成人であるときはやや速くに話してもよいという工夫が必要になる．また，視覚媒体のなかで利用する漢字の利用範囲〔小学生では，それぞれの学年で習うべき漢字（当用漢字）が定められており，その漢字が読めないことで，理解が進まない例がたくさんある〕などを調べておくことが重要となる．

さらに，具体的には簡潔，明瞭，平易であることである．一般に歯切れの悪い話は，ダラダラとした言葉の場合が多い．その原因は，「が」，「から」，「ので」などの接続助詞の利用が不適切である場合が多い．話すときに，歯切れの悪い話し方で，口の中でごもごもとつぶやいているような話し方をすると，聞き取りにくいだけでなく，自信なく聞こえるものである．

また，紛らわしい言葉遣いはしない．たとえば，「AはBのように体重が多くない」という言い方は，｛Bは体重が多いが，Aは多くない｝，｛AもBも体重が多くない｝というように解釈できる．紛らわしい表現は使わないことである．また，大切なことは繰り返すことを考える．そして，文語調は避ける．言葉で相手に伝えるのであり，あまり格式張った言い方では，うまく伝わらない場合が多い．口語調で，話しかけるような話し方のほうが，親しみがあり，伝わりやすい．また，成句やことわざを使うことは，説得力があるものが多く，話し手と聞き手の両者での共通な意味づけがあれば，相手の理解を深めたり，早めたりするのに有効である．そのためには，適切なものを正確に引用することに注意しなけ

ればならない．

　最後に，何回も練習して経験を積むことにより，緊張感が薄れ，余裕が生まれてくる．また自信もって話すことで，相手とのよい関係が生まれてくる．その結果，説得力ある話ができるようになる．再三述べたが，公衆栄養学で扱う事柄は，覚えてもらうだけでなく，実行してもらう，行動変容を起こしてもらうことを期待するものでなければならない．内容がよく，実行しようとさせる話し方は短期間には生まれにくい．繰り返しの練習が大切である．まくし立てる話し方は相手の記憶に内容が残らない．

　生き生きと明るい声で話す．生き生きとした声をだすには，しっかりとした呼吸(とくに腹式呼吸)が大切である．体をリラックスさせ，必要以上に体に力が入らない状態をつくりだすことが重要である．声がよいと表情も明るくなり，訴える力も大きくなる．その結果，視聴者に好印象を与え，「よし，やってみようか」と思わせることができる．また，健康維持，増進についての話をする訳であるから，明るく，元気な声で話すことも重要である．話す際の態度や振舞いについてもいくつかの注意点がある．

① 笑顔を絶やさない．笑顔は人に与える印象がよくなり，親近感がわいてくる．話し手が無表情やぶっきらぼうであると，話す内容をも疑うことがでてくる．にこやかな話し方が大切である．

② ハンドアクションを適宜行う．指の動きをうまく使うことにより，メリハリのある話し方となる．数字がでてくる場合，指をそれに合わせて，開きながら行うことで，より記憶に留められやすくなる．さらに，人は手のひらを見せることにより，聞き手に安心感を与えるといわれる．

③ アイコンタクトを行う．一点だけを見つめて話すのではなく，視線を動かしながら話すほうが，聞き手は自分が見られているという状況がでてきて，話し手に注目するようになる．集団に向かってのプレゼンテーションの場合は，まず，一番後ろの人に視線を向け，次にS字あるいはZ字に視線を動かすことが重要である．対面の場合では，相手の目を見るだけでなく，やはり全身をS字あるいはZ字に視線を動かすことが重要である．

④ 話のでだしは重要である．聞く人に自分のほうに向いてもらうのには，最初が肝心である．でだしに，(a)面白いエピソード，(b)気の利いたウイット，(c)興味ある話，(d)ぎょっとすること，(e)ハッとすることなど，いかに注目してもらうかを考えることも必要である．

(5) 視覚に訴える(視覚媒体の作成と利用方法)

① 「1枚の画は1000字の力がある．」という言葉がある．また，「百聞は一見に如かず(人から何度も聞くより，一度実際に自分の目で見るほうが確かであり，よくわかる．)」という言葉もあり，聴覚からの情報の提供だけでなく，視覚からも合わせて提供することで，より理解が深まることになる．そのためには，適切な視覚媒体を利用することが大切である．

昨今では，PowerPoint などの視覚媒体ソフトが利用され，従来の紙の視覚媒体とともに利用するように考えることが重要である．しかし，これらも分量と内容を吟味して行うことが必要である．1枚のスライドや図を見せるときは少なくとも 30 秒は示してあげなければ，視聴者は理解することが難しい場合が多々ある．3分間の話では，3～6枚程度に絞り，精査することが成功に導く道である．なお，プレゼン資料をスクリーンに写して行う場合は，スライド・サイズを設定することが大切である．スクリーンは横長が多いので，「16：9」あるいは「4：3」にサイズ設定することが見やすい資料をつくるために重要になる．

② グラフの作成をする．人にデータの特徴をわかりやすく伝える方法として，グラフの作成がある．視覚媒体として，グラフを用いることで，耳からの情報だけでは伝わりにくい情報もわかりやすくなる．ただし，目的に合ったグラフを選択しないと，その効果も期待できない．(a) グラフの種類とその利用目的について理解する．グラフには，代表的なものだけでも，「棒グラフ」，「帯グラフ」，「円グラフ」，「折れ線グラフ」および「レーダーチャート」などがある．それぞれの目的に合わせたものを用いることで，その効果が増す．表 13-1 には，各グラフの目的を示した．表 13-2 には表をつくる際の注意事項を示した．きれいな表をつくることは，よりよい理解につながる．(b) 図や表に用いるフォントについても注意することが大切である．図 13-1 にはフォントのポイント数（サイズ）を示した．図 13-2 には代表的なフォントの種類を示

表 13-1　各グラフの目的および有効利用

	比較	内訳	分布	相関	推移
棒グラフ	◎	○	△	△	○
面積グラフ	◎	×	×	×	×
帯グラフ	○	◎	×	×	○
円グラフ	○	◎	×	×	×
面グラフ	○	◎	×	×	○
折れ線グラフ	△	×	×	×	◎
レーダーチャート	◎	○	×	×	
散布図	×	×	◎	◎	○

注）◎：最も適している，○：適している，△：やや適している，×：適さず．

・比較：各グループなどの値を比較するときに，数値の大きさを棒，面積，線などで表現したものである．大小関係がわかりやすく，隣同士でなくとも，ひとめで，比較が可能となる．
・内訳（構成比）：各分類項目の内訳の大小を見るものである．
・分布：データのばらつき状態を見るものである．
・相関：二つの因子の関連性（相関）を見るものである．
・推移：時系列の変化（推移）を見るものである．

表13-2　表の作成

表（table）の作成には注意点がいくつかあり，遵守することが大切であり，きれいな表をつくるコツでもある．

例　学校別のテスト成績

	人数（人）	国語（点）	算数（点）	理科（点）
A小学校	500	47.7±4.5	48.5±3.8	38.5± 2.8
B小学校	350	61.3±5.3	55.8±4.1	40.0± 9.8
C小学校	470	55.3±7.7	80.2±6.0	51.2±10.8

（平均±標準偏差）

〈注意点〉
1) タイトルは上に書く（図は下に書く），フォントのサイズは数値よりやや大きく．
2) 縦線は引かない．
3) 横の欄は比べるものを，縦の欄は比べられるものを．
4) 表には空欄をつくらない（数値が入らないときは斜線を引く）．
5) 単位を書く．
6) 小数点以下の桁数をそろえる．
7) 小数点の位置を縦方向でそろえる．
8) 日本語と英語を同じ表のなかでは混在させない．
9) 標準偏差なのか標準誤差なのか明記する．

8　ポイント　公衆栄養学実習

9　ポイント　公衆栄養学実習

10　ポイント　公衆栄養学実習

10.5　ポイント　公衆栄養学実習

11　ポイント　公衆栄養学実習

12　ポイント　公衆栄養学実習

14　ポイント　公衆栄養学実習

16　ポイント　公衆栄養学実習

18　ポイント　公衆栄養学実習

20　ポイント　公衆栄養学実習

22　ポイント　公衆栄養学実習

図13-1　フォントのポイント数（サイズ）

明朝体　２０ポイント

太ゴシック体　２０ポイント

丸ゴシック体　２０ポイント

HG 教科書体楷書体　２０ポイント

正楷書体　２０ポイント

HGP 行書体　20ポイント

HGP創英角ポップ体　20ポイント

ゴシックMB101B　20 ポイント

祥南行書体　20 ポイント

図 13-2　フォントの種類

した．目的に応じて使い分けよう．

(6) 時間配分や全体の進行について考える

　人は集中して話を聴き，理解できる時間は，せいぜい 15 分ほどといわれる．文章を精査し，なおかつ，相手に理解してもらう工夫が必要である．

(7) その他(外観について)

　人の行動に影響を与える要因は，① 外観など目からの情報(55％)，② 声，話し方などの耳からの情報(38％)，話す中身，内容（7％)(メラビアンの法則，巻末参考書の若林の著書 p.90 を参照)といわれる．視聴者は，いろいろな角度から話す人を見ている．とくに，目から入る情報について注意をはらうことが大切である．人は話し手の「話の内容」だけでなく，話し手の「外観」によっても，① 聞き耳を立てる，② 興味をもつ，③ 無関心を示すなどと変化する．プレゼンテーションは外観からのチェックも重要である．

〈外観チェック〉

① 姿勢：立位で話すときの姿勢は，(a)背筋を伸ばす，(b)踵をつける，(c)肩の力は抜くことが重要である．姿勢の悪い状況で話を行うことは，聞き手に悪い印象を与える．

直立不動になる必要はないが，相手に不快感をあたえるような姿勢は避けるべきである．

② 服装や化粧など：服装は華美でなく，清潔感がでてくるものを選ぶこと，髪や化粧も同様である．聞き手は話し手の全体の外観をよく見ている．好印象を与えることは，信頼感や安心感を与えるものである．

③ その他：人は「無くて七癖」といわれる．「どんなに癖のない人でも必ず七つは癖がある」という意味である．ただ，この場合の七という数字はとくに意味はなく，とにかく「人間なら誰しも何かしら癖や欠点をもっている」ということである．その癖のなかには，自分では気がつかないが，人に悪い印象をあたえるものもある．人に聞くことは難しいかもしれない．自分のプレゼンテーションをビデオカメラで撮り，見てみることも大切である．

実習課題

1 次の対象者とその対象者へのメッセージ（文書および視覚媒体）を作成し，プレゼンテーションにより，行動変容を起こすきっかけをもってもらう．なお，時間は3分間とし，Aは椅子に座り，ビデオカメラに向かって行う．Bは立位にて，視聴者に向かい行う（対面）．

A：ビデオカメラに向かい，椅座位にてプレゼンテーションを行う（ビデオ）．
① 季節は夏，70代の男性グループに，「咀嚼と便秘（野菜不足を含む）」について．
② 季節は秋，20代の女性グループに，「運動不足，食欲と肥満」について．
③ 季節は冬，40～60代の男性グループに，「アルコール摂取と体重・食生活」について．
④ 季節は春，40代の女性グループに，「脱水，浮腫と水分摂取」について．

B：教室にてクラスメートの前で，立位にてプレゼンテーションを行う（対面）．
下記⑤～⑧の対象者，条件などを考慮し，プレゼンテーション原稿および指導媒体を作成すること．
⑤ 季節は秋，高校1年生男子グループに，「運動・成長と食生活・朝食欠食」について．
⑥ 季節は冬，中学校3年生女子グループに，「受験勉強と食生活（とくに間・夜食）」について．
⑦ 季節は春，小学校6年生女子グループに，「自分の正しい体形と食生活」について．
⑧ 季節は夏，小学校3年生男子グループに，「給食と健康や食育」について．

3分間スピーチ評価表　　各項目10点満点にて評価する　　評価者氏名＿＿＿＿＿＿＿＿

発表者氏名＿＿＿＿＿＿＿＿＿＿

評価項目	話す速度	声の明瞭さ	話すリズム	声の大きさ	声の抑揚	言葉遣い	起承転結
ビデオ							
対面							
評価項目	わかりやすさ	感動	目的の明確さ	面白さ	実行しようと思うか	視覚媒体	時間
ビデオ							
対面							

実習課題

巻末資料　公衆栄養学に役立つ情報源

　公衆栄養学では，行政，医療機関，医療職能団体，学会などいろいろな組織からの情報が重要となる．しかし情報には，的確なものから，不確かなものまで混在している．各自でより正確な知識を，より迅速に獲得することが，「地域における健康づくり」や「栄養改善」においても重要となる．ここでは，種々の組織や団体を取りあげて，「組織名」，「おもな活動や目的」をごく簡単に解説した．これらの組織や団体にはURLがあるので，インターネットなどで有用な情報を得て，実習に役立ててほしい．

表1　健康，医療に関連の深い省庁，研究所など

組織名	おもな活動や目的
厚生労働省	国民の健康，医療，保健に関する政策・業務を行っている．
消費者庁	食品の表示・取引・安全などに関する法律を担当．
文部科学省	国民の教育，科学に関する政策・業務を行っている．
法務省	法的な整備および規制に関する政策・業務を行っている．
防衛省・自衛隊	国の防衛に関する政策・業務を行っている．
農林水産省	農・水産資源の開発，生産および普及に関する政策・業務を行っている．
環境省	地球環境保全，公害の防止，自然環境の保護および整備その他の環境の保全（良好な環境の創出を含む）を図ることを任務とする．
首相官邸	青少年白書，厚生労働白書，国民生活白書などの白書類を閲覧できる．
内閣府食品安全委員会	食品の安全性についての調査・研究と情報提供を行っている．
総務省統計局	「日本の統計」など，わが国の国土，人口，社会，保健衛生など多くの統計データを作成している．
国立国会図書館	図書およびその他の図書館資料を収集し，国会議員の職務の遂行に資するとともに，行政および司法の各部門に対し，さらに日本国民に対し，国立国会図書館法に規定する図書館奉仕を提供することを目的とする．
国立感染症研究所	感染症に関する調査・研究を行い，国民の健康に寄与する．
国立国際医療研究センター	人間の尊厳をもとに最善の全人的研究を提供するとともに，その教育・研究を実践し，国民の健康と福祉に寄与する．
国立医薬品食品衛生研究所	食品の健康や安全性に関する調査・研究を行い，情報を提供している．
食品総合研究所	食品研究の専門機関として，食と健康の科学的解析，食料の安全性確保と革新的な流通・加工技術の開発，生物由来の新たな機能の発掘とその利用など，食にかかわる科学と技術に関し，幅広い研究を行う．
国立健康・栄養研究所	国民の健康の保持および増進に関する調査および研究ならびに国民の栄養その他，国民の食生活に関する調査および研究を行うことにより，公衆衛生の向上および増進をはかる．
国立保健医療科学院	国や地方公共団体において保健医療分野，生活衛生分野およびこれらとかかわりの深い福祉分野に従事する人材の養成と，これに対する学理の応用に関する調査・研究を行う．

表2　栄養，健康に関連の深い学会，協会

各学会や協会では，会員の資質向上および会の発展のため，さまざまな調査・研究や改善を行っており，参考となる情報が数多く報告されている．各自その情報を吟味し，活用することが大切である．

組織名	おもな活動や目的
地域医療振興協会	僻地を中心とした地域保健医療の調査研究および地域医学知識の普及を行うとともに，地域保健医療の確保と質の向上などをはかり，地域の振興に寄与する．

日本栄養・食糧学会	国民の栄養摂取，食糧の生産，開発に関する調査・研究を行い，国民の健康維持，増進をはかる．
日本栄養改善学会	栄養学と健康科学に関する幅広い分野で学術的調査・研究，情報コミュニケーションを行うとともに，一般の人々に対して栄養管理の支援，助言，協力を行い，さらに栄養改善，健康増進に関する知識および技術の教育普及活動を行い，もって栄養学と健康科学の振興をはかり，科学的根拠に基づく栄養実践活動により，国民の健康増進に寄与する．
日本衛生学会	衛生学の進歩・発展をはかる．常に社会に対する役割は何かを考えつつ，その役割を担いながら，社会とともに発展する．
日本家政学会	家政学に関する研究の進歩と発展をはかり，人間生活の向上と充実に寄与する．
日本消費者行動研究学会	人の消費行動を調査・研究することにより，人々の健康に寄与する．
日本生理学会	体がどのような仕組みからできているか，どのような仕組みで動いているかを学び，情報を提供する．
日本農芸化学会	農芸化学研究者の集い．雑誌「化学と生物」を発刊し，情報などを提供する．
アメリカ栄養科学学会	*The Journal of Nutrition* の発刊と栄養研究の支援などを行っている（英語サイト）．
世界保健機関（WHO）	世界中の健康や疾病についての調査・研究を行い，人々の健康の維持・増進に寄与する（英語サイト）．
日本公衆衛生協会	公衆衛生に関する調査・研究を行い，情報提供し，「公衆衛生情報」を発行する．
日本介護食品協議会	介護食品が利用者ならびに指導する人に円滑に受けいれられ，かつ安心して使用できるよう設立された協議会．嚥下咀嚼力別に各メーカーの商品を検索できるようにしたり，商品を使ったレシピ集などを調査・研究する．
日本循環器病予防学会	循環器疾患の疫学的調査研究および予防・管理などを通して，循環器疾患予防思想の普及と啓発をはかる．

表3　医療関連の職能集団

国家資格や各団体が認定する資格など，わが国には多くの資格がある．そして各団体においては，その資格の資質向上をはかり，また各会員に対して最新の情報を提供している．そのなかにはわれわれが入手できる情報も含まれる．適宜，各自で情報収集するときに役立ててほしい．

組織名	おもな活動や目的
日本薬剤師会	国民の厚生福祉の増進に寄与するため，薬剤師の倫理的および学術的水準を高め，薬学および薬業の進歩・発展をはかる．
日本医師会	医道の高揚，医学および医術の発達ならびに公衆衛生の向上をはかり，もって社会福祉を増進する．
日本放射線技師会	会員の職業倫理を高揚するとともに，診療放射線学および診療放射線技術の向上・発達ならびに公衆衛生の向上をはかり，もって国民保健の維持・発展に寄与する．
日本柔道整復師会	柔道整復術の進歩・発展とその医学的研究をなし，公衆の福祉に寄与し，あわせて柔道整復師の資質の向上をはかり，かつ保険制度達成に協力し，もって国民医療の向上に資する．
日本臨床衛生検査技師会	臨床検査技師および衛生検査技師の学術・技能の研鑽，発展および医療ならびに公衆衛生の向上をはかり，もって国民の健康の保持，増進，発展に寄与する．
日本理学療法士協会	理学療法士の人格，倫理および学術・技能を研鑽し，わが国の理学療法の普及・向上をはかるとともに，国民保健の発展に寄与する．
全日本鍼灸マッサージ師会	はり，きゅうならびにあんま，マッサージおよび指圧の学術の振興・発展をはかり，もって公衆衛生の普及・向上および社会福祉の増進に寄与するとともに，会員の職業倫理の高揚および社会的地位の向上をはかる．

日本作業療法士協会	作業療法士の学術・技能の研鑽および人格・資質の陶冶に努め，作業療法の普及・発展をはかり，もって国民医療の向上に資する．
日本歯科医師会	歯科医師社会を代表する総合団体であり，医道の高揚と歯科医学の進歩・発達と公衆衛生の普及・向上とをはかり，もって社会ならびに会員の福祉を増進する．
日本歯科衛生士会	歯科衛生士の資質向上と倫理の高揚をはかることにより，わが国の歯科衛生の普及・向上に寄与するとともに，社会および会員の福祉を増進する．
日本看護協会	会員の自治によって保健師，助産師，看護師および准看護師の福祉をはかるとともに職業倫理の向上，看護に関する専門的教育および学術の研究に努め，もって国民の健康と福祉の向上に寄与する．
日本助産師会	助産師相互の親睦と職業的地位の向上をはかるとともに，専門的学術の研究に努め，あわせて母子保健に関する知識の普及ならびに家族保健，家族保護および母性保護の改善に貢献する．
全日本司厨士協会	西洋料理に関する栄養および食品衛生の普及・向上をはかり，あわせて調理技術の改善に努め，国民の食生活の増進に寄与する．
日本栄養士会	栄養学の進歩と活用をはかり，技術の振興と国民栄養の改善により，健康の増進に寄与する．
全国栄養士養成施設協会	栄養士養成施設の教員の資質向上をはかる．
全国調理師養成施設協会	調理師法の目的に基づき，調理師養成施設の内容充実と教育の振興をはかるとともに，国民の食生活の改善および調理技術の合理的な発達の促進に関する調理研究ならびに食品衛生の向上および栄養改善思想の普及，健康の保持・増進，公衆衛生の向上などに努め，もって国民の福祉の向上に寄与する．
日本調理師会	調理師法に基づく調理師の資質の向上および合理的な調理技術の発展をはかり，もって国民の食生活の向上に寄与する．
国際栄養士連盟(ICDA)	栄養士の国際的組織であり，栄養学，栄養士業務に貢献する（英語サイト）．

表4　健康行政についての政策関連

健康日本21，健やか親子21など，現在国が行っている健康施策については特別にその施策に関するウェブサイトを開設していることがある．その施策の詳細および各種調査資料などは信頼性が高く，また本施策を遂行するためにおおいに参考となる．各自で情報を吟味して活用してほしい．

組織名	おもな活動や目的
8020推進財団	8020運動を推進し，もって国民の歯科保健の向上に寄与する．
健康・体力づくり事業財団	健康評価や生活習慣病の改善を目的とした，多くの調査研究による情報の提供．
健康日本21	「健康日本21」についての情報提供が多い．健康・体力づくり事業財団が運営．
健康日本21推進フォーラム	「健康日本21」を支援するために設立されたフォーラム．
健やか親子21	「健やか親子21」についての情報を提供．
食品成分データベース	食品の分析結果を検索できる．
Tobacco Free Japan	国民の健康維持のため「ポストたばこ社会」をめざし，調査・研究し，国民の健康に寄与する．

表5　健康，安全，環境および労働衛生などに詳しい団体

組織名	おもな活動や目的
食品薬品安全センター	食品，医薬品などの安全に関する調査・研究などを実施することにより，食品，医薬品などの安全を確保し，消費者の保護，国民の健康および福祉の増進に寄与する．

日本農村医学会	農村の実態に立脚して，医療と保健に関するすべての問題を研究し，その健全なる向上・発展を期する．
総合健康推進財団　企画室	健康科学，予防医学などに関する研究について助成することにより，学術の振興をはかる．
日本中毒情報センター	化学物質などの成分によって起こる急性中毒について，広く一般国民に対する啓発，情報提供などを行い，医療の向上をはかる．
日本救急医療財団	救急医療に関する研究に対する調査・研究などを行うとともに，救急医療従事者などの資質の向上のための研修などを行い，国民の健康と福祉の向上に貢献する．
口腔保健協会	口腔保健の進歩・発達を期すること(1. 口腔保健に関する調査，研究ならびに知識普及，2. 口腔保健に関する諸事業の連絡および後援，3. 口腔保健に関する図書，刊行物の発行，など)を行う．
日本口腔保健協会	歯科衛生の徹底をはかるため，歯科疾患の予防および治療，またはこれらに関して必要な事業を行い，もって国民の保健および福祉の向上に寄与する．
アルコール健康医学協会	国民の健康とアルコール飲料による疾病の予防，さらに，それらと調和した酒類産業の健全な発展に寄与する．
日本厚生協会	公衆衛生思想(とくに結核予防)の普及・向上．
日本 WHO 協会	WHO 憲章の精神(理念)の普及と，人々への健康増進の知識の啓発・普及．
日本環境衛生センター	環境衛生に関する調査・研究と相談・指導による地域住民の福祉増進．
予防医学事業中央会	病気の予防について各種の活動を行い，国民の保健と福祉に寄与する．
日本予防医学協会	国民の疾病予防に関する調査・研究と知識の普及．
放射線影響研究所	広島・長崎の原子爆弾の被爆者における放射線が及ぼす健康影響の調査．
ヘルス・サイエンス・センター	地域の健康管理の調査・研究への助成と実施．
日本学校保健会	学校保健の向上・発展．
健康倶楽部	糖尿病，高血圧，脂質異常症，肥満症，骨粗鬆症などの内分泌・代謝疾患に関する調査・研究を行い，情報を提供する．

表6　保育，育児などに関する団体

組織名	おもな活動や目的
愛育ねっと(子ども家庭福祉情報提供事業)	日本子ども家庭総合研究所が制作．子育て支援，学校5日制，健やか親子21，虐待防止などを重要なキーワードとして，子ども家庭福祉に関する調査・研究を行い，各種情報を提供する．
日本子ども家庭総合研究所	子どもの生活に関する調査・研究を行い，家庭教育の支援や地域における多様な生活体験活動の支援をはかり，もって子どもの「生きる力」を育む．
i-子育てネット	子育て支援のための調査・研究を行い，情報提供する．
チャイルド・リサーチ・ネット	現在の子どもに関するさまざまな話題について調査・研究し，情報を掲載する．

表7　栄養，食品，食事などに関連する団体

組織名	おもな活動や目的
日本食品衛生協会	飲食に起因する中毒・感染症その他の危害の発生を防止し，食品の質の向上をはかり，食品関係営業者および消費者に対して広く食品衛生思想の普及・啓発を行い，もって公衆衛生の増進に寄与する．
日本健康・栄養食品協会	健康食品などに関する情報の収集などを行い，もって国民の健康の保持・増進に寄与する．

日本乳業技術協会	乳および乳製品に対する衛生上の品質の保持，製造の技術改良，酪農および乳業に関する国際的な連携の確保をはかることにより，乳および乳製品の品質の改善・向上，食品衛生の向上ならびに酪農および乳業の振興に寄与する．
日本アイスクリーム協会	アイスクリーム類および氷菓などの衛生および品質の向上などをはかり，もって食生活の向上に寄与する．
ビタミン・バイオファクター協会	ビタミン研究へ援助ならびに普及をはかり，もって国民の栄養の維持・向上に寄与する．
日本アミノ酸学会	必須アミノ酸研究への援助，研究発表．
日本食生活協会	食生活の改善と健康づくり事業の推進．
学校給食研究改善協会	学校給食の状況および給食物資に関する調査・研究，改善および給食事業を助成し，学童の体位向上，食生活の改善，栄養知識の普及をはかり，もって給食事業の向上・発展に寄与する．
全国学校栄養士協議会	児童および生徒および教職員の体位の向上および栄養改善を目標として，学校給食の振興ならびに学校給食の栄養に関する職務に従事する学校栄養職員の資質の向上に資する．
すこやか食生活協会	高齢者や障がい者が健康づくりの出発点になる食生活の知識・情報を，高齢者・障がい者が受けとりやすいかたちで提供する．また，高齢者や障がい者が自立的な食生活を実践するための環境をつくる．すなわち安全で使い勝手のよい台所，調理用具，食器，さらに食品の容器・包装のユニバーサルデザインを推進すること，および高齢者・障がい者が安全で，楽しく安心して買い物や外食ができるノーマライゼーションの地域づくり．
日本給食サービス協会	給食サービス産業に必要な事項につき，調査，研究，指導などを行い，当産業の発展近代化をはかり，もって国民生活の健全なる向上に貢献する．
日本食品分析センター	分析試験を通じて「健康と安全」をサポートし，社会の進歩・発展に貢献する．
日本フードサービス協会	外食産業界の抱える諸問題を解決し，経営基盤を確立することで，顧客の食生活の向上に寄与する．
全国保健所一覧	保健所の所在地，研究内容などを検索できる．
全国衛生研究所一覧	衛生研究所の所在地，研究内容などを検索できる．
大日本水産会おさかな普及協議会	魚の栄養ランキング，簡単な調理法，市場・水産会社などの紹介．
野菜等健康食生活委員会	野菜などの摂取と健康とのかかわりについての知識の普及・啓発および野菜などの摂取増加をはかるための効果的な方策などを検討・協議する．

表8 医療関連団体

組織名	おもな活動や目的
国際医療技術交流財団	開発途上国の医療技術の振興および交流を促進し，国際保健医療協力の振興と人類の福祉に寄与する．
日本心臓血圧研究振興会	心臓および血圧に関する諸疾患の病態解明ならびに治療および予防の画期的進歩を促すため，緊要なる研究などを助成・振興し，これに必要な診療を行うこと，心臓および血圧に関する諸疾患の病態解明，治療および予防のための重要な研究に必要な施設の設置および運営，心臓血圧関係の治療および予防に関する調査．
日本医学協会	医学者および医師の使命と職責に鑑み，医道の昂揚・確立，医学教育の進歩・充実，医学・医術の研鑽・琢磨，医療の向上，医療制度の改善を期する．
日本アレルギー協会	わが国におけるアレルギー性疾患を中心とした諸問題を総合的に調査・研究し，さらにその啓発，指導，その他の活動の推進的役割を務め，国民の保健と福祉に寄与する．
国際医学情報センター	医・薬学分野の研究・臨床・教育を情報面でサポートするために内外の医・薬学情報を的確に収集・分析し，迅速に提供する．

ライフ・プランニング・センター	生活様式，生活環境など地域住民の健康に影響を及ぼす因子の調査・研究，健康教育および予防的医療の実践を行うことにより，地域社会における個人および集団のライフプランニング(生活設計)のあり方を研究し，もって国民の健康の維持・増進に寄与する．
日本病院会	日本全病院の一致協力によって病院の向上・発展とその使命遂行とをはかり，社会の福祉増進に寄与する．
医療情報システム開発センター	医療情報システムに関する基本的かつ総合的な調査，研究，開発および実験を行うとともに，これらの成果の普及および要員の教育研修などを行うことにより，医学，医術の進展に即応した国民医療の確保に資し，もって国民福祉の向上と情報化社会の形成に寄与する．
日本医療社会事業協会	医療ソーシャルワークの実践と研究を通して，社会福祉の増進と保健・医療・福祉の連携に貢献する．
日本糖尿病協会	糖尿病に関する正しい知識の普及・啓発，患者およびその家族への教育・指導，国民の糖尿病の予防，健康増進への調査・研究を行う．
痛風財団	痛風，高尿酸血症などの研究と啓発により，これらの疾病を予防し，国民保健の向上に寄与する．
がん研究会	がん克服をもって人類の福祉に貢献する．
日本対がん協会	がん対策運動の推進母体として設立された．
日本心臓財団	心臓，血管病の研究助成，予防，啓発および治療に関して必要な事業を行い，もって国民の健康増進と福祉の向上に寄与する．
日本糖尿病財団	糖尿病に関する調査助成，知識の普及．
エイズ予防財団	エイズ予防のための知識普及およびエイズの予防治療などの研究助成ならびにエイズに関する国際的な情報交換などを行い，もって国民の保健福祉の向上に寄与する．
日本リウマチ情報センター	リウマチ患者，家族の療養上の悩みや不安を解消し，一層の支援をはかる．
結核予防会	国民の結核を中心とする疾病の予防ならびに治療に関する事業を行い，もって国民保健の向上をはかるとともに，結核対策に関して必要な国際協力を行う．
日本成人病予防協会	成人病発症のメカニズムの研究および予防医学知識の普及と啓発．
糖尿病ネットワーク	糖尿病療養に役立つさまざまな最新情報，講習会の案内．

巻末資料

表9　スポーツ団体

組織名	おもな活動や目的
体力つくり指導協会	国民の健康を増進し，その体力を増強するため，栄養・運動・休養などの総合的な施策に関する理論と実践方法について研究するとともに，広く一般国民を対象として指導を行い，もって国民の保健と福祉の向上をはかる．
日本健康開発財団	温泉療法，気候療法などの研究助成，健康保養プログラムの開発，普及，指導を行う．
日本ウエルネス協会	栄養，運動，休養などを統合した健康生活実践を推進することにより，国民一人ひとりの健康生活増進に寄与し，もって福祉の向上をはかる．
日本体育協会	国民スポーツの統一組織としてスポーツを振興し，国民体力の向上をはかり，スポーツ精神を養う．

■ 参 考 書 ■

● 1 章

赤羽正之 編,「公衆栄養学」, 化学同人(2019).

内閣府 編,「食育白書〈令和元年版〉」, 日経印刷(2020).

上田伸男 編,「動く, 食べる, 休む Science——健康づくりの生理学(再改訂)」, アイ・ケイコーポレーション(2010).

● 2 章

諏訪邦夫,「文献検索と整理——パソコンとインターネットをどう利用するか(改訂第 2 版)」, 克誠堂出版(2002).

時実象一,「理系のためのインターネット検索術——ホンモノ情報を素早くみつける」, 講談社(2005).

縣 俊彦 編著,「上手な情報検索のためのPubMed活用マニュアル(改訂第 2 版)」, 南江堂(2005).

中山和弘,「保健・医療者のための Web 検索・活用ガイド」, 医学書院(2002).

● 3 章

Rosalind S. Gibson, "Principles of Nutritional Assessment," Oxford University Press(2005).

福永哲夫, 金久博昭,「日本人の体肢組成」, 朝倉書店(1990).

● 4 章

W. Willett 著, 田中平三 監訳,「食事調査のすべて——栄養疫学(第 2 版)」, 第一出版(2003).

佐々木 敏, 等々力英美 編著,「EBN 入門——生活習慣病を理解するために」, 第一出版(2000).

Frances E. Thompson, Tim Byers 著, 徳留信寛 監訳,「食事評価法マニュアル」, 医歯薬出版(1997).

日本栄養改善学会 監修,「食事調査マニュアル——はじめの一歩から実践・応用まで 改訂 2 版」, 南山堂(2008).

岡崎 眞,「栄養調査・研究のための図解統計学」, 医歯薬出版(1993).

独立行政法人国立健康・栄養研究所 監修, 山本 茂, 由田克士 編,「日本人の食事摂取基準(2005年版)の活用」, 第一出版(2005).

(社)日本栄養士会 監修, 武見ゆかり, 吉池信男 編,「『食事バランスガイド』を活用した栄養教育・食事実践マニュアル」, 第一出版(2006).

佐々木 敏,「わかりやすい EBN と栄養疫学」, 同文書院(2005).

伊藤貞嘉, 佐々木 敏 監修,「日本人の食事摂取基準(2020 年版)」, 厚生労働省「日本人の食事摂取基準」策定検討会報告書, 第一出版(2020).

平成 25 年(2013)国民健康・栄養調査報告, 厚生労働省 ホームページより(http://www.mhlw.go.jp/bunya/kenkou/eiyou/dl/h25-houkoku-02.pdf)

文部科学省科学技術・学術審議会資料調査分科会報告

日本食品標準成分表2015 年版(七訂)平成 27 年 12 月 同追補 2016 年, 2017 年, 2018 年, 2019 年データ更新.

香川芳子 監修,「会社別・製品別市販加工食品成分表」, 女子栄養大学出版部(2005).

食事摂取基準の実践・運用を考える会 編,「日本人の食事摂取基準(2020 年版)の実践・運用——特定給食施設等における栄養・食事管理」, 第一出版(2020).

児林聡美, 本田悟, 村上健太郎ほか「自記式食事歴法質問票および簡易型自記式食事歴法質問票はいずれも日本人成人の栄養素摂取量をランク付けする能力を十分に有する」, *Journal of Epidemilogy*, **22**, 51-159(2012).

● 5 章

日本栄養改善学会 監修,「食事調査マニュアル——はじめの一歩から実践・応用まで(第 3 版)」, 南山堂(2016).

W. Willett 著, 田中平三 監訳,「食事調査のすべて——栄養疫学(第 2 版)」, 第一出版(2003).

坪野吉孝, 久道　茂,「栄養疫学」, 南江堂(2001).

菅　民郎,「すべてがわかるアンケートデータの分析(新版)」, 現代数学社(2020).

浅井　晃,「調査の技術」, 日科技連出版社(1987).

辻　新六, 有馬昌宏,「アンケート調査の方法」, 朝倉書店(1987).

栄養学ハンドブック編集委員会 編,「栄養学ハンドブック(第3版)」, 技報堂出版(1996).

● 6章

日本栄養改善学会　監修,「公衆栄養学(2022年版)」, 医歯薬出版(2022).

厚生労働省,「健康日本21(第二次)の推進に関する参考資料」, 厚生科学審議会地域保健健康増進
　　栄養部会次期国民健康づくり運動プラン策定専門委員会, (2012).

厚生労働省,「健康日本21(第二次)中間評価報告書, 厚生科学審議会地域保健健康増進栄養部会
　　(2018).

農林水産省,「第4次食育推進基本計画」, (2021).

消費者庁食品表示企画課,「食品表示法に基づく栄養成分表示のためのガイドライン(第3版)」
　　(2020).

消費者庁特別用途食品について, 消費者庁　ホームページより(https://www.caa.go.jp/policies/
　　policy/food_labeling/foods_for_special_dietary_uses/)

厚生労働省健康局,「標準的な健診・保健指導 プログラム(平成30年度版)」, (2018).

厚生労働省, 地域高齢者等の健康支援を推進する配食事業の栄養管理に関するガイドライン
　　(2017).

埼玉県コバトン健康メニュー, 埼玉県　ホームページより(https://www.pref.saitama.lg.jp/
　　a0704/kenkomenu/saitama_kobaton_healthymenu.html).

埼玉県健康づくり協力店, 埼玉県　ホームページより(https://www.pref.saitama.lg.jp/a0704/
　　kyoryokuten/index.html).

● 7章, 9章

水嶋春朔,「地域診断のすすめ方——根拠に基づく生活習慣病対策と評価 第2版」, 医学書院(2006).

佐々木　敏, 等々力英美 編著,「EBN入門——生活習慣病を理解するために」, 第一出版(2000).

G. ローズ 著, 曽田研二, 田中平三 監訳,「予防医学のストラテジー——生活習慣病対策と健康
　　増進」, 医学書院(1998).

R. A. スパソフ 著, 上畑鉄之丞 監訳,「根拠に基づく健康政策のすすめ方——政策疫学の理論と
　　実際」, 医学書院(2003).

● 8章

水嶋春朔,「地域診断のすすめ方——根拠に基づく健康政策の基盤」, 医学書院(2000).

水嶋春朔,「地域診断のすすめ方——根拠に基づく生活習慣病対策と評価 第2版」, 医学書院(2006).

「地域における行政栄養士の健康づくり及び栄養・食生活の改善基本指針」を実践するための資料
　　集——成果のみえる施策に取り組むために 地域社会・食・身体の構造をみる——厚生労働省
　　健康局がん対策・健康増進課栄養指導室(2013).

「日本再興戦略-JAPAN is BACK-」, 二. 戦略市場創造プラン, テーマ1:国民の「健康寿命」の
　　延伸, p.59, 首相官邸　ホームページより(https://www.kantei.go.jp/jp/singi/keizaisaisei/
　　pdf/saikou_jpn.pdf)(2013).

● 10章

坪野吉孝, 久道　茂,「栄養疫学」, 南江堂(2001)

W. ウィレット 著, 田中平三 翻訳,「食事調査のすべて——栄養疫学(第2版)」, 第一出版(2003).

佐々木敏,「わかりやすいEBNと栄養疫学」, 同文書院(2005).

● 11章

藤内修二, 岩室紳也,「藤内&岩室の保健計画策定マニュアル——ヘルスプロモーションの実践
　　のために(新版)」, ライフ・サイエンス・センター(2001).

日本栄養士会 編,「健康日本 21 と栄養士活動 (3 版)」, 第一出版 (2004).

Penelope Hawe, Deirdre Degeling, Jane Hall 著, 鳩野洋子, 曽根智史 訳,「ヘルスプロモーションの評価——成果につながる 5 つのステップ」, 医学書院 (2003).

● 12 章

FAO, WHO: International Conference on Nutrition, World declaration and plan of action for nutrition, Geneva. WHO (1992).

FAO, WHO: Second International Conference on Nutrition, Rome, 19-21, November 2014. Conference outcome document: framework for action (http://www.fao.org/3/a-mm215e.pdf) (2014).

足立己幸, 西田千鶴 監訳,「食物ベース食生活指針の開発と活用——FAO/WHO 合同専門家会議報告書」(WHO テクニカルレポートシリーズ. 880), 第一出版 (2002).

「栄養不良の根絶に向けて：衡平性を実現するための行動」, 2020 年世界栄養報告, (http://resultsjp.org/wp/wp-content/uploads/2020/07/GNR19-20_ExecSumm_Translation_draft0513%E3%80%8020200707.pdf) (2020).

世界保健機構 (WHO) 西太平洋地域事務局, Fourth Regional Workshop on Strengthening Leadership and Advocacy for the Prevention and Control of Noncommunicable Diseases (LeAd-NCD), (https://iris.wpro.who.int/bitstream/handle/10665.1/13606/RS-2016-GE-44-JPN-eng.pdf?ua=1) (2016).

子どもの権利条約, 公益財団法人日本ユニセフ協会 ホームページより (https://www.unicef.or.jp/about_unicef/about_rig.html).

● 13 章

ニック・バーリー 著, 佐久間裕美子 訳,「世界を動かすプレゼン力」, NHK 出版 (2014).

山本義郎,「グラフの表現術」, 講談社 (2005).

若林郁代,「プレゼンテーションの基本と常識」, フォレスト出版 (2007).

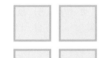

索 引

索 引

編者略歴

上田　伸男
（うえだ　のぶお）

1951 年　静岡県生まれ
1977 年　徳島大学大学院栄養学研究科 修了
現　在　前 聖徳大学人間栄養学部 教授
　　　　東京家政大学大学院　非常勤講師
　　　　保健学博士

第1版	第1刷	2006 年 1 月 10 日
第2版	第1刷	2010 年 3 月 31 日
第3版	第1刷	2016 年 3 月 1 日
第4版	第1刷	2022 年 3 月 30 日
	第3刷	2024 年 9 月 10 日

検印廃止

エキスパート管理栄養士養成シリーズ20

公衆栄養学実習（第4版）

編　　　者　上田　伸男
発　行　者　曽根　良介
発　行　所　㈱化学同人

〒 600-8074 京都市下京区仏光寺通柳馬場西入ル
編集部　TEL 075-352-3711　FAX 075-352-0371
企画販売　TEL 075-352-3373　FAX 075-351-8301
振　替　01010-7-5702
e-mail webmaster@kagakudojin.co.jp
URL https://www.kagakudojin.co.jp
印刷・製本　（株）ウイル・コーポレーション

本書のご感想を
お寄せください